Akademisch ausgebildetes Pflegefachpersonal

Anke Simon
*Hrsg.*

# Akademisch ausgebildetes Pflegefachpersonal

Entwicklung und Chancen

Mit 28 Abbildungen

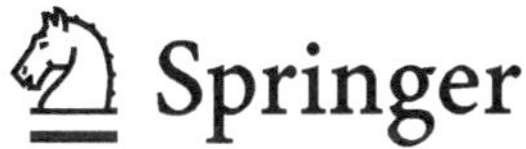

*Herausgeber*
**Anke Simon**
Duale Hochschule Baden-Württemberg
Stuttgart
Deutschland

ISBN 978-3-662-54886-8 ISBN 978-3-662-54887-5 (eBook)
https://doi.org/10.1007/978-3-662-54887-5

Die Deutsche Nationalbibliothek verzeichnet diese Publikation in der Deutschen Nationalbibliografie; detaillierte bibliografische Daten sind im Internet über http://dnb.d-nb.de abrufbar.



Umschlaggestaltung: deblik Berlin
Fotonachweis Umschlag: © AdobeStock/contrastwerkstatt

Gedruckt auf säurefreiem und chlorfrei gebleichtem Papier

Springer ist Teil von Springer Nature
Die eingetragene Gesellschaft ist Springer-Verlag GmbH Deutschland
Die Anschrift der Gesellschaft ist: Heidelberger Platz 3, 14197 Berlin, Germany

# Geleitwort

Die Professionalisierung der Pflege in Deutschland ist ein Projekt, das vor über 100 Jahren begann. Durch unterschiedliche Faktoren verläuft sie in Deutschland (in Teilaspekten gilt das für den gesamten deutschsprachigen Raum) langsamer als im Rest der entwickelten Welt. Und das, obwohl zu Beginn des 20. Jahrhunderts zum Beispiel mit der Frauenhochschule in Leipzig, die bereits 1912 einen Studiengang für Oberinnen anbot, Deutschland durchaus auf der Höhe der Zeit war. Danach stagnierte die Professionalisierung. In der DDR gab es in den 1960er Jahren wieder ein regelhaftes Studienangebot an der Universität (anfangs für Lehrende). Ein Modellstudiengang „Lehrkräfte für Medizinalfachberufe" in West-Berlin in den 1970er Jahren scheiterte dagegen nach wenigen Jahren. Beim Lesen der Fachzeitschriften der letzten 100 Jahre erlebt die Leserin und der Leser ein Déjà-vu nach dem anderen. Alles schon mal gedacht. Vieles schon mal versucht. Und davon vieles wieder verschwunden.

Im damaligen West-Deutschland begannen die Studiengänge und die Entwicklung der Pflegewissenschaft erst Mitte der 1980er Jahre. Allerdings haben wir seitdem eine rasante Entwicklung erlebt. Mehrheitlich wurde der Akademisierung für Leitung, Lehre und Forschung der Vorrang eingeräumt. Es entstand ein Netzwerk von Studienangeboten. Seit 2004 gibt es auch für die Grundausbildung die Möglichkeit eines Studiums. Immer noch unter Nutzung eines Modellparagraphen haben sich diese Studiengänge an immerhin mehr als 40 Hochschulstandorten etabliert, wenn auch in sehr unterschiedlichen Strukturen. Die Reform der Pflegeausbildung sieht die hochschulische Ausbildung als zweiten regelhaften Zugang zum Beruf vor. Es ist also auch hierzulande die Erkenntnis gewachsen, dass wir akademisch qualifizierte Pflegefachpersonen in der direkten Klientenversorgung benötigen.

Diese Einsicht wird durch die internationale Studienlage gestützt, die belegt, dass mit höherer Qualifikation der Pflegefachpersonen bessere Ergebnisse erzielt werden. Angesichts der großen Grundgesamtheit von Pflegefachpersonen in Deutschland wird es selbst mit mehr als 40 Hochschulstandorten lange dauern, bis wir eine signifikante Zahl von Bachelor-Pflegenden in allen Einrichtungen haben werden. In der Schweiz und in Österreich ist man da mutiger gewesen und hat (bzw. wird) die gesamte Ausbildung an Hochschulen verlagert. Das bedeutet, dass dort die Akademisierungsquote in der Pflegepraxis deutlich schneller ansteigen wird.

In Deutschland gibt es zusätzlich das Phänomen, dass zu viele Absolvent/-innen der Bachelor-Studiengänge nicht in die direkte Klientenversorgung münden. Sie wählen bzw. finden eher Verwendung in Stabsstellen, z. B. für Qualitätssicherung. Viele schließen auch unmittelbar an das Grundstudium ein Masterstudium an und arbeiten parallel zum Studium in Teilzeit in der Pflege. Dieser Trend hat vielfältige Ursachen. Eine zentrale Ursache ist wohl, dass es noch zu wenig attraktive Arbeitsplätze für die akademisch qualifizierten Pflegefachpersonen gibt. Attraktivität hat mit Vergütung und mit Karrierechancen zu tun, aber auch damit, die erworbenen Kompetenzen sinnvoll einzusetzen. Das ändert sich gerade, indem nicht zuletzt wegen der Herausforderungen der Pflegepraxis und auch des Personalmangels immer mehr Leitende gezielt auf hochschulisch ausgebildete Pflegefachpersonen setzen.

Die Zurückhaltung bei der Einmündung in die Pflegepraxis im Sinne der direkten Klientenversorgung hat aber vielfach auch mit den Arbeitsbedingungen zu tun. Das betrifft alle Berufseinsteiger unabhängig vom akademischen Abschluss. Schlechte Personalausstattung, mangelnde berufliche Autonomie, Defizite bei der Führung, fehlende Personalentwicklungsstrategien und vieles mehr schrecken eher ab und lassen klientenferne Arbeitsplätze attraktiver erscheinen. Wir erleben also eine der Professionalisierung gegenläufige Entwicklung, die von Seiten einiger Kostenträger und Arbeitgeber und leider auch der Politik häufig mit dem Vorwand des Personalmangels befördert wird und eine Deprofessionalisierung bewirkt. Allerdings lässt das Wachstum hochschulischer Angebote und der Pflegewissenschaft sowie Innovationen und neue Aufgabenverteilungen im Praxisfeld hoffen. Es ist die Einsicht zu erwarten, dass die falsch verstandene Fokussierung auf eine pauschale Ausgabenbegrenzung einen hohen Preis bei der Qualität fordert und eine anders verstandene und eingesetzte Pflege als Teil der Lösung begriffen wird.

Parallel zu den neuen Studienmöglichkeiten wächst der Wunsch der bereits ausgebildeten Pflegefachpersonen nach einer akademischen Qualifikation. Aber auch um die Akademisierung zu beschleunigen, ist dies sinnvoll. Hier sind glücklicherweise im akademischen Betrieb die starren Regeln der Vergangenheit einem breiteren Verständnis von Kompetenz und Bildungsfähigkeit gewichen. Heute liegen die Hürden für ein Hochschulstudium neben der individuellen intellektuellen Kapazität am ehesten noch im wirtschaftlichen Bereich. Zukunftsorientierte Arbeitgeber unterstützen im Sinne der Personalentwicklung und zur Verbesserung der Qualität bei gleichzeitiger Personalbindung vielfach ihre Mitarbeiter/-innen, wenn diese berufsbegleitend ein Studium aufnehmen wollen. Die Hochschulen haben die Möglichkeit, die Berufsausbildung teilweise auf ein Bachelorstudium anzurechnen, und gestalten Studiengänge so, dass Beruf, Studium und Familie miteinander vereinbar sind.

Insgesamt stehen die Chancen gut, dass die deutsche Pflege auf dem langen Weg der Professionalisierung aufholt. Stereotype davon, was Pflege kann und was jemand, die/der pflegen will, mitbringen muss, weichen langsam in den Köpfen der Entscheider auf. Die Berufsgruppe selbst muss dazu beitragen, in die Gesellschaft hinein ein Bild der eigenen Profession zu tragen, das zeitgemäß ist und die hohe Kompetenz der Pflegefachpersonen vermittelt. Denn diese Kompetenz leistet einen großen und einzigartigen Beitrag für mehr Lebensqualität, mehr Selbstständigkeit und zur Bewältigung bzw. Verhinderung von Krankheit und Pflegebedürftigkeit der Menschen.

**Franz Wagner, MSc**
Gesundheits- und Krankenpfleger
Bundesgeschäftsführer Deutscher Berufsverband für Pflegeberufe e.V. (DBfK)
Vize-Präsident Deutscher Pflegerat e.V. (DPR) (seit Sept. 2017 Präsident)
Mai 2017

# Vorwort

> Nichts ist mächtiger als eine Idee, deren Zeit gekommen ist. (Victor Hugo)

Nach jahrelangem zähem Ringen sind grundständige Pflegestudiengänge nunmehr kaum aus der deutschen Bildungslandschaft wegzudenken. Vielfältige Studienprogramme in allen Bundesländern bieten Berufsanfängern und bereits beruflich Qualifizierten die Möglichkeit, sich auf Hochschulniveau breite und tiefe Kompetenzen für die unmittelbare Patientenversorgung anzueignen – darunter auch duale Studiengänge.

Die initiale Idee für dieses Buch geht auf das vom BMBF im Rahmen der Initiative „Aufstieg durch Bildung. Offene Hochschulen" geförderte Projekt ***OPEN** – **OP**en **E**ducation for **N**ursing* an der Dualen Hochschule Baden-Württemberg in Stuttgart zurück (Förderzeitraum 2011–2017, Fördervolumen 1,9 Mio. Euro). Nach den sechs erfolgreichen Entwicklungsjahren entstanden nicht nur Studienprogramme an der Dualen Hochschule Baden-Württemberg – die akademische Pflegeausbildung in ganz Deutschland hat Fahrt aufgenommen. Viele Akteure haben sich vernetzt, weiterführende Initiativen in Politik, Wissenschaft und Pflegepraxis sind auf dem Weg.

In diesem Buch werden Sie, verehrte Leserinnen und Leser, viele Menschen, respektive deren Beiträge, kennenlernen, die sich intensiv mit dem Thema der akademischen Ausbildung von Pflegefachpersonen auseinandersetzen – darunter hochrangige Entscheidungsträger mit weitreichenden Erfahrungen (► Kurzbiografie der Autoren).

Um den Entwicklungen und Chancen der Hochschulqualifikation die erforderliche Breite und Tiefe einzuräumen, werden die drei Perspektiven ***Hochschule, Wissenschaft & Politik*** sowie ***Arbeitgeber*** beleuchtet und in Form von Buchkapiteln abgebildet. Das Buch ist in erster Linie an Leserinnen und Leser aus der Pflegepraxis gerichtet – Pflegefachpersonen, die einen aktuellen Überblick über das Gebiet der Pflegeakademisierung suchen, Führungskräfte mit Verantwortung für die Pflegeorganisation und das Change Management, Studieninteressierte und Menschen mit Ambitionen zum lebenslangen Lernen im Pflegeberuf sowie Lehrkräfte und Praxisanleiter, die naturgemäß enge Bezugspunkte zur Pflegeakademisierung aufweisen.

An dieser Stelle soll daher ein kurzer Überblick über die Beiträge dieses Sammelwerkes den Leserinnen und Lesern den Einstieg erleichtern:

Die Akademisierung der Pflege und das duale Studium werden nicht selten in einem Atemzug genannt. Erscheint es doch ganz natürlich, die Vorteile der traditionellen und geschätzten dualen Ausbildung in nahezu allen Ausbildungsberufen in Deutschland auf das Hochschulniveau zu übertragen. Was so simpel klingt, ist in Realität doch differenziert zu betrachten, wie bereits der Wissenschaftsrat in seinen Empfehlungen des dualen Studiums in 2013 konstatierte (salopp gesprochen „ist nicht überall ein duales Studium enthalten, wo dual drauf steht"). Das Einführungskapitel dieses Buches beschäftigt sich daher systematisch mit dem Kern und Anspruch des dualen Studiums in terminologisch-konzeptioneller Hinsicht sowie seiner Implikationen für ein erfolgreiches Hochschulmanagement und die Sicherstellung hoher Lehrqualität. Relevante

Literatur aus der aktuellen Bildungs- und Gesundheitspolitik unterlegen die Ausführungen.

Das zweite Kapitel unseres Buches widmet sich der Perspektive ***Hochschule***. Michael Breuckmann geht in seinem Beitrag dem Thema Pflegebildung zwischen Tradition und Zukunft nach. Er reflektiert die Pflegeausbildung in den Berufsschulen seit den 60er Jahren, gibt einen umfassenden Überblick über die bisherigen Studienmodelle mit Fokus auf formale Kategorien sowie inhaltliche Ausrichtungen und leitet folgerichtig resultierende Anforderungen für die Lehrerbildung und Finanzierung von Studienprogrammen ab.

Im zweiten Beitrag beschäftigen sich Bettina Flaiz und Kolleginnen mit der bedeutsamen Thematik der Durchlässigkeit zwischen Praxis und Studium. Insbesondere Pflegende mit beruflicher Qualifikation, die über den zweiten Bildungsweg einen akademischen Abschluss anstreben oder Weiterbildungsprogramme an der Hochschule belegen, verfügen zwar über eine Fülle an praktischen Erfahrungen und bringen nicht selten ein überdurchschnittlich hohes Engagement mit, benötigen jedoch Unterstützung beim „Eintritt in die Welt der Wissenschaft". Der Beitrag zeigt anhand exemplarischer Studienelemente, wie Kontaktstudium, Brückenkurse oder spezielle Lehr-Lern-Arrangements in Praxismodulen, wie Durchlässigkeit in der Hochschulpraxis gelingen kann.

Katrin Heeskens und Christine Hardegen setzen sich im dritten Beitrag mit dem Pflegemaster auseinander. Momentan scheint die Berufspraxis vollauf beschäftigt, die neuen, grundständig für die patientennahe Versorgung ausgebildeten Bachelorabsolventen zu integrieren und die hierfür notwendigen Qualifikations- und Caremix-Modelle zu entwerfen – so liegt der Einsatz von Pflegekräften mit Qualifikation auf Masterniveau noch sehr fern. Der Beitrag mit dem etwas provozierenden Titel „Was kommt nach dem Bachelor? Oder, zu früh für Masterprogramme?" gibt die Ergebnisse von Marktforschung sowie empirischer Erhebung wieder und zeigt damit in objektiver Hinsicht die Bedarfslage für Studienprogramme auf Masterlevel auf.

Digitalisierung und Blended-Learning eröffnen gleichermaßen neue hochschulische Bildungswege für Lernende und Lehrende. Ulf-Daniel Ehlers wendet sich in seinem bewusst branchenneutral gehaltenen Beitrag offenen Bildungsszenarien zu und bietet vielfältige Anregungen für die Pflege im Umbruch konventioneller Bildungstraditionen.

Das dritte Buchkapitel ***Wissenschaft & Politik*** wird von einem Beitrag zur Förderung des Ausbaus der Pflegeakademisierung am Beispiel des Bundeslandes Baden-Württemberg eröffnet. Im Mittelpunkt des Beitrages steht ein landesweites, vom Wissenschaftsministerium Baden-Württemberg initiiertes Förderprogramm zur Schaffung der finanziellen und strukturellen Rahmenbedingungen mit dem Ziel, sowohl die Studienkapazitäten für Pflege- und andere Gesundheitsstudiengänge zu verdoppeln als auch den Aufbau fachaffiner, genuiner Professuren zu befördern – eine lobenswerte Initiative mit Vorbildfunktion für andere Bundesländer (auch mit Blick auf die Pluralität der geförderten Studienmodelle).

Maria Schubert und ihre Kolleginnen wenden sich in ihrem Beitrag über den Zeitverlauf, ausgehend von der systematischen Darstellung der Pflegeakademisierung in den USA, Europa und dem deutschsprachigem Raum, der Wirksamkeitsforschung zu. Die Akademisierung bringt einerseits große Nutzenpotentiale für die tägliche Versorgungspraxis (wie von der Gesundheitspolitik in erster Linie ins Auge gefasst). Auf der anderen Seite wird das Wissenschaftsgebiet Pflege an sich in entscheidender Weise voran gebracht. Der Beitrag zeigt beeindruckende Ergebnisse der Wirksamkeitsforschung in zwei Kategorien auf. Einmal wird der Zusammenhang zwischen Personalbestand und Patientenergebnissen thematisiert. In der zweiten Kategorie spielen die Effekte spezifischer Angebote der erweiterten Pflegepraxis auf die Patienten-Outcomes eine Rolle.

Christian Teubner und Ralf Suhr erarbeiten im letzten Beitrag dieses Kapitels einen umfassenden Überblick über den Stand und die Entwicklungen der Pflegeforschung in Deutschland. Im Ergebnis des strukturierten (rapied) Reviews stellt sich, gemessen an der Zahl der Fachpublikationen, die Pflege und Pflegebedürftigkeit alter und hochaltriger Menschen mit Abstand als größter thematischer Schwerpunkt heraus. Die tiefgehende, systematische Untersuchung umfasst weiterführend die abgeschlossenen und laufenden Forschungsprojekte auf diesem Gebiet.

Die ***Perspektive der Arbeitgeber*** wird im vierten Kapitel dieses Buches adressiert.

Ursula Matzke setzt sich mit der herausfordernden Thematik der Personalgewinnung und Bindung von Pflegefachpersonen auseinander, reflektiert die typischen Problembereiche der Krankenhauspraxis, unterstreicht richtungsweisende Initiativen der Robert Bosch Stiftung und entwickelt konkrete und konstruktive Ansatzpunkte anhand von fünf Aktionsfeldern – ergänzt um „Best Practice"-Beispiele des Robert-Bosch-Krankenhauses (mit besonderem Fokus auf die Berufsanfänger der Generation Y, aber auch mit Blick auf die Gesundheitsförderung älterer Berufsangehöriger), die als Anregungen für die eigene Praxis der Leserinnen und Leser genutzt werden können.

In ihrem Beitrag über „Innovative Modelle des Caremixes" setzt sich Irene Maier mit dem ebenso hochaktuellen Thema der Qualifikationsanforderungen bzw. Organisationsgestaltung auf Station auseinander. Eine Aufgabenstellung, die momentan nahezu jede Pflegedirektion in Deutschland auf der Agenda haben dürfte. Am Beispiel des Uniklinikum Essen werden unter Einbeziehung aktueller pflegewissenschaftlicher Erkenntnisse und Ansätzen des Servicemanagements, konzeptionelle Anforderungen, konkrete Handlungsempfehlungen und exemplarische Umsetzungsprojekte aufgezeigt und darüber hinaus am Beispiel einer Modellstation, zum Einsatz hochschulisch qualifizierter Pflegepersonen, vorgestellt.

Mit der Thematik „Interprofessionelles Lernen als Voraussetzung für interprofessionelle Zusammenarbeit" beschäftigt sich das Autorenteam der Uniklinik Greifswald. Was als vermeintliche Binsenweisheit gilt, wird seit Jahren immer wieder in Sachverständigengutachten eingefordert, da in der praktischen Umsetzung kaum Gelegenheiten für gemeinsames Lernen bestehen. Maud Partecke und ihre Kollegen entwickelten am Beispiel des Handlungsfeldes Notfallmedizin ein simulationsbasiertes Training zur Förderung interprofessioneller Zusammenarbeit. Der Erfolg des von der Robert Bosch Stiftung geförderten Entwicklungsprojekts in Kooperation zwischen der Klinik für Anästhesiologie, der Pflegeschule und der Praxisanleitung führte dazu, das interprofessionelle Lernformat verpflichtend in die Curricula des Medizinstudiums und der Gesundheits- und Krankenpflegeausbildung an der Universitätsmedizin Greifswald aufzunehmen.

Magnetkrankenhäuser gehören in den USA zu den Topkliniken, die aufgrund ihrer herausragenden Qualität sprichwörtlich, wie ein Magnet, Patienten und Mitarbeiter anziehen. Das Konzept in Deutschland noch weitgehend unbekannt, greift dies Helene Maucher auf und entwickelt einen fundierten Übertragungsansatz für Deutschland. Als eine der Vorkämpferinnen für das Konzept der Magnetkrankenhäuser in Deutschland zeigt Helene Maucher die Entwicklungspotenzial und Chancen für die Versorgungsqualität anschaulich auf.

Wie in vielen anderen Ländern auch, begann die Akademisierung der Pflege in Deutschland im größten Leistungssektor unseres Gesundheitswesens – dem Krankenhaus. Die beiden folgenden Beiträge gehen über den akut-stationären Tellerrand hinaus. Ingrid Hastedt setzt sich mit den Qualifikationsanforderungen in der Altenpflege auseinander. Johannes Fechner reflektiert den Bedarf an nicht-ärztlichen Fachkräften im ambulanten Sektor. Beide Beiträge zeichnen sich durch eine ausgesprochen große Realitätsnähe aus und geben den Spagat zwischen den zukünftig notwendigen Kompetenzen und Qualifikationen, den idealtypischen Forderungen der Bildungspolitik und den komplexen, real gegebenen Herausforderungen der Leistungsträger anschaulich wieder.

Der Schlussbeitrag dieses Sammelwerkes wagt einen Blick in die Zukunft der Pflegeakademisierung. Dabei bildet die ferne visionäre Zukunft des Gesundheitssystems den Rahmen. Im mittleren Zeithorizont werden drei wesentliche Tendenzen herausgegriffen und getreu dem Titel dieses Beitrages „Pflege auf dem Weg“ in ihrer Entwicklung thematisiert.

Abschließend sei noch eine Anmerkung in eigener Sache gestattet. Alle Beiträge dieses Sammelwerkes sind unter dem Paradigma der Gestaltungsfreiheit entstanden. Divergierende Ansichten und kontroverse Ausführungen reichern den fachlich-wissenschaftliche Diskurs an und gelten als inhärentes Element des akademischen Austausches. Das mag mitunter unbequem erscheinen, wurde aber von Seiten der Herausgeberschaft explizit gewünscht. (Falls dies bei Berufsideologen oder Wissenschaftsdogmatikern, die bedauerlicher Weise auch in unserem recht jungen Fachgebiet der Pflegewissenschaft vorkommen, Ärger auslösen sollte, können diesbezügliche Beschwerden und Kritik gern direkt an die Herausgeberin gerichtet werden.)

Zum Schluss sei allen Autorinnen und Autoren nochmals herzlichst gedankt, ohne deren Mitwirkung dieses Sammelwerk selbstverständlich nicht möglich gewesen wäre. Alle Buchbeiträge durchliefen ein Peer-Review (zwei Gutachter), was den Wert und die Aussagekraft der Ausführungen nochmals unterstreicht.

Ein großer Dank gebührt ebenfalls meinen Kolleginnen Frau Annette Plau und Frau Christine Hardegen für ihre Unterstützung im redaktionellen Bearbeitungsprozess. Ebenso danke ich Frau Sarah Busch für ihre außerordentlich hilfreiche Begleitung von Seiten des Springer Verlages.

Ihnen, liebe Leserinnen und lieber Leser, wünschen wir vielfältige Erkenntnisgewinne, Anregungen und Freude bei der Buchlektüre. Für die ganz Eiligen unter Ihnen haben wir, den wertvollen Hinweisen des Verlages folgend, lesefreundliche oder neudeutsch „Fast-Track“-Elemente einfließen lassen.

**Prof. Dr. Anke Simon**
Stuttgart, den 28.04.2017

# Kurzbiografie der Autoren

**Michael Breuckmann** Diplom Medizinpädagoge, Inhaber der Aktivitas-Pflege® und Consulting, Vorsitzender a.D. des Bundesverbandes für Lehrende der Gesundheits- und Sozialberufe (BLGS), langjährige Tätigkeit als Schulleiter, Geschäftsführer und Referent in Bildungseinrichtungen des Gesundheitswesens

**Prof. Dr. phil. habil. Ulf-Daniel Ehlers** Im Vorstand der DHBW für die Bereiche Qualität, Lehre und Forschung verantwortlich. Der studierte Anglist, Sozialwissenschaftler und Pädagoge promovierte im Bereich Qualitätsentwicklung für E-Learning und habilitierte in der Erwachsenenbildung und Weiterbildung mit Schwerpunkt Neue Medien

**Dr. Johannes Fechner** Facharzt für Allgemeinmedizin; nach fast 30-jähriger hausärztlicher Tätigkeit seit 2011 Stellvertretender Vorstandsvorsitzender der Kassenärztlichen Vereinigung Baden-Württemberg – Schwerpunkte Sicherstellung, ärztlicher Bereitschaftsdienst und digital Health

**Bettina Flaiz M.A.** Wissenschaftliche Mitarbeiterin im Drittmittelprojekt Master Advanced Practice in Healthcare, Studienzentrum Gesundheitswissenschaften & Management, DHBW Baden-Württemberg Stuttgart

**Dr. Christine Hardegen** Akkreditierte Unternehmensberaterin, Marketingfachfrau und Coach für Fach- und Führungskräfte (Branche Gesundheitswesen/Soziales), Dozentin der also Akademie, Heidelberg, nebenberufliche Fachautorin und Hochschuldozentin, u.a. Duale Hochschule Baden-Württemberg Stuttgart

**Ingrid Hastedt** Seit 1997 Vorsitzende des Vorstands bei der Stiftung bR Wohlfahrtswerk für Baden-Württemberg, einem Altenhilfeträger mit diversifiziertem Leistungsportfolio.

**Katrin Heeskens M. A.** Stellv. Projektleitung und Wissenschaftliche Mitarbeiterin im Projekt OPEN, Studienzentrum Gesundheitswissenschaften & Management, DHBW Baden-Württemberg Stuttgart, M.A. Management von Gesundheits- und Sozialeinrichtungen, Gesundheitswissenschaftlerin B.Sc., Krankenschwester

**Dr. Wolf Dieter Heinbach** Diplom-Ökonom, 2003–2008 tätig am IAW Tübingen und an der Universität Hohenheim, 2009–2017 Ministerium für Wissenschaft, Forschung und Kunst Stuttgart, zuletzt als stellvertretender Referatleiter; seit Mai 2017 Kanzler der Dualen Hochschule Baden-Württemberg

**Luzia Herrmann, MHA, RN** Bereichsleiterin Fachentwicklung im Bereich Fachentwicklung der Direktion Pflege, med.-technische und med.-therapeutische Bereiche der Insel Gruppe, Bern

**Ulrike Heß** Universitätsmedizin Greifswald, Körperschaft des öffentlichen Rechts, Pflegevorstand, Praxisanleitung, Gesundheits- und Krankenpflegerin, leitende Praxisanleiterin, Schulleitung der Innerbetrieblichen Fort- und Weiterbildung, Medizinpädagogin (B.A.), MSB, Studentin

**Dipl. Päd Ulrike Kienle** Diplompädagogin, Gesundheits- und Krankenpflegerin, Wissenschaftliche Mitarbeiterin im Projekt OPEN, Studienzentrum Gesundheitswissenschaften & Management, DHBW Baden-Württemberg Stuttgart

**Dr. Daniela Koch** Doktorin Public Health, 2009-2014 wissenschaftliche Mitarbeiterin an der Berlin School of Public Health an der Charité - Universitätsmedizin Berlin, seit 2015 Referentin im Ministerium für Wissenschaft, Forschung und Kunst Baden-Württemberg

**Irene Maier** Selbstständige Prozess-und Organisationsberatung; stellvertretende Vorsitzende VPU; Verwaltungsratmitglied Gesellschaft Deutscher Krankenhaustag; Kuratoriumsmitglied Deutsches Krankenhausinstitut; ehem. Vorstand/Pflegedirektorin Universitätsklinikum Essen (1996–2016)

**Dipl. med. päd. Ursula Matzke** Studium Diplom-Medizinpädagogik an der Humboldt-Universität Berlin, Pflegedirektorin, Robert-Bosch-Krankenhaus, Stuttgart, Mitwirkung in verschiedenen Expertengruppen der Robert Bosch Stiftung zu innovativen Projekten im Gesundheitswesen, Referentin und Autorin

**Helene Maucher** GuK, SL, Pflegedirektorin Kliniken LK Biberach, Dipl. Pflegewirtin HS Freiburg, M.Sc. Uni Vallendar, seit 2013 Pflegedirektorin am RKU, stellv. Vorsitzende SAPV LK Biberach, im Vorstand Brücke Ochsenhausen, Lehrtätigkeit und Interims Schulleitung an der Schule für Pflegeberufe am RKU

**Prof. Dr. med. Konrad Meissner** Anästhesist, Intensiv- und Notfallmediziner, Lehrbeauftragter, Stellv. Direktor der Klinik für Anästhesiologie, Universitätsmedizin Greifswald

**Bernd Müllerschön** Prorektor und Dekan Fakultät Wirtschaft, Duale Hochschule Baden-Württemberg Stuttgart; Experte für Hochschul-Management sowie Dienstleistungs-, Handels-, Messemarketing und Konsumentenverhalten; Fachbuchautor für Marketing sowie für Kunsthandel und Kunstmarketing

**Maud Partecke** Studium der Bildungswissenschaft an der FernUniversität Hagen; Projektkoordination Interprofessionelles Lernen und Lehren in der Aus- und Fortbildung, Klinik für Anästhesiologie, Universitätsmedizin Greifswald

**Hartmut Römpp** Ministerialrat, Referatsleiter Ministerium für Wissenschaft, Forschung und Kunst Baden-Württemberg

**Prof. Dr. Christoph Schäper** Innere Medizin, Pneumologie, Infektiologie, Allergologie, Palliativmedizin, Klinisches Ethikkomitee (KEK), Arbeitsgemeinschaft Klinische Ethikberatung, Universitätsmedizin Greifswald

**Benjamin Schiller** Leitung Zentralstelle Fakultät Wirtschaft, Duale Hochschule Baden-Württemberg Stuttgart; Experte für Hochschul-Management sowie Business Administration; seit 2016 Promotion (berufsbegleitend) zum Thema Governance der "Third Mission" am Fallbeispiel des dualen Studiums

**Maria Schubert, PhD, RN** Wissenschaftliche Mitarbeiterin im Bereich Fachentwicklung der Direktion Pflege, med.-technische und med.-therapeutische Bereiche der Insel Gruppe, Bern; Postdoktorandin, Pflegewissenschaft, Department Public Health, Medizinische Fakultät, Universität Basel

**Prof. Dr. rer. pol. Anke Simon, MBA, Dipl.-Wirtsch.-Inf., RN** Professorin, Studiengangsleiterin und Studiendekanin an der Dualen Hochschule Baden-Württemberg Stuttgart; wissenschaftliche Leitung diverser Entwicklungsprojekte im Rahmen der Akademisierung der Gesundheitsfachberufe (4,7 Mio. eingeworbene Fördermitteln); studierte Pflege, Ökonomie und Informatik, MBA in Social- und Healtcare Management, Promotion an der Philipps-Universität in Marburg; seit 2013 als Sachverständige u. a. für den Deutschen Wissenschaftsrat tätig; arbeitete fast 20 Jahre in verschiedenen klinischen und administrativen Krankenhausbereichen, zuletzt als Leiterin eines Servicecenters in einem Großklinikum

**Elisabeth Spichiger, PD, PhD, RN** Wissenschaftliche Mitarbeiterin im Bereich Fachentwicklung der Direktion Pflege, med.-technische und med.-therapeutische Bereiche der Insel Gruppe, Bern; Lehrbeauftragte, Pflegewissenschaft, Department Public Health, Medizinische Fakultät, Universität Basel

**Dr. Ralf Suhr** Seit 2009 Vorstandsvorsitzender der von der PKV errichteten gemeinnützigen Stiftung Zentrum für Qualität in der Pflege. Zuvor war er als Arzt in der Klinik und der Alzheimerforschung, später in einer internationalen Strategieberatung als Experte für Gesundheits- und Pflegethemen tätig.

**Dr. Christian Teubner** Volkswirt. Seit 2014 wissenschaftlicher Mitarbeiter am ZQP. Zuvor war er rd. 15 Jahre als Berater im Bereich der akutstationären Versorgung im deutschsprachigen Raum tätig. Neben den Themen Pflegeforschung und Wissenstransfer, liegt sein Interesse auf pflegeökonomischen Fragestellungen.

**Franz Wagner MSc** Gesundheits- und Krankenpfleger m. W. Intensivpflege; Lehrer für Pflegeberufe; seit 1999 Bundesgeschäftsführer des Deutschen Berufsverbandes für Pflegeberufe (DBfK) e.V.; Arbeitsschwerpunkte: Pflege- und Gesundheitspolitik, Pflegebildung, Sozialrecht, Selbstverwaltung, Internationales

**Joachim Weber** Rektor, Duale Hochschule Baden-Württemberg Stuttgart; Experte für Hochschul-Entwicklung sowie Controlling, Finanz- und Rechnungswesen in Industrie und Mittelstand; Konzeption und Aufbau der dualen Studiengänge Industrie/Dienstleistungen, Dienstleistungsmanagement und International Business

# Inhaltsverzeichnis


## I Einführungskapitel

**1 Duales Studium und die Akademisierung der Gesundheitsfachberufe** ....... 3
*Benjamin Schiller, Bernd Müllerschön, Joachim Weber*
1.1 Grundlegende Betrachtungen ....... 4
1.2 Duales Studium ....... 5
1.3 Sichtachsen durch strategische und operative Aspekte des Hochschul-Managements ....... 10
1.4 Fazit aus Sicht des Hochschul-Managements ....... 14
Literatur ....... 14

## II Perspektive Hochschule

**2 Bildung zwischen Tradition und Zukunft** ....... 19
*Michael Breuckmann*
2.1 Einleitung ....... 20
2.2 Veränderungen in der Bildung ....... 20
2.3 Formale Ausrichtung akademischer Strukturen ....... 22
2.4 Inhaltliche Ausrichtung akademischer Strukturen ....... 25
2.5 Qualifikation und Rolle der Lehrenden ....... 26
2.6 Finanzierung ....... 27
2.7 Schlussbemerkung ....... 28
Literatur ....... 28

**3 Durchlässigkeit zwischen Praxis und Studium** ....... 31
*Bettina Flaiz, Ulrike Kienle, Anke Simon*
3.1 Hintergrund und Ausgangslage ....... 32
3.2 Kontaktstudium: Bindeglied zwischen betrieblicher und hochschulischer Weiterbildung ....... 33
3.3 Brückenkurse: Übergangsmanagement zum Studienbeginn ....... 35
3.4 Praxismodule: Durchlässigkeit im Studium ....... 38
3.5 Ausblick und Empfehlungen ....... 41
Literatur ....... 42

**4 Was kommt nach dem Bachelor?** ....... 45
*Katrin Heeskens, Christine Hardegen*
4.1 Fortschreitende Akademisierung der Pflegeberufe in Deutschland ....... 46
4.2 Neue Masterstudiengänge – kein höheres Bildungsniveau ....... 47
4.3 Studie zur Erhebung des Bedarfs ....... 48
4.4 Bedarf an Masterstudienangeboten – aus Sicht der Studierende ....... 48
4.5 Bedarf und Einsatzgebiete – aus Sicht der Pflegedirektoren und Pflegedienstleitungen ....... 51

4.6 Einblicke in den Markt – Bestandsaufnahme Masterstudiengänge .......... 51
4.7 Hochschulstatistik – vergangene und zukünftige Trends? .......... 53
4.8 Ausblick – steigende Masterstudierendenzahlen durch Förderprogramme .......... 55
4.9 Masterabsolvent – hohe Qualifikation, schlechte Bezahlung? .......... 55
4.10 Fazit – höchste Zeit für Masterstudiengänge .......... 56
Literatur .......... 56

**5 Open Learning** .......... 59
*Ulf-Daniel Ehlers*
5.1 Einleitung .......... 60
5.2 Open Learning .......... 61
5.3 Qualitätsentwicklung .......... 66
5.4 „Löcher in der Gartenmauer“: neue Lern- und Qualitätskultur .......... 75
Literatur .......... 76

## III Perspektive Wissenschaft & Politik

**6 Akademisierung der Pflege – Umsetzung an den Hochschulen in Baden-Württemberg** .......... 81
*Dr.Wolf Dieter Heinbach, Dr.Daniela Koch, Hartmut Römpp*
6.1 Das Programm „Akademisierung der Gesundheitsfachberufe“ .......... 82
6.2 Konzeption des Programms entlang der Empfehlungen des Wissenschaftsrates .......... 82
6.3 Zielsetzung des Programms .......... 83
6.4 Ausblick .......... 84
Literatur .......... 84

**7 Akademisierung der Pflege – Evidenz und Wirksamkeitsforschung** .......... 85
*Maria Schubert, Luzia Herrmann, Elisabeth Spichiger*
7.1 Einleitung – Hintergrund .......... 86
7.2 Akademisierung der Pflege .......... 86
7.3 Rollen und Funktionen akademischer Pflegefachpersonen .......... 90
7.4 Wirksamkeitsforschung .......... 92
Literatur .......... 97

**8 Stand der Pflegeforschung in Deutschland – ein Überblick** .......... 101
*Christian Teubner, Ralf Suhr*
8.1 Entwicklung der Pflegeforschung in Deutschland .......... 102
8.2 Altersbezogene Pflegeforschung – die ZQP-Forschungsdatenbank .......... 104
8.3 Schwerpunkte der altersbezogenen Pflegeforschung .......... 104
8.4 Übersicht über die forschenden Institutionen .......... 106
8.5 Verteilung der Forschungsaktivität nach Bundesland .......... 107
8.6 Förderung der altersbezogenen Pflegeforschung .......... 109
8.7 Publikation der Forschungsergebnisse .......... 109
8.8 Fazit .......... 110
Literatur .......... 110

# IV Perspektive Arbeitgeber

**9 Personalgewinnung und -bindung im Wandel** ..... 115
*Ursula Matzke*
9.1 Aktuelle Herausforderungen der Pflegeberufe ..... 116
9.2 Konsequenzen des Fachkräftemangels ..... 118
9.3 High Potentials für eine neue Generation ..... 119
9.4 Strategien einer generationsgerechten Personalgewinnung und -bindung ..... 121
9.5 Aktionsfelder für eine hohe Arbeitgeberattraktivität ..... 124
Literatur ..... 134

**10 Innovative Modelle des Care-Mixes – Pflegewissenschaft am UK Essen** ..... 137
*Irene Maier*
10.1 Pflege an Universitätskliniken ..... 138
10.2 Qualifikationsmix: Einsatz von Servicekräften ..... 140
10.3 Positiver Einfluss des Einsatzes von Servicekräften auf die Prozess-Stabilität ..... 142
10.4 Positiver Einfluss des Einsatzes von Servicekräften auf die Personalkosten ..... 142
Literatur ..... 143

**11 Interprofessionelles Lernen als Voraussetzung für interprofessionelle Zusammenarbeit** ..... 145
*Maud Partecke, Ulrike Heß, Christoph Schäper, Konrad Meissner*
11.1 Einleitung ..... 146
11.2 Interprofessionelle Zusammenarbeit ..... 147
11.3 Herausforderungen interprofessioneller Zusammenarbeit im Krankenhaus ..... 147
11.4 Maßnahmen zur Optimierung der interprofessionellen Zusammenarbeit ..... 149
11.5 Fazit und Ausblick ..... 152
11.6 Danksagung ..... 153
Literatur ..... 153

**12 Magnetkrankenhaus – Qualifikation und Versorgungsqualität** ..... 155
*Helene Maucher*
12.1 Einleitung ..... 157
12.2 Hintergründe und Herausforderungen ..... 157
12.3 Status quo Magnetkrankenhaus – Entstehung und Theorie ..... 162
12.4 Magnetkrankenhaus – weltweit und in Deutschland ..... 163
12.5 Magnetkrankenhausmodell im Kontext eines Best Practice Beispiels ..... 165
12.6 Leben von Visionen und berufliche Identität ..... 171
12.7 Herausforderungen des Theorie-Praxis-Transfers ..... 172
12.8 Sind Magnetkrankhäuser für das deutsche Krankenhaussystem geeignet? ..... 176
Literatur ..... 177

**13 Qualifikationsanforderungen in der Altenpflege aus Sicht der betrieblichen Praxis** ..... 181
*Ingrid Hastedt*
13.1 Pflegefachpersonal im Feld der Altenhilfe ..... 182
13.2 Anforderungen im Einsatzfeld Pflegeheim ..... 187

13.3 **Anforderungen im Einsatzfeld häusliche Pflege** ... 192
13.4 **Anforderungen im Zusammenhang mit Qualitätsbewertungen** ... 193
13.5 **Fazit** ... 194
**Literatur** ... 195

14 **Neue Gesundheitsfachberufe im ambulanten Sektor** ... 197
*Johannes Fechner*
14.1 **Bestandsaufnahme nichtärztlicher Berufe im ambulanten Sektor** ... 198
14.2 **Bedarf an Nichtärztlichen Assistenzberufen** ... 202
14.3 **Fazit** ... 205
**Literatur** ... 205

V **Schlusskapitel**

15 **Pflege auf dem Weg** ... 209
*Anke Simon*
15.1 **Blick in die Zukunft** ... 210
15.2 **Qualität der Gesundheitsversorgung erhalten und verbessern** ... 211
15.3 **Kompetenzen der Pflege erweitern und vertiefen** ... 212
15.4 **Berufsidentität und Reputation der Pflege stärken** ... 214
**Literatur** ... 216

**Serviceteil** ... 219
Stichwortverzeichnis ... 220

# Autorenverzeichnis

**Michael Breuckmann**
Aktivitas Pflege®
Unterer Rainhof 26
79199 Kirchzarten

**Prof. Dr. phil. habil. Ulf-Daniel Ehlers**
Duale Hochschule Baden-Württemberg
Friedrichstr. 14
70174 Stuttgart

**Dr. Johannes Fechner**
Kassenärztliche Vereinigung Baden-Württemberg
Albstadtweg 11
70567 Stuttgart

**Bettina Flaiz**
Duale Hochschule Baden-Württemberg Stuttgart
Tübinger Str. 33
70178 Stuttgart

**Dr. Christine Hardegen**
Unternehmensberatung für Sozialmarketing
Waldhofer Str. 11/5
69123 Heidelberg

**Ingrid Hastedt**
Wohlfahrtswerk für Baden-Württemberg
Falkertstr. 29
70176 Stuttgart

**Katrin Heeskens**
Duale Hochschule Baden-Württemberg Stuttgart
Tübinger Str. 33
70178 Stuttgart

**Dr. Wolf Dieter Heinbach**
Duale Hochschule Baden-Württemberg
Friedrichstr. 14
70174 Stuttgart

**Luzia Herrmann**
Insel Gruppe, Inselspital,
Universitätsspital Bern
Freiburgstr. 44a
CH-3010 Bern

**Ulrike Heß**
Universitätsmedizin Greifswald, Körperschaft
des öffentlichen Rechts
Pflegevorstand, Praxisanleitung
Fleischmannstr.6
17475 Greifswald

**Ulrike Kienle**
Duale Hochschule Baden-Württemberg Stuttgart
Tübinger Str. 33
70178 Stuttgart

**Dr. Daniela Koch**
Ministerium für Wissenschaft, Forschung und
Kunst Baden-Württemberg
Königstr. 46
70173 Stuttgart

**Irene Maier**
Universitätsklinikum Essen (AöR)
Hufelandstr. 55
45147 Essen

**Ursula Matzke**
Robert-Bosch-Krankenhaus Stuttgart
Auerbachstr. 110
70376 Stuttgart

**Helene Maucher**
RKU Universitäts- und Rehabilitationskliniken
Ulm gGmbH
Oberer Eselsberg 45
89081 Ulm

**Prof. Dr. Konrad Meissner**
Universitätsmedizin Greifswald
Fleischmannstr. 42-44
17475 Greifswald

**Bernd Müllerschön**
Duale Hochschule Baden-Württemberg Stuttgart
Tübinger Str. 33
70178 Stuttgart

**Maud Partecke**
Universitätsmedizin Greifswald
Fleischmannstr. 42
17475 Greifswald

**Hartmut Römpp**
Ministerium für Wissenschaft, Forschung und Kunst Baden-Württemberg
Königstr. 46
70173 Stuttgart

**Prof. Dr. Christoph Schäper**
Universitätsmedizin Greifswald
Fleischmannstr. 42
17475 Greifswald

**Benjamin Schiller**
Duale Hochschule Baden-Württemberg Stuttgart
Paulinenstr. 50
70178 Stuttgart

**Dr. Maria Schubert**
Direktion Pflege / MTT, Insel Gruppe Inselspital, Universitätsspital Bern
Freiburgstr. 44a
CH-3010 Bern

**Prof. Dr. Anke Simon**
Duale Hochschule Baden-Württemberg Stuttgart
Tübinger Str. 33
70178 Stuttgart

**Elisabeth Spichiger**
Insel Gruppe, Inselspital,
Universitätsspital Bern
Freiburgstr. 44a
CH-3010 Bern

**Dr. Ralf Suhr**
Zentrum für Qualität in der Pflege Reinhardthöfe,
Reinhardtstraße 45
10117 Berlin

**Dr. Christian Teubner**
Zentrum für Qualität in der Pflege Reinhardthöfe,
Reinhardtstraße 45
10117 Berlin

**Franz Wagner**
Deutscher Berufsverband für Pflegeberufe - Bundesverband e.V.
Alt-Moabit 91
10559 Berlin

**Joachim Weber**
Duale Hochschule Baden-Württemberg Stuttgart
Tübinger Str. 33
70178 Stuttgart

# Einführungskapitel

Kapitel 1 Duales Studium und die Akademisierung der Gesundheitsfachberufe – 3
*Benjamin Schiller, Bernd Müllerschön, Joachim Weber*

# Duales Studium und die Akademisierung der Gesundheitsfachberufe

## Anforderungen und praktische Umsetzung aus Sicht des Hochschul-Managements

*Benjamin Schiller, Bernd Müllerschön, Joachim Weber*

**1.1 Grundlegende Betrachtungen – 4**
1.1.1 Streifzug durch die aktuelle bildungspolitische Debatte – 4
1.1.2 Streifzug durch die aktuelle gesundheitspolitische Debatte – 5

**1.2 Duales Studium – 5**
1.2.1 Duales Studium: Begriff, Klassifizierung und Typologie – 5
1.2.2 Möglichkeiten und Grenzen des dualen Studienmodells – 7
1.2.3 Geschichte und ursprüngliche Zielsetzung des dualen Studiums in Baden-Württemberg – 10

**1.3 Sichtachsen durch strategische und operative Aspekte des Hochschul-Managements – 10**
1.3.1 Bedeutsame Aspekte auf der zentralen Ebene der Hochschule – 10
1.3.2 Strategischer Anknüpfungspunkt: Struktur- und Entwicklungsplanung der Hochschule – 12
1.3.3 Bedeutsame Aspekte auf der dezentralen Ebene der Hochschule (Standort) – 13

**1.4 Fazit aus Sicht des Hochschul-Managements – 14**

**Literatur – 14**


A. Simon (Hrsg.), *Akademisch ausgebildetes Pflegefachpersonal*,
https://doi.org/10.1007/978-3-662-54887-5_1

Im Einführungskapitel werden anhand von Leitfragen ausgewählte Aspekte zum dualen Studium als Qualifikationsmodell im Gesundheitsbereich aus der Perspektive des Hochschul-Managements erörtert. Dabei werden die aktuellen hochschul- und gesundheitspolitischen Entwicklungen sowie die Anforderungen an ein Studienmodell näher beleuchtet. Der Begriff „duales Studium" wird terminologisch aufbereitet. Die verschiedenen Ausprägungsformen werden unter Bezugnahme auf die Empfehlungen des Wissenschaftsrates dargestellt, insbesondere die angewandten Studienmodelle. Die Möglichkeiten und Grenzen des dualen Studienmodells werden als Qualifikationsmodell im Gesundheitsbereich diskutiert, als Leitlinien dient das duale Studium in Baden-Württemberg (DHBW). Danach soll auf die konkrete Umsetzung dieses Modells eingegangen werden: Neben dem globalen Beitrag der DHBW zur Qualifikation im Gesundheitsbereich geht es um konkrete Zielsetzungen, strategische Implikationen sowie operative zielorientierte Maßnahmenbündel.

## 1.1 Grundlegende Betrachtungen

### 1.1.1 Streifzug durch die aktuelle bildungspolitische Debatte

Als Abbild der Gesellschaft unterliegt der Hochschulbereich einem ständigen Wandel (Wissenschaftsrat 2012, S. 49). Die Treiber des Wandels können generell auf zwei Ebenen lokalisiert werden. Auf der Ebene von Gesellschaft und Wirtschaft sind demografischer Wandel und technologischer Fortschritt die wesentlichen Treiber. Der technologische Fortschritt wird derzeit durch die Digitalisierungsdebatte unter dem Schlagwort „Industrie 4.0" geprägt. Damit einher gehen veränderte Anforderungen an die Qualifikationen und Kompetenzen junger Menschen, um in der Lebens- und Arbeitswelt der Zukunft erfolgreich bestehen zu können. Generell ist zu beobachten, dass sich das Bildungsverhalten junger Menschen in Richtung Studium verändert hat (Krone et al. 2015, S. 51). Dies zeigt sich auch an der gestiegenen Anzahl der Studienberechtigungen, die im Jahr 2015 erneut um 1,9 Prozent zugenommen hat (Statistisches Bundesamt 2016). Unter dem Leitbild „lebenslanges Lernen" (Europäische Kommission 2000) werden veränderte Anforderungen an die Bildungsinstitutionen gestellt. Auf der institutionellen Ebene ist der Wandel durch Schlagworte, wie zum Beispiel Akademisierung von Berufsgruppen, heterogenere Zusammensetzung der Studierendenkohorten und veränderte Rolle der Bildungseinrichtung in der Wissensgesellschaft gekennzeichnet. Die veränderte Rolle der Bildungseinrichtung Hochschule in Richtung einer Vorbereitung auf das Berufsleben und Begleitung in allen Lebensphasen wird durch die folgende Aussage besonders deutlich:

> » Hochschulen haben eine Schlüsselrolle, Akademiker auf das digitale Erwerbsleben vorzubereiten und sie über ihr gesamtes Arbeitsleben hinweg akademisch weiterzubilden. (Höfer et al. 2016, S. 10)

Im Kontext der Bildungspolitik ist es ein erklärtes Ziel, die Quote an Akademikerinnen und Akademikern im internationalen Vergleich zu erhöhen. Zum einen wird dies damit begründet, dass im internationalen Vergleich die Quote wesentlich höher liegt (OECD 2015) und den veränderten Anforderungen an Qualifikationen und Kompetenzen nur mit Hilfe einer akademisch-wissenschaftlichen Bildung begegnet werden könne. Zum anderen wird dagegen argumentiert, dass Deutschland mit dem dualen System der Berufsausbildung einen entscheidenden Vorteil im internationalen Wettbewerb habe (Bundesministerium für Bildung und Forschung 2016). Die Bildungspolitik hat bereits begonnen, die Durchlässigkeit zwischen berufsbildender und hochschulischer Qualifikation zu fördern, insbesondere durch eine Neuregelung des Hochschulzugangs, zum Beispiel für qualifizierte Berufstätige.

**Weiterhin wird in der bildungspolitischen Debatte das Konzept des dualen Studiums als Lösungsansatz gesehen. Dieser vereint das Beste aus beiden Welten: Elemente einer Hochschulqualifikation und Elemente der dualen Berufsausbildung in einem Format.**

### 1.1.2 Streifzug durch die aktuelle gesundheitspolitische Debatte

Ein ähnliches Bild ergibt sich in der gesundheitspolitischen Diskussion (Wissenschaftsrat 2012, S. 49), wenn es um die Bedarfe und Qualifikationen geht. Demografischer Wandel und technologischer Fortschritt haben hier ebenso Auswirkungen auf die Berufsbilder und Konsequenzen für den Versorgungsauftrag sowie für die Qualität. In besonderer Weise unterliegt der patientennahe Bereich der Pflege, ähnlich wie im Bereich der technischen und ingenieurwissenschaftlichen Berufe, einem Fachkräftemangel. Der Wissenschaftsrat fasst in einem Positionspapier aus dem Jahr 2012 die politischen Entwicklungen und Trends wie folgt zusammen.

Zum Prozess der Akademisierung der Gesundheitsfachberufe zählen zum Beispiel Pflege, Physiotherapie, Ergotherapie, Logopädie und das Hebammenwesen. Als zwei wesentliche Ziele der Akademisierung werden eine angemessene Reaktion auf die sich bereits absehbaren Veränderungen und die Sicherung der Qualität der Gesundheitsversorgung genannt. Als verantwortliche Treiber für diese Entwicklung werden der demografische Wandel, die sich daraus ergebende Veränderung der Versorgungsbedarfe und eine zunehmende Komplexität im Versorgungsauftrag identifiziert. Der demografische Wandel ist durch eine deutliche Veränderung der Alterszusammensetzung der Bevölkerung gekennzeichnet. Die Menschen leben, durchschnittlich betrachtet, immer länger. Damit einher geht eine steigende Anzahl an chronischen Erkrankungen und damit ein erhöhter Versorgungsbedarf. Der erhöhte Versorgungsbedarf selbst steigt nicht nur in seiner reinen Anzahl, er hat gleichermaßen eine qualitative Komponente dahingehend, dass Krankheitsbilder und -verläufe sehr heterogen sind. Dies stellt sehr individuelle Anforderungen an die Versorgung von Patientinnen und Patienten. Weiterhin wirkt der medizinische Fortschritt mit neuen Diagnose- und Therapieverfahren (= technischer Fortschritt) auf den Veränderungsprozess ein und sorgt damit für eine zunehmende Komplexität. Durch den demografischen Wandel nimmt auch die Anzahl der erwerbsfähigen Menschen ab, sodass ein weiteres Ziel im Erhalt und gegebenenfalls der Ausweitung von Fachkräftepotenzialen festgestellt werden kann (Wissenschaftsrat 2012, S. 7).

Weiterhin wird zusammenfassend festgehalten, dass es nicht nur um Deckung eines Ersatzbedarfs gehe, sondern vielmehr darum, den Mehrbedarf aufgrund der Veränderungen in der Umwelt (demografischer Wandel, epidemiologischer Wandel, medizinischer Fortschritt) zu sichern (Wissenschaftsrat 2012 S. 30).

## 1.2 Duales Studium

### 1.2.1 Duales Studium: Begriff, Klassifizierung und Typologie

Krone liefert zum Terminus **„duales Studium/dualer Studiengang"** eine passende Beschreibung:

> Generell wird unter dem Begriff „dualer Studiengang" die zeitliche und inhaltliche Verknüpfung von Berufsausbildung oder Praxisphasen mit einem regulären Hochschulstudium verstanden. Hauptmerkmal dualer Studiengänge ist, dass in der Regel mehrere Lernorte existieren, zum einen der Ausbildungsbetrieb und zum anderen die Hochschule. (Krone et al. 2015, S. 16)

In einem Positionspapier aus dem Jahr 2013 hat der Wissenschaftsrat eine terminologische Aufbereitung vorgenommen und zwar durch eine Klassifizierung, Typologie sowie Definition konstituierender Elemente. Diese können nachfolgend als Referenzpunkte dienen.

Zunächst wird festgestellt, dass mit dem dualen Studium seit über 40 Jahren in Deutschland ein Konzept an der Schnittstelle von hochschulischer und beruflicher Ausbildung existiert. Weiterhin wird die besondere Art und Weise der Theorie-Praxis-Verknüpfung im Sinne eines wissenschaftsbezogenen und berufspraktischen Bildungsangebots betont (Wissenschaftsrat 2013, S. 5). In der weiteren Bestandsaufnahme kommt die Vielfalt an Formaten und Strukturen mit dem Etikett „dual" zur Sprache (Wissenschaftsrat 2013, S. 7).

Die Experten des Wissenschaftsrats nehmen zunächst eine **Klassifizierung** bestehender Studienformate vor, die sich anhand bestimmter Merkmale charakterisieren lassen. Bei der Klassifizierung bestehender Studienformate wird zwischen „Individueller Bildungsabschnitt“ und „Beziehung der Lernorte“ unterschieden. Der Individuelle Bildungsabschnitt wird differenziert nach Erstausbildung mit Berufsausbildung und Erstausbildung mit Praxisanteilen sowie Weiterbildung mit Berufstätigkeit und Weiterbildung mit Praxisanteilen. Bei der Beziehung der Lernorte wird zwischen „verzahnt“ und „parallel“ unterschieden. Dies führt im Bereich der Erstausbildung mit Berufsausbildung zu einem **ausbildungsintegrierenden** Bachelor (verzahnt) sowie zu einem **ausbildungsbegleitenden** Bachelor (parallel).

Für den Bereich der **Erstausbildung mit Praxisanteilen** kann zwischen **praxisintegrierendem** Bachelor, der einen gestalteten Ausbildungsanteil beim Praxispartner beinhaltet, und **praxisbegleitendem** Bachelor, der Praktika in Unternehmen voraussetzt, unterschieden werden. Im Bereich der Weiterbildung mit Berufstätigkeit kann zwischen einem **berufsintegrierten** Bachelor/Master, innerhalb eines gestalteten Bezugsrahmens und einem **berufsbegleitend**/berufsintegrierenden Bachelor/Master ohne einen gestalteten Bezugsrahmen unterschieden werden. Weiterhin lässt sich im Bereich der Weiterbildung mit Praxisanteilen zwischen einem **praxisintegrierenden** Bachelor/Master und einem **praxisbegleitenden** Bachelor/Master, der Praktika oder praktische Anteile ohne gestalteten Bezugsrahmen enthält, differenzieren (Wissenschaftsrat 2013, S. 9).

Abschließend wird Bezug auf die **Duale Hochschule Baden-Württemberg (DHBW)** genommen, die nach der beschriebenen Klassifizierung „ausschließlich das praxisintegrierte Format“ anbietet. Mit Blick auf die Zusammensetzung der Studierenden wird festgestellt, dass mehrheitlich Abiturientinnen und Abiturienten in der Erstausbildung ein duales Studium aufnehmen (Wissenschaftsrat 2013, S. 13). Bei der weiteren Abgrenzung und Systematisierung des Begriffs „duales Studium“ definiert der Wissenschaftsrat zwei Charakteristika, die für das Etikett „dual“ stehen:

» Nach Auffassung des Wissenschaftsrats sind die Dualität als Verbindung und Abstimmung von mindestens zwei Lernorten sowie die Verfasstheit als wissenschaftliches bzw. wissenschaftsbezogenes Studium die konstituierenden Wesensmerkmale dieses Ausbildungsformates. (Wissenschaftsrat 2013, S. 22)

Die oben beschriebene Klassifizierung wird vom Wissenschaftsrat in die folgende **Typologie** überführt: Es wird unterschieden zwischen dualen Studienformaten in Erstausbildung und in Weiterbildung. Im Rahmen der **Erstausbildung** wird wiederum in ein duales Studienformat als ausbildungsintegrierender Bachelor oder als praxisintegrierender Bachelor, welcher einen gestalteten Ausbildungsanteil beim Praxispartner aufweist, gesplittet. Innerhalb des Abschnitts **Weiterbildung** wird unterschieden zwischen einem dualen Studienformat mit Berufstätigkeit als berufsintegrierender Bachelor/Master mit gestalteten Bezugsrahmen und praxisintegrierenden Bachelor/Master mit Praxisanteilen (Wissenschaftsrat 2013, S. 23).

Unter Zuhilfenahme der oben beschriebenen Typologie des Wissenschaftsrats lassen sich die derzeitigen dualen Studienformate/dualen Studiengänge des Studienzentrums Gesundheitswissenschaften & Management im Studienbereich Wirtschaft der DHBW Stuttgart einordnen. Gegenstand der Betrachtung sind dabei folgende duale Studiengänge mit eingeschriebenen Studierenden zum Wintersemester 2015/16:

- Angewandte Gesundheitswissenschaft für Pflege
- Angewandte Pflegewissenschaft
- BWL-Gesundheitsmanagement

Die dualen Studiengänge „Angewandte Gesundheitswissenschaft für Pflege“ und „Angewandte Pflegewissenschaft“ können übergreifend unter „gesundheitsbezogene Disziplinen“ und „Gesundheitswissenschaften“ subsumiert werden (Wissenschaftsrat 2012, S. 13). Der duale Studiengang „BWL-Gesundheitsmanagement“ ist der Disziplin Betriebswirtschaftslehre zuzuordnen.

Der duale Studiengang **Angewandte Gesundheitswissenschaft für Pflege** ermöglicht innerhalb von vier Jahren den Erwerb von zwei Abschlüssen, nämlich den Bachelor-Abschluss und das Examen im Pflegeberuf. Der Studiengang bietet eine wissenschaftlich fundierte und praxisorientierte Erstqualifikation (DHBW Stuttgart 2016a). Unter Anwendung der Typologie ergibt sich folgende Einordnung: duales Studienformat in der **Erstausbildung mit Praxisanteilen** und zwar als **ausbildungsintegrierter Bachelor**.

Der duale Studiengang **Angewandte Pflegewissenschaft** richtet sich an beruflich qualifizierte Pflegerinnen und Pfleger. Er soll berufsbegleitend die Möglichkeit eröffnen, Fachwissen und Kompetenzen zu erweitern und dadurch Aufstiegschancen zu erhöhen (DHBW Stuttgart 2016b). Unter Anwendung der Typologie ergibt sich folgende Einordung: duales Studienformat in der **Weiterbildung mit Berufstätigkeit** und zwar **berufsintegrierend/berufsbegleitend** mit gestalteten Bezugsrahmen.

Der duale Studiengang **BWL-Gesundheitsmanagement** soll im dynamischen Umfeld der Gesundheitsbranche zur Übernahme von Managementaufgaben befähigen. Als akademischer Abschluss wird der Bachelor verliehen. Unter Anwendung der Typologie ergibt sich folgende Einordnung: dualer Studiengang in der **Erstausbildung mit Praxisanteilen** als **praxisintegrierendes Format**, welches durch einen gestalteten Ausbildungsanteil beim Praxispartner gekennzeichnet ist.

Zusammenfassend ist festzustellen: Die Duale Hochschule Baden-Württemberg Stuttgart (DHBW Stuttgart) hat unter dem Dach des Studienzentrums Gesundheitswissenschaften & Management im Studienbereich Wirtschaft im Wintersemester 2015/16 drei duale Studiengänge im Portfolio. Diese sind entsprechend der Typologie des Wissenschaftsrats analysiert und eingeordnet worden. Dabei sind zwei duale Studiengänge als Erstausbildung mit Praxisanteilen jeweils als ausbildungsintegriertes und als praxisintegriertes Format etabliert. Weiterhin existiert ein dualer Studiengang in der Weiterbildung als berufsintegriertes/berufsbegleitendes Format. Damit trägt die Hochschule dazu bei, Fachkräfte auf akademisch-wissenschaftlichem und praxisorientiertem Niveau entsprechend den Empfehlungen des Wissenschaftsrats auszubilden. Sie leistet damit einen Beitrag zur Fachkräftegewinnung, -sicherung und -entwicklung. Weiterhin wird unter dem Begriff „offene Hochschule" der bildungspolitisch geebnete Weg der Durchlässigkeit gemäß dem Leitbild eines lebenslangen Lernens mit einem dualen Studienformat in der Weiterbildung in der hochschulischen Praxis realisiert. Abschließend bleibt zu erwähnen, dass das praxisintegrierte Studienmodell in der Erstausbildung das dominante Modell der DHBW ist und damit ein profilbildendes Merkmal darstellt. Mit dem Auf- und Ausbau der Gesundheitsstudiengänge werden systematisch zwei weitere Studienmodelle erschlossen: erstens das ausbildungsintegrierte Studienmodell und zweitens das berufsbegleitende Studienmodell. Hinzu kommt, dass mit der Akademisierung der Gesundheitsfachberufe ein neuer Bereich an der Hochschule etabliert wird.

### 1.2.2 Möglichkeiten und Grenzen des dualen Studienmodells

Einen inhaltlichen Ansatzpunkt zu den Möglichkeiten und Grenzen des dualen Studiums bildet eine Befragung des Berufsinstituts für Berufsbildung (BIBB) aus dem Jahr 2011. Die Untersuchung nimmt sich unter anderem der Frage an, weshalb sich „Praxis-Partner" (dazu zählen Unternehmen und soziale Einrichtungen) für das Bildungskonzept „duales Studium" entscheiden und welche Faktoren bei der Auswahl der **Hochschule als Bildungspartner** entscheidend sind. Die folgenden drei Aspekte sind für die Partizipation an einem dualen Studienangebot besonders bedeutsam:

- Erstens sehen 65,7 Prozent der Befragten die **Passgenauigkeit** des dualen Studiums als sehr wichtig an,
- zweitens halten 60,6 Prozent der Befragten die **räumliche Nähe** zur Hochschule für ein wichtiges Kriterium und
- drittens ist für 50,7 Prozent der Befragten die **Höhe des Praxisanteils** entscheidend (Goeser et al. 2011, S. 15).

Weiterhin wurde in der Betriebsbefragung erhoben, was Absolventinnen und Absolventen von dualen Studiengängen von anderen Stellenbewerberinnen und Stellenbewerbern abhebt. Aus der Perspektive des **Absolventenprofils dual Studierender** ergibt sich folgende Rangfolge:

- Erstens sehen 75,8 Prozent der Befragten in der **guten Kenntnis betrieblicher Abläufe** ein sehr bedeutsames Merkmal,

- zweitens stufen 63,7 Prozent das **selbstständige Arbeiten** als weiteres wichtiges Merkmal ein und
- drittens geben 55,5 Prozent die **hohe Eigenmotivation** als wichtiges Differenzierungsmerkmal an (Goeser et al. 2011, S. 20).

Anhand der beschriebenen Aspekte (a) Auswahl der **Hochschule als Bildungspartner** und (b) **Absolventenprofil dual Studierender**, können die entscheidenden Vorteile des dualen Studienmodells extrahiert werden:

**Auf der Ebene der Hochschule als Bildungspartner sind Passgenauigkeit, räumliche Nähe und hoher Praxisanteil die drei wichtigsten Faktoren. Auf der Ebene des Absolventenprofils dual Studierender sind gute Kenntnisse der Betriebspraxis, selbstständiges Arbeiten und hohe Eigenmotivation die wichtigsten Kriterien.**

Diese Vorteile münden in die bildungspolitische Debatte rund um den Begriff **Employability**, worunter Beschäftigungsfähigkeit verstanden werden kann. Daraus lässt sich ableiten, dass sich ein Studienangebot, insbesondere im Bachelorbereich, an den Erfordernissen des Arbeitsmarktes zu orientieren habe. Im aktuellen Hochschulbildungsreport 2020 wird dem Konzept einer möglichst ausgeprägten Employability besonderes Gewicht beigemessen mit der beschriebenen Folge, dass Studiengänge möglichst eng an den Anforderungen des Arbeitsmarktes auszurichten seien. Außerdem wird ein erhöhter Bedarf an solchen Personen gesehen, die **berufliche und akademische Kompetenzen** gleichermaßen ins Berufsleben miteinbringen. In diesem Kontext findet das duale Studienkonzept als Lösungskonzept explizit Erwähnung (Höfer et al. 2016, S. 18).

Weiterhin bescheinigt der Wissenschaftsrat dem dualen Studienmodell eine besondere Eignung als Qualifikationsmodell für die Akademisierung der Gesundheitsfachberufe:

> Das duale Studium ist hier ein Erfolgsmodell und stellt aus Sicht des Wissenschaftsrates ein geeignetes Instrument zur Schaffung neuer Qualifizierungs- und Aufstiegsperspektiven für den Bereich der Gesundheitsfachberufe dar. (Wissenschaftsrat 2013, S. 37)

Erweiterte Anknüpfungspunkte für einen Anforderungskatalog für die Entwicklung und Etablierung von dualen Studiengängen im Kontext Akademisierung der Gesundheitsfachberufe liefert der Wissenschaftsrat in einem Positionspapier aus dem Jahr 2012. Darin wird der Ausbau von **grundständigen (Bachelor-)Studiengängen** mit Tätigkeit am Patienten empfohlen. Dabei wird gefordert, dass die Vermittlung der praktischen Inhalte in Zukunft von den Hochschulen sichergestellt werden solle. Dies sei im Lichte der Anforderungen aus den Berufsgesetzen sowie der Beachtung des **Freiraums bei der hochschulischen Gestaltung der Curricula** (Stichwort Freiheit von Lehre und Forschung) zu leisten. Außerdem wird gefordert, die Kompatibilität mit dem europäischen Hochschulraum zu gewährleisten und die **Qualitätssicherung** der Studiengänge in die inhaltliche und organisatorische Verantwortung der Hochschulen zu legen.

Abschließend wird das Leitmotiv **lebenslanges Lernen** unter dem Aspekt der Durchlässigkeit zwischen den unterschiedlichen Qualifikationsstufen als wünschenswert genannt (Wissenschaftsrat 2012, S. 82f). Mit der zentralen Forderung des Ausbaus grundständiger Studiengänge, bei denen auch die Vermittlung der praktischen Inhalte in die Regie der Hochschule gelegt wird, ergibt sich die Notwendigkeit, dass im Kontext der Pflegeberufe der Partner Berufsfachschule seine Rolle neu wird definieren müssen (Krone 2015, S. 191). Beim Centrum für Hochschulentwicklung (CHE) wurden im Rahmen eines Projekts im Hinblick auf ein duales Studium und in Anbetracht des demografischen Wandels bereits im Jahr 2009 folgende bedeutsame Fakten festgestellt:

> Obwohl Politik und Wirtschaft mehr duale Studiengänge fordern, ist es bisher nicht zu einer flächendeckenden Ausweitung des Angebots gekommen. Denn es bestehen etliche Schwierigkeiten – diese betreffen insbesondere den erhöhten organisatorischen Aufwand für die Hochschulen, die z. T. erheblichen zusätzlichen Belastungen für

die Studierenden ebenso wie die Frage, ob sich genügend Unternehmen finden, die zu solchen z. T. sehr aufwändigen Kooperationen bereit sind. Neben Studiengängen, die eine berufliche Ausbildung integrieren, gibt es noch weitere Formen praxisintegrierender Studiengänge, die z. T. auch als „dual" bezeichnet werden, die aber in ganz unterschiedlichem Maße organisatorische und zeitliche Anforderungen an die Studierenden und das Personal in Hochschule und Betrieben stellen. (Berthold et al. 2009, S. 8)

In der Fundstelle stecken mit Bezug auf die Möglichkeiten und Grenzen dualer Studiengänge einige bedeutsame Tatbestände, die auch aus der Perspektive des praktischen Hochschulmanagements bestätigt werden können: Das duale Studium ist durch einen **hohen organisatorischen Aufwand** für alle Beteiligten (Hochschule, Ausbildungsbetrieb/Einrichtung, Studierende) gekennzeichnet. Die Anforderungen können von Studiengang zu Studiengang variieren, jedoch benötigt es generell geeignete und studierfähige junge Menschen in ausreichender Zahl, die das Format studieren können und wollen. Ergänzend dazu stellt Krone fest, dass das duale Studium insgesamt eine **äußerst komplexe und heterogene Beteiligungsstruktur** aufweist (Krone et al. 2015, S. 117).

Weiterhin ist das duale Studium mit seiner vielschichtigen Aufbau- und Ablauforganisation von den kooperierenden Betrieben bzw. Einrichtungen sowie der **Hochschule als „Hauptorganisator"** und den Abschluss verleihende Einrichtung gemäß den Qualitätsanforderungen in inhaltlicher, organisatorischer und zeitlicher Dimension zu bewerkstelligen. Positiv fällt ins Gewicht, dass die Initiative zur Einrichtung eines dualen Studiengangs in der Regel entweder auf das **Engagement von Professorinnen und Professoren**, als Vertreterinnen und Vertreter der Hochschule selbst oder von den **Betrieben und Einrichtungen** vor Ort ausgeht (Berthold et al. 2009, S. 25).

Die **Verantwortung für Qualität und Organisation** des dualen Studiums liegt bei der Hochschule. Diese ist dafür zuständig, duale Studiengänge zu entwickeln und Curricula zu konzipieren. Außerdem hat sie ein zentrales Interesse daran, ihren **Bildungsauftrag für die Theoriephase** des Studiums umzusetzen und dabei die Lehrqualität zu sichern (Krone et al. 2015, S. 184).

**Funktionen der Hochschule (Krone 2015, S. 207)**

1. **Angebotsgestaltungsfunktion**
   Die Hochschule trägt die Verantwortung für die Gestaltung der dualen Studienformate/dualen Studiengänge und bewirbt diese.
2. **Kompensations- und Integrationsfunktion**
   Die Vertreterinnen und Vertreter der Hochschule stellen eine systemgerechte Entwicklung und Umsetzung dualer Studiengänge sicher.
3. **Qualitätssicherungsfunktion bei der Umsetzung dualer Studiengänge**
   Die Hochschule ist Verantwortungsträgerin für Qualität und Organisation der dualen Studiengänge. Sie verleiht den akademischen Grad.
4. **Ggfs. berufsbildende Funktion (z. B. in Kooperation mit berufsbildender Schule)**
   Für den Fall der Akademisierung der Gesundheitsfachberufe ist an dieser Stelle der Bezugspunkt zur Berufsfachschule zu sehen.
5. **Lernortfunktion**
   Die Hochschule ist für die Theoriephase (Bildungsauftrag) zuständig.

Zusammenfassend ist festzustellen, dass das duale Studium für die Akademisierung der Gesundheitsfachberufe mit Blick auf die Anforderungen der Berufspraxis, dem Absolventenprofil, der Verknüpfung von akademisch-wissenschaftlichen mit berufspraktischen Inhalten und nicht zuletzt durch die Empfehlungen des Wissenschaftsrates zahlreiche Möglichkeiten für die Operationalisierung des bildungspolitischen Ziels bietet.

Herausforderungen und Grenzen sind in der Vielzahl der zum Teil miteinander konkurrierenden und divergierenden Anforderungen, der sich hieraus ergebenden Komplexität sowie in der Intensität und Koordination der Beziehungen zwischen den am

Studium Beteiligten zu sehen. Die Verortung der Verantwortung bei der Hochschule als „Hauptorganisator“ und Plattform für alle am dualen Studienmodell beteiligten Anspruchsgruppen (Ausbildungsbetriebe/Einrichtungen, Studierende) ist aus einer akademisch-wissenschaftlichen Perspektive ausdrücklich zu begrüßen. Sie ist jedoch aus einer strukturell-finanzpolitischen Perspektive eingeschränkt zu beurteilen, da bei zeitgleich enger öffentlicher Kassenlage bildungspolitisch (zu) viele Ziele in einer Institution gebündelt werden. Damit ist eine wesentliche Beschränkung der Möglichkeiten in der entsprechenden Ausstattung mit Ressourcen gegeben.

### 1.2.3 Geschichte und ursprüngliche Zielsetzung des dualen Studiums in Baden-Württemberg

In den frühen 1970er Jahren wurde die Berufsakademie Baden-Württemberg (BA) als Einrichtung des tertiären Bildungssystems gegründet. Die Gründung ging auf eine Initiative der Stuttgarter Industrieunternehmen Daimler-Benz AG, Robert Bosch GmbH und SEL AG zurück. Unterstützt wurde die Initiative vom damaligen Kultusministerium Baden-Württemberg. Die Grundidee bestand darin, besonders leistungsstarken Abiturientinnen und Abiturienten eine Ausbildung in einem Hochschulkurs-System innerhalb des dualen Systems zu ermöglichen (Berthold et al. 2009, S. 53). Dies geschah vor dem Hintergrund, dass der örtlichen Industrie nicht ausreichend Fachkräfte mit praxisbezogenem akademischem Wissen zur Verfügung standen; zum anderen wollte man neben klassischer Lehre mit betrieblicher Ausbildung, einem Universitätsstudium oder einem Fachhochschulstudium noch ein weiteres attraktives Bildungsangebot anbieten können (DHBW 2016a). Aufgrund ihres Erfolgs und zahlreichen Entwicklungsschritten im weiteren Verlauf wurden die Berufsakademien unter dem Dach der Dualen Hochschule Baden-Württemberg (DHBW) als weiterer Hochschultyp zusammengefasst und im Landeshochschulgesetz (LHG) von Baden-Württemberg etabliert. Dies geschah im Jahr 2009 mit dem Ziel, gleichwertige Abschlüsse auf institutioneller Ebene herzustellen (Berthold et al. 2009,S. 54).

Damit bietet die DHBW aufgrund ihrer Entwicklungsgeschichte einen weiteren wichtigen Anknüpfungspunkt für die Akademisierung der Gesundheitsfachberufe:

> **Mit dem dualen Studienmodell wird akademisches und berufspraktisches Wissen in einem Format zusammengeführt, sprich Fachkräfte ausgebildet und zu einem akademischen Abschluss in einem anerkannten Rechtsrahmen geführt.**

## 1.3 Sichtachsen durch strategische und operative Aspekte des Hochschul-Managements

### 1.3.1 Bedeutsame Aspekte auf der zentralen Ebene der Hochschule

Im Folgenden soll ein Blick auf ausgewählte strategische und operative Aspekte auf Ebene der Institution Duale Hochschule Baden-Württemberg (DHBW), der Meso-Ebene, und auf Ebene der Organisationseinheiten mit den handelnden Individuen, der Mikro-Ebene, geworfen werden (◘ Abb. 1.1). Dies geschieht im Hinblick auf die konkrete Umsetzung der Akademisierung der Gesundheitsfachberufe an der DHBW.

Zunächst wird das Konzept einer Multi-Campus-Hochschule näher vorgestellt. Eine Multi-Campus-Hochschule besteht aus mehreren Standorten und einer Zentrale und ist durch die Einbettung in einen einheitlichen Rechtsrahmen und -raum gekennzeichnet. Die Standorte funktionieren im Rahmen des Bildungsauftrags weitgehend autonom und sind gegenüber der Zentrale berichts- und rechenschaftspflichtig (Austin und Jones 2016, S. 187f). Mit Bezug zur DHBW wird das Konzept einer Multi-Campus-Hochschule auch als State University System bezeichnet (DHBW 2016b).

Der strukturelle Aufbau der DHBW setzt sich gemäß dem beschriebenen Konzept wie folgt zusammen: Die zentrale Ebene bildet das Präsidium mit Sitz in Stuttgart. Die dezentrale Ebene bilden die sogenannten Studienakademien (Standorte) mit

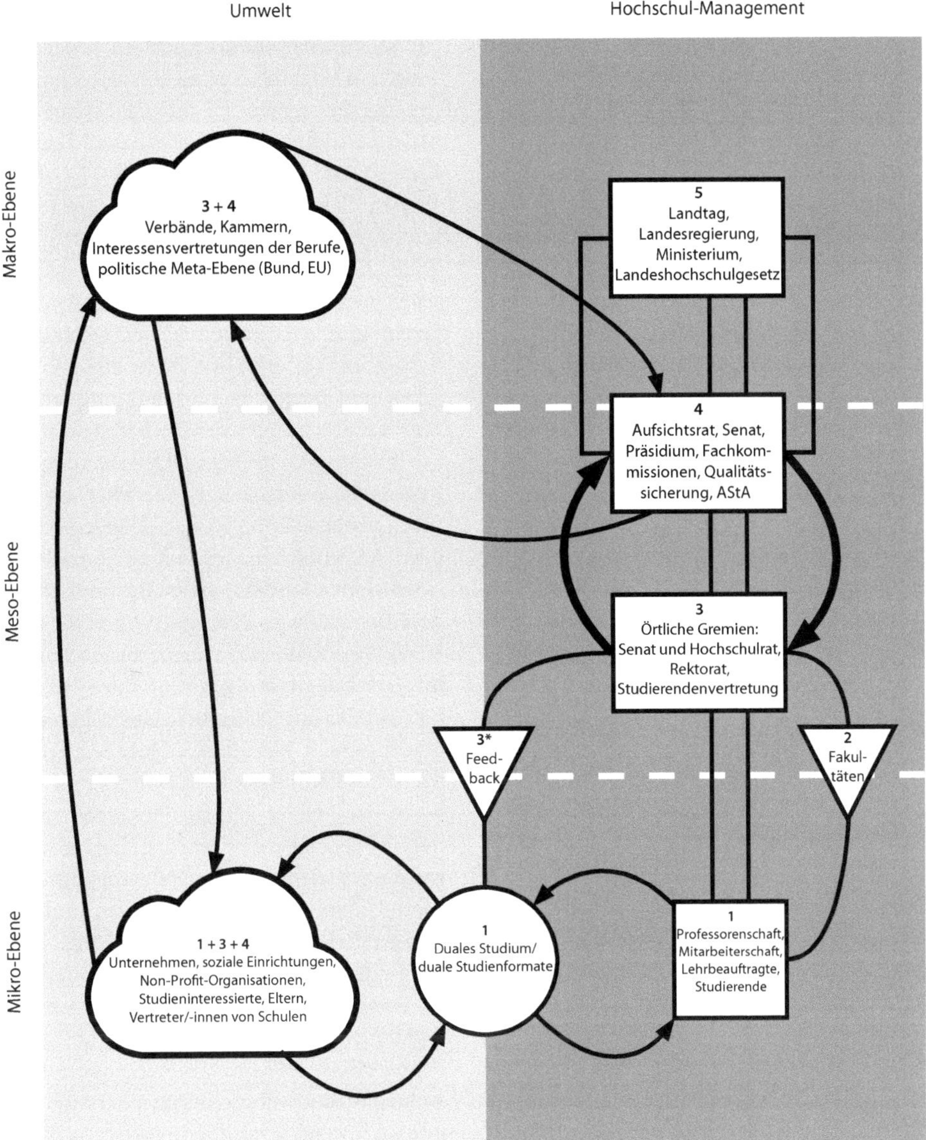


**Abb. 1.1** Das duale Studium und die Duale Hochschule Baden-Württemberg (DHBW): Struktur und beteiligte Funktionen aus der Hochschul-Management-Perspektive (in Anlehnung an: Beer, 2008; de Boer et al. 2007). **1** Operative Einheiten, **2** Koordinierende und gegensteuernde Funktion, **3** Operative Management-Funktion, **3*** Auditierungs-Funktion, **4** Strategische Management-Funktion, **5** Normative Management-Funktion

Sitz in Städten in den Regionen des Bundeslandes Baden-Württemberg. Weiterhin kann der Hochschule durch ihre örtliche Präsenz in den Regionen Baden-Württembergs eine besondere Rolle im Hinblick auf die Regionalisierung zugeschrieben werden (Austin und Jones 2016, S. 190). Damit können im Fall der DHBW zwei strukturelle Aspekte für einen Lösungsbeitrag im Kontext der Akademisierung der Gesundheitsfachberufe herausgearbeitet werden:

- Ein einheitlicher Rechtsrahmen garantiert einen hohen Standard bei den Qualifikationsangeboten im Kontext der Akademisierung der Gesundheitsfachberufe. Die Verantwortung für die Qualität sowie die Organisation dualer Studiengänge trägt die Institution Hochschule (Krone et al. 2015, S. 184).
- Die lokale Präsenz der Hochschule garantiert räumliche Nähe und ein auf die lokalen Bedarfe hin ausgerichtetes Angebot für die Partner bei der Akademisierung der Gesundheitsfachberufe. Das duale Studium erfordert Branchenkenntnisse und ein spezifisches Know-how der lokalen Kräfteverhältnisse und Kooperationskulturen innerhalb der Branche (Krone et al. 2015, S. 218).

Damit ist die DHBW strukturell ein geeigneter Partner für die Bildungspolitik bei der Operationalisierung der Akademisierung der Gesundheitsfachberufe.

### 1.3.2 Strategischer Anknüpfungspunkt: Struktur- und Entwicklungsplanung der Hochschule

Auf zentraler Ebene ist der Beitrag der DHBW zur Akademisierung der Gesundheitsfachberufe in der aktuell gültigen Fassung des **Struktur- und Entwicklungsplans (SEP)** festgeschrieben. Ein SEP ist ein strategisches Instrument im Hochschulmanagement. Darin wird die langfristig angestrebte Entwicklung der Hochschule über einen Zeitraum von bis zu fünf Jahren festgeschrieben; zudem werden die mittel- und langfristigen Ziele sowie generelle Maßnahmenbündel, die wiederum übergeordneten Zwecken zugeordnet werden, erfasst. Begleitend dazu wird eine mittelfristige Personalplanung erstellt. Die Erarbeitung des SEP obliegt in der Regel den Fakultäten einer Hochschule (an der DHBW den Studienakademien). Die zentrale Koordination und Konsolidierung obliegt dem Rektorat einer Hochschule (an der DHBW Präsidium genannt).

Nach Maßgabe des jeweiligen landesrechtlichen Rahmens wird über den SEP abschließend in Senat und Hochschulrat (an der DHBW Aufsichtsrat genannt) beraten und beschlossen. Weiterhin bedarf es der Zustimmung des jeweils zuständigen Fachministeriums (für die DHBW ist das Ministerium für Wissenschaft, Forschung und Kunst Baden-Württemberg zuständig) (Heinrichs 2010, S. 242). Die Ziele und Maßnahmen aus dem SEP werden zwischen Rektorat und Fakultäten über sogenannte Zielvereinbarungen operationalisiert (Heinrichs 2010, S. 244). Im Fall der DHBW findet dieser Prozess zwischen dem Präsidium und den Standortrektorinnen und Standortrektoren der DHBW statt.

Im aktuellen SEP der DHBW sind die gesundheitsnahen Studiengänge – mit Blick auf eine langfristig gesehene Erweiterung der derzeitigen Studienbereiche Wirtschaft, Technik und Sozialwesen um einen vierten **Studienbereich Gesundheit** – als Ziel der Hochschulentwicklung verankert (DHBW 2015, S. 56). Organisatorisch sind die dualen Studiengänge mit Gesundheitsbezug derzeit unter dem Dach der bestehenden drei Studienbereiche, insbesondere dem Studienbereich Wirtschaft, angesiedelt. Weiterhin ist nach dem Vorbild der Fachkommissionen der etablierten Studienbereiche ein **Fachgremium Gesundheit** ins Leben gerufen worden. Hierin werden die gesundheitsnahen dualen Studiengänge inhaltlich zentral koordiniert, die curricularen Studieninhalte und Studienpläne konzipiert und alle akkreditierungsrelevanten Angelegenheiten gebündelt.

Gemäß SEP ist des Weiteren vorgesehen, eine organisatorische Bündelung der Studienangebote beispielsweise in Form eines Studienzentrums innerhalb eines Studienbereichs an einer Studienakademie anzustreben. Schließlich ist die Teilnahme an (Forschungs-)Ausschreibungen unter Berücksichtigung einer Portfoliostrategie festgeschrieben (DHBW 2015, S. 79). Der SEP wurde vom zuständigen Fachministerium (Ministerium für Wissenschaft, Forschung und Kunst Baden-Württemberg) genehmigt. Dabei wird ausdrücklich betont, dass alle Bestrebungen des Aufbaus von dualen Studiengängen im Kontext der Akademisierung der Gesundheitsfachberufe unterstützt werden.

### 1.3.3 Bedeutsame Aspekte auf der dezentralen Ebene der Hochschule (Standort)

Auf der dezentralen Ebene ist die DHBW als **Studienakademie (Standort)** präsent. Eine Studienakademie gliedert sich wiederum in Studienbereiche: Aufgrund der Entwicklungsgeschichte der DHBW haben sich hier die **Studienbereiche Wirtschaft, Technik und Sozialwesen** in mehr als 40 Jahren fest etabliert. Ein Studienbereich wiederum untergliedert sich rein organisatorisch in Studienzentren und organisatorisch/funktional in Studiengänge. Allerdings ist die Bildung von Studienzentren erst ab einer ausreichend großen Anzahl von inhaltlich gleichen oder verwandten Studiengängen sinnvoll. Als grundlegender organisatorischer und didaktischer Baustein im Kontext des dualen Studiums an der DHBW hat sich des Weiteren das **Kursgruppensystem** (ca. 30 Studierende bilden eine Kursgruppe) innerhalb von Studiengängen bzw. Studienzentren in der Hochschulpraxis etabliert. Bei der Akademisierung der Gesundheitsfachberufe werden beispielsweise im Studienbereich Wirtschaft an der DHBW Stuttgart alle dualen Studiengänge mit Bezug zum Thema Gesundheit organisatorisch innerhalb des **Studienzentrums Gesundheitswissenschaften & Management** gebündelt (DHBW Stuttgart 2013). Diese Bündelung findet unter Beachtung personeller, räumlicher und inhaltlicher Aspekte statt, mit dem Ziel, vor Ort Synergien im Hinblick auf Betreuungsqualität und Organisation sicherzustellen.

Für eine strategiekonforme Operationalisierung der Ziele sind einige Bedingungen notwendig, damit die Hochschule ihrem Bildungsauftrag gerecht werden kann. Dazu gehört aus der Perspektive des Hochschulmanagements insbesondere die Bereitstellung von Ressourcen für die praktische Gestaltung von Bildungspolitik vor Ort. Im Fall einer Hochschule sind Ressourcen wie folgt untergliedert:

- **Personal**
  Unter Personal werden im Kontext einer Hochschule insbesondere die hauptamtlich tätigen Hochschullehrer/innen sowie professionell unterstützend tätige wissenschaftliche und nichtwissenschaftliche Mitarbeiterinnen und Mitarbeiter subsumiert. In einem erweiterten Sinn zählen im Fall der DHBW auch die nebenberuflichen Dozentinnen und Dozenten dazu, die auf Grundlage von vertraglichen Einzelregelungen als Lehrkräfte an der DHBW tätig sind.
- **Infrastruktur**
  Unter Infrastruktur werden im Wirkungsbereich der DHBW Räume für Kurse, Büros, Labore und sonstige Nutzflächen gezählt. Weiterhin gehören alle qualifikationsadäquaten Einrichtungsgegenstände sowie die unterstützende Technik (insbesondere IT) dazu.

Für den Auf- und Ausbau der Bildungsinfrastrukturen an der Hochschule ist von Seiten des Trägers eine entsprechende Finanzierung zur Umsetzung der bildungspolitischen Ziele bereitzustellen. Der Wissenschaftsrat empfiehlt generell, die erforderlichen Studienplätze für die Gesundheitsfachberufe stärker als bisher an staatlichen Hochschulen einzurichten. Dies geht einher mit der Erkenntnis, dass die zur Verfügung stehenden Grundmittel nicht ausreichen, um die gesteckten Ziele zu realisieren. Deshalb wird es für notwendig erachtet, in die Akademisierung der Gesundheitsfachberufe zu investieren und die notwendigen Mittel zusätzlich bereitzustellen (Wissenschaftsrat 2012, S. 9). Konkretisiert werden die Überlegungen damit, dass von zusätzlichen Kosten beim Aufbau weiterer Studienplatzkapazitäten auszugehen sei. Außerdem zählen Studiengänge in den Gesundheitsfachberufen zu ressourcenintensiven Studienangeboten. Dies wird mit einer hohen Betreuungsintensität und gesetzlichen Vorgaben begründet (Wissenschaftsrat 2012, S. 95).

> **Das Land Baden-Württemberg fördert mit einem eigenen Programm erstmals den Ausbau der Akademisierung der Gesundheitsfachberufe (Ministerium für Wissenschaft 2015 und 2016).**

Damit ist bei der Finanzierung ein erster wichtiger Schritt getan. Die Ausgestaltung der Finanzierung und deren Verwendungsbedingungen sind wiederum an die Kursstruktur der DHBW gebunden. Für das strategische und operative Hochschulmanagement steht damit eine Handlungsgrundlage für die operative Umsetzung der Bildungspolitik zur Verfügung. Auf dieser Grundlage kann die Hochschule die Betreuungsinfrastrukturen Schritt für Schritt aufbauen und damit ihrer Verantwortung für Organisation und Qualität gerecht werden.

## 1.4 Fazit aus Sicht des Hochschul-Managements

Die DHBW ist geradezu prädestiniert, um zur politisch und gesellschaftlich angestrebten Akademisierung der Gesundheitsfachberufe beizutragen. Die bislang gewonnenen Erfahrungen der DHBW in der Ausgestaltung und der Weiterentwicklung entsprechender Studienangebote bestätigen dies eindrucksvoll. Bei entsprechend nachhaltig angemessener finanzieller, infrastruktureller und personeller Ausstattung besteht daher insbesondere im dualen Studium eine exzellente Perspektive, die Akademisierung der Gesundheitsfachberufe effektiv und effizient zu realisieren.

## Literatur


Austin, I. & Jones, G.A., 2016. *Governance of Higher Education - Global Perspectives, Theories and Practices*, New York: Routledge Taylor & Francis Group.

Beer, S. (2008). Diagnosting the system for organizations. (Malik Management Zentrum St. Gallen, Ed.). München, St. Gallen: MCB Publishing House.

de Boer, H., Enders, J., & Schimank, U. (2007). On the Way towards New Public Management? The Governance of University Systems in England, the Netherlands, Austria, and Germany. In D. Jansen (Ed.), New Forms of Governance in Research Organizations: Disciplinary Approaches, Interfaces and Integration (pp. 137–152). Dordrecht: Springer Netherlands. http://doi.org/10.1007/978-1-4020-5831-8_5

Berthold, C. (CHE) et al., 2009. *Demographischer Wandel und Hochschulen: Der Ausbau des Dualen Studiums als Antwort auf den Fachkräftemangel*, Gütersloh. Available at: http://www.che.de.

Bundesministerium für Bildung und Forschung, 2016. Berufliche Bildung. *Website*. Available at: https://www.bmbf.de/de/berufliche-bildung-69.html [Accessed August 17, 2016].

DHBW, 2016a. Geschichte der DHBW. *Website*. Available at: http://www.dhbw.de/die-dhbw/wir-ueber-uns/geschichte-der-dhbw.html.

DHBW, 2015. *Struktur- und Entwicklungsplan 2015-2020*, Stuttgart.

DHBW, 2016b. Wir über uns. *Website*. Available at: http://www.dhbw.de/die-dhbw/wir-ueber-uns.html [Accessed August 23, 2016].

DHBW Stuttgart, 2016a. Angewandte Gesundheitswissenschaft für Pflege - Profil. *Website*. Available at: http://www.dhbw-stuttgart.de/themen/bachelor/fakultaet-wirtschaft/angewandte-gesundheitswissenschaften/profil/ [Accessed August 17, 2016].

DHBW Stuttgart, 2016b. Angewandte Pflegewissenschaft - Profil. *Website*. Available at: http://www.dhbw-stuttgart.de/themen/bachelor/fakultaet-wirtschaft/angewandte-pflegewissenschaft/ [Accessed August 17, 2016].

DHBW Stuttgart, 2013. DHBW Stuttgart eröffnet ein neues Studienzentrum: Zentrum für Gesundheitswissenschaften und Management. Available at: http://www.dhbw-stuttgart.de/themen/aktuelles/meldung/2013/12/dhbw-stuttgart-eroeffnet-ein-neues-studienzentrum-zentrum-fuer-gesundheitswissenschaften-und-manage/.

Europäische Kommission, 2000. *Memorandum über Lebenslanges Lernen*, Brüssel. Available at: https://www.hrk.de/uploads/tx_szconvention/memode.pdf.

Goeser, J., Isenmann, M. & Brengmann-Domogalla, H., 2012. *AusbildungPlus Betriebsumfrage 2011*, Bonn. Available at: http://www.ausbildungplus.de/files/Auswertung_Betriebsumfrage2011.pdf.

Heinrichs, W., 2010. *Hochschulmanagement*, München: Oldenburg Verlag.

Höfer, S., Herting, C. & Best, K., 2016. *Hochschulbildung für die Arbeitswelt 4.0. Jahresbericht 2016*, Essen. Available at: http://www.hochschulbildungsreport.de/.

Krone, S. et al., 2015. *Dual Studieren im Blick - Entstehungsbedingungen, Interessenslagen und Umsetzungserfahrungen in dualen Studiengängen* Springer F. S. Krone, ed., Duisburg: VS Verlag für Sozialwissenschaften.

Ministerium für Wissenschaft, F. und K.B.-W., 2015. Akademisierung der Gesundheitsfachberufe: Land fördert erstmals Studiengänge in den Bereichen Pflege und Physiotherapie Ausbau. *Pressemitteilung*, (Nr. 76/2015). Available at: http://www.mwk.baden-wuerttemberg.de [Accessed August 24, 2015].

Ministerium für Wissenschaft, F. und K.B.-W., 2016. Baden-Württemberg verdoppelt Studienanfängerplätze für Pflege, Therapie und Hebammenwesen. Available at: http://mwk.baden-wuerttemberg.de/de/hochschulen-studium/studienplaetze-fuer-pflege-therapie-und-hebammenwesen/ [Accessed January 13, 2016].

OECD, 2015. Bildung auf einen Blick 2015. OECD-Indikatoren. Available at: http://www.oecd-ilibrary.org/docserver/download/9613035e.pdf?expires=1390833160&id=id&-

accname=ocid54016459&checksum=8725DB26EDB9C9C5579D18B157A25C96%5Cnhttp://www.oecd-ilibrary.org/education/bildung-auf-einen-blick-2013-oecd-indikatoren_eag-2013-de.

Statistisches Bundesamt, 2016. Bildungsstand. *Zahlen & Fakten*. Available at: https://www.destatis.de/DE/ZahlenFakten/GesellschaftStaat/BildungForschungKultur/Bildungsstand/Tabellen/Bildungsabschluss.html [Accessed August 23, 2016].

Wissenschaftsrat, 2012. *Empfehlungen zu hochschulischen Qualifikationen für das Gesundheitswesen*, Berlin.

Wissenschaftsrat, 2013. *Empfehlungen zur Entwicklung des dualen Studiums*, Available at: http://www.wissenschaftsrat.de/download/archiv/3479-13.pdf.

# Perspektive Hochschule

**Kapitel 2** **Bildung zwischen Tradition und Zukunft – 19**
*Michael Breuckmann*

**Kapitel 3** **Durchlässigkeit zwischen Praxis und Studium – 31**
*Bettina Flaiz, Ulrike Kienle, Anke Simon*

**Kapitel 4** **Was kommt nach dem Bachelor? – 45**
*Katrin Heeskens, Christine Hardegen*

**Kapitel 5** **Open Learning – 59**
*Ulf-Daniel Ehlers*

# Bildung zwischen Tradition und Zukunft

*Michael Breuckmann*


**2.1 Einleitung – 20**

**2.2 Veränderungen in der Bildung – 20**

**2.3 Formale Ausrichtung akademischer Strukturen – 22**

**2.4 Inhaltliche Ausrichtung akademischer Strukturen – 25**

**2.5 Qualifikation und Rolle der Lehrenden – 26**

**2.6 Finanzierung – 27**

2.6.1 Berufliche Bildung – 27

2.6.2 Hochschulen – 28

**2.7 Schlussbemerkung – 28**

**Literatur – 28**



A. Simon (Hrsg.), *Akademisch ausgebildetes Pflegefachpersonal*,
https://doi.org/10.1007/978-3-662-54887-5_2

Die Veränderungen der pflegerischen Bildung in den letzten vierzig Jahren haben sich anfangs nur zaghaft entwickelt, da sie von Partikularinteressen gesteuert waren und auch heute noch sind. Die Diskussion um eine Bildung in akademischen Strukturen sorgt sowohl inhaltlich als auch strukturell für Ängste und vermeintliche Versorgungsproblematiken. Eine entscheidende Rolle kommt hierbei formalen Strukturen und den Lehrenden in der beruflichen Bildung und der Hochschule zu. Grundständige Studiengänge zur Berufsqualifikation in der Pflege sind eine zukunftsfähige Bildungsform.

## 2.1 Einleitung

„Die Schwester hat einen der schönsten Frauenberufe. Ihr Einsatz ist der Dienst am kranken Menschen. Sie ist die Assistentin des Arztes und hat daher eine interessante und vielseitige Ausbildung. Deshalb bekommt sie ein gutes Gehalt, hat ausreichend Freizeit und geregelten Urlaub" (Breuckmann 1969).

Diese Umschreibung des Pflegeberufes aus dem Ende der 1960er Jahre umreißt sehr präzise, welches Verständnis in dieser Zeit zur beruflichen Rolle der Pflegenden aber auch zur Ausbildung in der Pflege vorhanden war. Berufliche Qualifikation war geprägt vom Verwertungsinteresse und von der dienenden Rolle der Berufsangehörigen. Die berufliche Sozialisation dieser Zeit, auch die des Autors, wurde bestimmt vom notwendigen Funktionieren auf der jeweiligen Station, geteilten Dienstzeiten und dem Primat der Verrichtungserfüllung. Bildung fand oft in den Abendstunden statt, war medizinzentriert und wurde in manchen Bereichen von erfahrenen Stationsschwestern geleistet. Grundlage war das Gesetz über die Ausübung des Berufs Krankenschwester, Krankenpfleger und Kinderkrankenschwester von 1957 mit zweijähriger theoretischer Ausbildung und einem einjährigen Praktikum.

Pflegeberufe und die hierzu gehörende Bildung sind seit jeher einem Wandel unterworfen und müssen sich immer neuen Herausforderungen stellen. Die Gründe hierfür sind seit Jahrzehnten unverändert: Struktur des Bildungswesens, Ökonomisierung, ein sich veränderndes Versorgungsspektrum und neue gesetzliche Bestimmungen. Im Folgenden werden verschiedene Aspekte der Veränderungen in der beruflichen Bildung der Pflegeberufe, die Notwendigkeit einer Bildung in akademischen Strukturen, Aspekte der Finanzierung und der Rolle von Lehrenden dargestellt.

## 2.2 Veränderungen in der Bildung

Durch demographische und gesamtgesellschaftliche Faktoren begründete Veränderungen im beruflichen Handeln sind allein im Rahmen der bisherigen Ausbildung an Berufsfachschulen besonderer Art nicht mehr abzudecken. Die Realität in den Einrichtungen der stationären Pflege beispielsweise ist, dass aufgrund sinkender Liegezeiten in Krankenhäuser die Bewohner einen deutlich anderen Pflegeaufwand hervorrufen als dies vor Jahren noch der Fall war.

Die derzeitige Ausbildung allerdings wird in dieser Hinsicht kontraproduktiv durch folgende Faktoren beeinflusst:

- Immer noch bestehende Diversifikation nach Altersgruppen der Pflegebedürftigkeit
- Rückgang der Absolventinnen und Absolventen allgemeinbildender Schulen
- Kein regelhafter Erwerb einer höheren allgemeinen Bildungsqualifikation
- Reduzierung des Ausbildungsniveaus
- Deutliche Abhängigkeit von Trägerinteressen
- Nicht nachhaltig gesicherte Finanzierung
- Nicht vorhandene Europakompatibilität (Breuckmann in Kaufhold et al. 2014)

Traditionell sind die Bildungseinrichtungen für Pflegeberufe und andere Gesundheitsfachberufe in Trägerschaft von Krankenhäusern. Die damit verbundene organisatorische und wirtschaftliche Abhängigkeit prägt in vielen Fällen die Bildungsarbeit. Aus gesundheitspolitischer Sicht und Kostengesichtspunkten werden auch heute wieder vorhandene Ausbildungsplätze nicht immer besetzt.

Arbeitsmarktpolitisch wird vielfach nur für den eigenen Bedarf ausgebildet. Der Träger sieht prioritär die Versorgung seiner Patienten und die Funktion des Gesamtbetriebs Krankenhaus. Schulleitungen und andere Bildungsverantwortliche sehen dagegen prioritär die Notwendigkeit der Wissensvermittlung und des Lernens zur Erreichung einer beruflichen Handlungskompetenz. Dieser Konflikt ist

Ausgangspunkt für vielfältige kontroverse Diskussionen und führt häufig zu Entscheidungen gegen die Bildung. Dabei wird von den verantwortlichen Entscheidern, wie Geschäftsführern und ärztlichen Leitungen, die Notwendigkeit von hochqualifizierten Mitarbeiterinnen und Mitarbeitern zur Sicherstellung des Versorgungsauftrags der Klinik eingefordert. Hier hat sich die Haltung zum Verwertungsinteresse bis heute kaum verändert.

**Lehrende und Lernende stehen in einem immer wieder auftretenden Dilemma und sich widerstreitenden ethischen Positionen.**

Das Spannungsfeld entsteht durch die Vermittlung einer beruflichen Handlungskompetenz zur Vermeidung einer Patientengefährdung einerseits und die Verwertungsinteressen sowie eine mangelnde politische und ökonomische Unterstützung der pflegeberuflichen Bildung.

Die Entwicklung von rechtlich eigenständigen Bildungseinrichtungen für Pflegeberufe und andere Gesundheitsfachberufe hat in den vergangenen zwanzig Jahren zugenommen. Die Beweggründe hierfür sind zurückgehende Bewerberzahlen, Kostenintensität, und überregionale Trägerschaften. Die Einsicht in die Notwendigkeit einer qualitätsorientierten Bildung, die effektive Nutzung vorhandener Ressourcen und damit die zukünftige Sicherung hochqualifizierter beruflich Handelnder ist nur in begrenztem Umfang treibende Kraft gewesen.

Das Problem wird verschärft durch die Regeln zur Finanzierung von pflegeberuflicher Ausbildung. Diese erfolgt ausschließlich über die Zahl der besetzten Ausbildungsplätze ohne Berücksichtigung von Bildungsangeboten und -qualität. Es entsteht bei zurückgehendem Bewerberpotential das Dilemma zwischen Finanzierungssicherung und Absenkung der Qualität der Auszubildenden.

In beiden Formen der Trägerschaft bleiben die Lernenden in der Rolle des abhängig beschäftigten Auszubildenden. Damit gelten Tarifvertragsrecht oder Äquivalente sowie alle arbeitsrechtlichen Bestimmungen, wie z. B. Weisungsgebundenheit, Arbeitszeiten. Gleiches gilt für die Lehrenden in den Bildungseinrichtungen.

Die Organisation des Lernprozesses erfolgt durch Vorgaben der jeweiligen Bildungseinrichtung. Diese Vorgaben sind vielfach an die Organisation des Trägers und dessen Struktur gebunden und lassen sich individualisieren. Diese Konstellation verschärft den Konflikt zwischen der Bildung zur Erreichung der beruflichen Handlungskompetenz einerseits und der Sicherstellung des Versorgungsauftrags andererseits.

Die vorgenannten Faktoren sind je nach Bundesland, Schulträger, Schulform und Engagement der Handelnden in den Schulen unterschiedlich in ihrer Gewichtung und Bedeutung. In der Konsequenz hat sich bereits in den 1990er Jahren eine intensive Diskussion über zwingend notwendige Bildungsveränderungen, einschließlich akademischer Strukturen, entwickelt. Die systemische Zuordnung und die divergierende Zuständigkeit von Aufsichtsbehörden wurden für die Uneinheitlichkeit des Schul- und Bildungswesens in der BRD verantwortlich gemacht.

**Neben einer Integration des Bildungswesens der Pflege in das bestehende Bildungssystem der damaligen Bundesrepublik wurde immer wieder gefordert, den bildungs- und berufspolitischen Sonderstatus der Krankenpflegeberufe aufzuheben (Schöffler 1992).**

Die Regelungskompetenz für den Bund, bei bestehender Kultushoheit der Länder, ergibt sich aus Art. 74. Nr. 19 in Verbindung mit Artikel 72 Abs. 1 und Abs. 2 Nr. 3 des Grundgesetzes (Schneider 2003). Die normativen Grundlagen für die Ausbildung in den klassischen Pflegeberufen sind im jeweils gültigen Gesetz über die Berufe in der Krankenpflege verankert. Dieses hat im Laufe der letzten vierzig Jahre teilweise gravierende Veränderungen erfahren. Bis 2003 standen im Vordergrund die Funktionalität der beruflichen Tätigkeit und die Verwertung der Arbeitsleistung der Lernenden. Heute sind die Inhalte in Lernfelder oder Themenbereiche aufgegliedert, ohne jedoch den Anforderungen einer curricularen Vorgabe gerecht zu werden. Die Konsequenz ist, dass der Bildungsträger oder die jeweilige Bildungseinrichtung ein eigenes Curriculum erstellt. Hier sind Konflikte zwischen Bildungsauftrag und Trägerinteressen nicht zu vermeiden. In der aktuell gültigen Fassung des Gesetzes über die Berufe in der Krankenpflege (Krankenpflegegesetz – KrPflG) sind erstmals ein kompetenzorientierter Bildungsansatz und eine akademische Qualifikation im Rahmen von Modellversuchen beschrieben (Storsberg et al. 2006).

Ebenfalls seit 2003 ist die Ausbildung in der Altenpflege durch eine bundesgesetzliche Regelung normiert worden. Dies war erst nach einer Entscheidung des Bundesverfassungsgerichtes möglich (BVerfG 2002). Hiernach ist die Altenpflege in einer Gesamtbetrachtung den Heilberufen zuzuordnen. Das Berufsbild der Altenpflege hat sich in den fachlichen Anforderungen und den praktischen Voraussetzungen im Laufe der letzten zwanzig Jahre denjenigen der Heilberufe angenähert und einen klaren heilkundlichen Schwerpunkt entwickelt.

Eine akademische Qualifikation für das berufliche pflegerische Handeln vor dem Hintergrund vergleichbarer Berufschancen, der Entwicklung und Förderung der Pflegewissenschaft sowie der Anpassung der Pflegeausbildung an europäische Verhältnisse wird bereits im „Bildungsplan Pflege" des Bundeausschusses der Länderarbeitsgemeinschaften der Lehrerinnen und Lehrer für Pflegeberufe (BA 1997), heute Bundesverband Lehrende Gesundheits- und Sozialberufe (BLGS), dargestellt und gefordert. Diese grundlegende Forderung nach Strukturveränderung wird durch den Deutschen Bildungsrat für Pflegeberufe (DBR) in seiner Veröffentlichung „Pflegebildung offensiv" aufgegriffen und ausgebaut (DBR 2010).

Im Juli 2012 hat der Wissenschaftsrat (WR) seine „Empfehlungen zu hochschulischen Qualifikationen für das Gesundheitswesen" (WR 2012) herausgegeben. Die hierin dargestellten Aufgaben und Kompetenzen unterscheiden sich von den bisherigen beruflichen Handlungen.

» Um die Qualität der Gesundheitsversorgung zu sichern, wird es immer wichtiger, dass auch Angehörige der Gesundheitsfachberufe vermehrt eigenständig und evidenzbasiert handeln und ihre professionelle Tätigkeit auf der Grundlage wissenschaftlicher Erkenntnis reflektieren können." (Marquardt 2012).

**Praxistipp**

Diejenigen Angehörigen der Gesundheitsfachberufe, die diese komplexen Aufgaben wahrnehmen, sollen an Hochschulen ausgebildet werden. In primärqualifizierenden patientenorientierten Studiengängen sollen künftig 10–20 % eines Ausbildungsjahrgangs mit einem Bachelor-Abschluss zur unmittelbaren Tätigkeit am Patienten befähigt werden (WR 2012).

Zur Etablierung derartig qualifizierter Mitarbeiterinnen und Mitarbeiter in der Praxis sind durch die jeweiligen Leitungen des Bereiches Pflege Organisationsentwicklungsmaßnahmen zu entwickeln und einzuleiten.

Vor diesem Hintergrund muss dann auch die Diskussion um eine Assistentenqualifikation neu aufgenommen werden und sich an dem geplanten Pflegeberufegesetz orientieren. Dabei ist zu fordern (DBR 2006/2007):

- Dauer zwei Jahre
- Abschluss: Assistentin/Assistent Pflege
- Keine zeitliche und inhaltliche Anrechnung auf die weitere Ausbildung
- Gleichzeitiger Erwerb des Zugangs zur dreijährigen Pflegeausbildung an Berufsfachschulen

## 2.3 Formale Ausrichtung akademischer Strukturen

In Deutschland gibt es staatliche und staatlich anerkannte Hochschulen, die in Universitäten, Fachhochschulen sowie Kunst- und Musikhochschulen unterteilt werden. Der überwiegende Teil der Hochschulen befindet sich in staatlicher Trägerschaft und wird vom Staat finanziert. Es gibt auch Hochschulen, die von Konfessionen oder Religionsgemeinschaften betrieben werden, und staatlich anerkannte private Hochschulen. Die meisten privaten Hochschulen sind Fachhochschulen (HRK 2016). Bildungs- bzw. Studienangebot werden von der Trägerschaft nur in der fachlichen Begrenzung beeinflusst. Ziele der hochschulischen Bildung sind Wissensbeschaffung, -vermittlung, -erwerb und -transfer unabhängig von der individuellen Verwertung des jeweilig Studierenden. Dies ist ein entscheidender Unterschied zur vorgenannten beruflichen Bildung.

Für die Lehrenden bestehen je nach Anstellungsträger ein dienstrechtliches Verhältnis oder eine abhängige Beschäftigung. Für alle gilt aber der Grundsatz der Freiheit der Lehre, so dass keine inhaltliche Weisungsgebundenheit besteht.

Unabhängig von der Trägerschaft der Hochschule sind die Lernenden Studierende und unterliegen damit nur dem Hochschulrecht sowie den jeweiligen rechtlichen Bestimmungen der einzelnen Hochschule. Die Organisation des Lernprozesses ist individuelle Aufgabe des jeweiligen Studierenden und erfordert zur Erreichung des Studienzieles eine hohe Disziplin.

Die Diskussion um eine Qualifikation mit akademischen Strukturen in der Pflege ist eng verknüpft mit der Entwicklung von Studiengängen an Hochschulen. Im Jahre 1989 gab es in Deutschland drei Studienstandorte für Pflegestudiengänge. Im Jahre 2009 hatte sich die Zahl auf vierzig Standorte erhöht (www.pflegestudium.de 2009). Schwerpunkte der Studienangebote waren zu Beginn Pflegemanagement und Pflegepädagogik und nicht Pflegewissenschaft oder grundständige Qualifikationen. Das bisher in diesen Schwerpunkten entwickelte Wissen kann nur begrenzt als Grundlage für die Pflegewissenschaft herangezogen werden.

**Durch diese Entwicklung besteht die Gefahr, dass in diesen Schwerpunkten generiertes Wissen „aufgepfropft" wird oder die Fragestellungen der Pflege aus den Bezugswissenschaften beantwortet werden (Zegelin-Abt 1997).**

Dies vor allem vor dem Hintergrund, dass sich die Pflegewissenschaft grundsätzlich noch nicht als Leitfach von Pflegestudiengängen im hochschulischen Kontext entwickeln hat.

Durch die Modellklausel im § 4 des Krankenpflegegesetz vom 16.07.2003, i. d. j. g. F. (Storsberg et al. 2006) boten Modellversuche unterschiedlicher Träger und Ausrichtung die Möglichkeit einer generalistischen Qualifikation auch auf Hochschulebene. Die Modelle der Kombination von pflegerischer Erstausbildung und Studium werden bei Moers unterschieden in Anerkennungsmodell, Ergänzungsmodell, Ersetzungsmodell und Verschränkungsmodell (Moers et al. 2013). Allen Modellen, mit Ausnahme des Ersetzungsmodells ist gemein, dass sie nur in Kombination mit einer pflegerischen Erstausbildung zum akademischen Abschluss führen. Beim Ersetzungsmodell wird der theoretische Teil der Ausbildung vollständig an der Hochschule absolviert. Danach erfolgen praktische Ausbildungszeiten und eine externe Prüfung zur Erlangung der Berufszulassung.

Unabhängig von der Kategorisierung nach Moers et al. wird die derzeitige akademische Bildungsstruktur in der Pflege in primärqualifizierende und ausbildungsintegrierende Studiengänge unterschieden. Ursächlich für die unterschiedliche Interpretation der Studiengangstrukturen sind die Regelungen zur Führung der Berufsbezeichnung im Krankenpflegegesetz.

Bei den ausbildungsintegrierenden Studiengängen erfolgt die Berufsqualifizierung durch eine Verzahnung von schulischen und hochschulischen Ausbildungsanteilen. Hierbei sind im Normalfall drei Partner an der Ausbildung beteiligt. Die theoretischen Anteile erbringt im Regelfall hauptsächlich die Hochschule und in Teilen die berufsbildende Schule. Die praktischen Anteile werden an kooperierenden Praxiseinrichtungen wie Krankenhäusern, Pflegeeinrichtungen etc. erbracht, wobei insbesondere die Schulen über die erforderlichen Kooperationsbeziehungen zu den Praxiseinrichtungen verfügen (Wissenschaftsrat 2012).

Lediglich die Fachhochschulen in Hessen (Frankfurt am Main, Fulda und Darmstadt) organisieren ihre Studiengänge derzeit primärqualifizierend, mit der Konsequenz, dass eine Berufszulassung erst nach Ableistung einer zusätzlichen praktischen Ausbildung außerhalb der Hochschule und der hierzu gehörenden Prüfung erfolgt. Dieses Verfahren ist nach Ansicht des Autors weder inhaltlich gerechtfertigt noch ökonomisch sinnvoll. Es entspricht auch nicht der immer wieder geforderten Normalität in der Pflegebildung.

Eine andere Kategorisierung stellen Stöcker und Reinhard vor:

- **Dual/verzahnt**: Während der beruflichen Ausbildung erfolgen zusätzlich Studienangebote des Bachelor-Studiengangs. Nach Abschluss der Berufsausbildung wird das Studium bis zum Bachelor-Abschluss fortgesetzt. Für die Berufsausbildung gilt das

Berufsausbildungsrecht. Für das Studium gilt das Hochschulrecht. Eine Vermischung beider Systeme erfolgt

- **Dual/integriert**: Die Berufsausbildung ist in das Hochschulstudium integriert. Die Hochschule wendet neben den hochschulrechtlichen Vorgaben auch die berufsausbildungsrechtlichen Vorgaben an. In der Regel wird hierbei die in den Berufsgesetzen vorfindliche „Modellklausel“ zur Erprobung neuer Ausbildungsmodelle genutzt.
- **Ohne Berufszulassung**: Nach Abschluss des Hochschulstudiums erfolgt keine Berufszulassung. Interessenten erwerben die Berufszulassung durch nachträgliche anteilige Absolvierung der Pflegeausbildung. Dazu wird jeweils eine Einzelfallentscheidung getroffen.
- **Dual/spezifisch**: Das Studienangebot ist dual konzipiert, beinhaltet aber zusätzliche Spezifika. Diese Spezialisierungen richten sich gegenwärtig zum einen auf den inkludierten Erwerb zusätzlicher Kompetenzen oder zum anderen auf die Studienstruktur, die interprofessionell qualifiziert und aus mehreren Berufen in das duale Studium zulässt (Stöcker und Reinhard 2012).

International gesehen bildet Deutschland nach wie vor eines der Schlusslichter in der Entwicklung von Pflegewissenschaft und Pflegeforschung (Behrens et al. 2012) und somit fehlt ein gesicherter wissenschaftlicher Zugang, z. B. in der Lehrerbildung.

**Praxistipp**

Daher sind als weitere strukturelle Rahmenbedingung ein konsequenter Ausbau und eine gezielte Förderung der Pflegeforschung in Deutschland zwingend umzusetzen.

Die Forschungsthemen sollen einerseits die Wissenschafts- und Praxisentwicklung fördern, andererseits dem gesellschaftlichen Wandel mit seinen zahlreichen Anforderungen Rechnung tragen (Behrens et al. 2012). Nur so lässt sich langfristig der Versorgungsauftrag der Profession für die Gesellschaft auf dem notwendigen Qualitätsniveau sicherstellen.

Um den Versorgungsauftrag der Profession zu erfüllen und die bereits genannte Normalität in der Pflegebildung herzustellen, ist eine Reform der Bildung in den Pflegeberufen unumgänglich. Der Gesetzgeber hat hierzu einen Gesetzesentwurf zur Reform der Pflegeberufe: Pflegeberufereformgesetz (PflBRefG) vorgelegt (BT-Drucksache 18/7823 2016). Kernpunkte der Neuregelung sind

- Die bisherigen drei Ausbildungen in der Altenpflege, der Gesundheits- und Krankenpflege und der Gesundheits- und Kinderkrankenpflege werden reformiert und zu einem einheitlichen Berufsbild zusammengeführt.
- Die bestehende Dreigliederung der Pflegeberufe wird aufgehoben.
- Der Abschluss erfolgt mit einer Berufsbezeichnung.
- Ergänzend zur fachberuflichen Pflegeausbildung wird eine bundesgesetzliche Grundlage für eine primärqualifizierende hochschulische Pflegeausbildung geschaffen.
- Die neue Ausbildung bereitet auf einen Einsatz in allen allgemeinen Arbeitsfeldern der Pflege vor.
- Sie erleichtert einen Wechsel zwischen den einzelnen Pflegebereichen.
- Sie eröffnet zusätzliche Einsatz- und Aufstiegsmöglichkeiten.
- Die Ausbildung wird in ein gestuftes und transparentes Fort- und Weiterbildungssystem eingepasst.
- Die Durchlässigkeit zwischen den einzelnen Qualifikationsstufen in der Pflege wird verbessert.
- Die Ausbildung ist für alle Auszubildenden kostenlos.

Bei den Reformgegnern wird die Notwendigkeit, die Versorgung mit qualitätsorientierter pflegerischer Leistung auch zukünftig in der Gesellschaft sicherzustellen, vollständig ausgeblendet. Partikular- und Lobbyinteressen, wie Verwertung am Arbeitsmarkt, vermeintlicher eklatanter Bewerberrückgang, ökonomische Orientierung und deutliche Zweifel an der hochschulische Qualifikation, dominieren hier die Diskussion.

Die Befürworter der Reform pflegeberuflicher Bildung sehen im Gesetzesentwurf:

- Eine Antwort auf die demographische Entwicklung und die epidemiologischen Veränderungen unserer Gesellschaft

- Eine Antwort auf die veränderten Versorgungsanforderungen
- Die Chance, ein zukunftsfähiges, einheitliches Berufsbild Pflege zu schaffen
- Einen deutlichen Attraktivitätsgewinn für die Profession
- Eine Qualitätsentwicklungs- und -sicherungsmaßnahme
- Eine Anpassung an den europäischen Standard (EU-Berufeanerkennungsrichtlinie 2013/55/EU)
- Eine Unterstützung der Maßnahmen gegen den Fachkräftemangel
- Die Chance, junge motivierte Menschen für den Pflegeberuf zu begeistern
- Die Sicherstellung des Versorgungsauftrags
- Einen einheitlichen professionellen Standard, auf dessen Basis sich alle professionell Pflegenden verständigen können
- Ein klares und verlässliches Qualifikationsprofil für Arbeitgeber, Kostenträger und Politik
- Vielfältigere und flexiblere Berufswege und Karriereoptionen
- Die Schaffung einer zahlenmäßig starken, einheitlichen Profession

Wenn dieser Paradigmenwechsel in der Grundqualifikation umgesetzt wird, ist es zwingend notwendig, den Bereich der Fort- und Weiterbildung neu zu denken. Der Bachelorabschluss, als erste berufliche Qualifikation, erfordert anschließend Masterprogramme und -abschlüsse, die eine Weiterqualifizierung ermöglichen. Hierbei sind eine horizontale und vertikale Durchlässigkeit vorzusehen.

Die politischen Machtverhältnisse werden zeigen, ob sich die gewählten Abgeordneten ihrer Verpflichtung gegenüber den Bürgern stellen und für die Zukunft eine gesicherte und qualitätsorientierte Versorgung ermöglichen.

## 2.4 Inhaltliche Ausrichtung akademischer Strukturen

Bei der Gestaltung von primärqualifizierenden Studiengängen ist der Fokus auf die Patienten- bzw. Klientenzentrierung zu legen, da derartige Studiengänge für die Praxis und die Versorgung der Bevölkerung mit pflegerischer Leistung ausgelegt sind. So präferiert auch der Wissenschaftsrat eine hochschulische Ausbildung in erster Linie in Form von primärqualifizierenden, patientenorientierten Studiengängen mit dem Ziel eines zur unmittelbaren Tätigkeit am Patienten oder Klienten befähigenden Bachelor-Abschlusses. Er sieht im Fortschritt der Entwicklungen des Gesundheitswesens eine zunehmende Komplexität des Versorgungsauftrags, eine fortschreitende innerberufliche Differenzierung und Entstehung spezialisierter Tätigkeitsbereiche und neue Anforderungen an die Interprofessionalität (Wissenschaftsrat 2012).

Diese Begründungen und Positionen sind nachvollziehbar und konkludent, lassen sich aber derzeit durch evidenzbasierte Forschung und Ergebnisse nicht valide belegen. Dies liegt zum einen an der noch jungen Disziplin Pflegewissenschaft, zum anderen auch an der bereits beschriebenen Position der Pflegeforschung in Deutschland (Breuckmann in Kaufhold et al. 2014). Auch international widmen sich vergleichsweise wenige Studien dem Zusammenhang zwischen Pflegenden mit Bachelorabschluss und dem Patienten-Outcome. Vorwiegend untersucht wurde bislang vor allem die Frage, welche Zusammenhänge es zwischen der Personalbesetzung und den Patienten/-innen Ergebnissen bestehen. Im Übrigen ist nach Darmann-Finck (2012) bei der Beurteilung von Ergebnissen aus dem angloamerikanischen Raum die Frage zu stellen, ob die Bedingungen auf das deutsche Gesundheits- und Pflegesystem zu übertragen sind.

Somit ist eine konsequente Kompetenzorientierung in allen Studienbereichen und -fächern sicherzustellen. Dabei verstehen sich die Begrifflichkeiten wie folgt:

- **Reflexionskompetenz**: Fähigkeit, das eigene Handeln in unterschiedlichen Situationen kritisch zu analysieren und zu bewerten
- **Prozesskompetenz**: Fähigkeit zu flexibler Reaktion bei Veränderungen im Umfeld und Bereitschaft zu lebenslangem Lernen
- **Transferkompetenz**: Fähigkeit der Übertragung einer Lern- oder Denkleistung abstrakter oder praktischer Art von einem Anwendungsbereich auf einen andern
- **Handlungs- und Methodenkompetenz**: Fähigkeit zum lösungsorientierten Einsatz erlernten Wissens (z. B. Technologien, Verfahren, Sprachen) sowie die Fähigkeit,

Zusammenhänge zu erfassen, Defizite zu erkennen und geeignete Lösungsvorschläge zu erarbeiten (Breuckmann in Kaufhold et al. 2014)

Eine curriculare Vernetzung dieser Kompetenzen zwischen den verschiedenen Studienfächern ist zwingend zu verankern. Gleichzeitig müssen diese Kompetenzen auch Gegenstand der Lehrerbildung in Gesundheitsberufen sein.

## 2.5 Qualifikation und Rolle der Lehrenden

Die Notwendigkeit der Vermittlung von Wissen wurde bereits in den ersten Phasen der geregelten Ausbildung der Pflegeberufe gesehen. Dies geschah im Regelfall durch „berufsfremde" Lehrende, wie Ärzte und Theologen. Die Tätigkeit der Unterrichtsschwester oder Schulschwester reduzierte sich im Laufe der Entwicklung vielfach auf die Vorbereitung oder Nachbereitung des ärztlichen Unterrichts. Begründet ist dies u. a. mit nicht vorhandenem gesicherten pflegerischen Wissen sowie einer fehlenden Einsicht in einen Unterricht mit originären pflegerischen Inhalten. Die notwendige Qualifikation sowie die Tätigkeitsmerkmale wurden nonformal durch Tarifrecht, Berufsverbände und andere Interessengruppen festgelegt. Die Bezeichnung „Unterrichtsschwester" zieht sich durch alle weiteren normativen Vorgaben bis zum Jahre 2003, auch wenn der zuständige Fachverband, Bundeausschuss der Länderarbeitsgemeinschaften der Lehreinnen und Lehrer für Pflegeberufe (BA) – heute Bundesverband Lehrende Gesundheits- und Sozialberufe (BLGS) – bereits1992 die Berufsbezeichnung „Lehrerin/Lehrer für Pflegeberufe" einführte.

Die Notwendigkeit einer umfassenden pädagogischen Qualifikation im Sinne eines Hochschulstudiums wurde erst im Gesetz über die Berufe in der Krankenpflege vom 16.07.2003 (Storsberg et al. 2006) festgeschrieben. Hier heißt es:

> » (3) Die staatliche Anerkennung der Schulen nach Absatz 2 Satz 1 erfolgt durch die zuständige Behörde, wenn sie folgende Mindestanforderungen erfüllen:
>
> 1. Hauptberufliche Leitung der Schule durch eine entsprechend qualifizierte Fachkraft mit einer abgeschlossenen Hochschulausbildung
> 2. Nachweis einer im Verhältnis zur Zahl der Ausbildungsplätze ausreichenden Zahl fachlich und pädagogisch qualifizierter Lehrkräfte mit entsprechender, abgeschlossener Hochschulausbildung für den theoretischen und praktischen Unterricht

Diese Regelungen sind so allgemein, dass der notwendige Bezug zur Grundlage pflegewissenschaftlicher und pädagogischer Qualifikation vollständig fehlt. Im Rahmen der Kulturhoheit der Länder können die Landesregierungen durch Rechtsverordnung Regelungen zur Beschränkung der Hochschulausbildung auf bestimmte Hochschularten und Studiengänge treffen (Breuckmann in Kaufhold et al. 2014).

Die Lehrenden in den Pflegeberufen nehmen auch in anderer Hinsicht eine besondere Rolle ein. Im Jahre 2006 wurde von der Fachhochschule Bielefeld eine bundesweite Bedarfserhebung durchgeführt, in der erfragt wurde, in welchem Umfang ein spezifisches hochschulisches Studienangebot für weitergebildete Lehrerinnen und Lehrer in Pflege- und Gesundheitsberufen erforderlich ist. Dabei stellte sich heraus, dass nur 2,9 % der Lehrenden in Krankenpflegeschulen keine pädagogische Qualifikation hatten. Der Anteil der Qualifikationen mit akademischer Struktur lag noch darunter. Dagegen lag die Zahl bei den Schulen der Ergo- und Physiotherapie bei 25,7 % ohne pädagogische Qualifikation (Knigge-Demal und Schürmann 2008). Die Ursachen liegen in einer unterschiedlichen Berufssozialisation und einer differierenden Ausbildungssituation.

Die Aussagen zu den Krankenpflegeschulen werden gestützt von Rau. Er schreibt, dass im Bundesdurchschnitt 88,7 % der hauptamtlichen Stellen in Pflegeschulen mit der Qualifikation Unterrichtsschwester/-pfleger/Diplom-Medizinpädagoge/-in besetzt sind (Rau 2001).

Die momentane Situation lässt erkennen, dass die Mehrzahl der Lehrenden an Pflegeschulen entweder eine sogenannte Nachqualifizierung durchlaufen oder grundständig ein Studium absolviert hat.

Geänderte normative Vorgaben, veränderte Bildungsstrukturen und neue Anforderungen haben die Rolle der Lehrenden grundlegend verändert. Die Vermittlung von Wissen in tradierten Lehrformen sowie die Omnipotenz für Fachgebiete der Ausbildung entsprechen in weiten Teilen nicht mehr dem heutigen Berufsverständnis. Die Begleitung des Lernenden in der Wissensvermittlung und in der eigenständigen Erarbeitung von Wissensbeständen durch den Lernenden stellt heute den Schwerpunkt der Tätigkeit dar. Nur Fachexperten für bestimmte Lehrinhalte können diese Umsetzung leisten. Damit ist auch in der Bildung der Gesundheitsberufe die Normalität der Lehrerbildung mit Erst- und Zweitfach gefordert.

Für die Hochschulen ergäbe sich hieraus die Konsequenz, die vorhandenen Studiengänge auf die Struktur eines gestuften Lehramtsstudiums, mit Studium und Referendariat, umzustellen. Beispielhaft ist hier zu nennen der Studiengang „Lehramt Pflege an Berufsbildenden Schulen (BBS)" der Philosophisch-Theologischen Hochschule Vallendar, Fakultät Pflegewissenschaft. Die Studiendauer des Bachelor- und konsekutiven Masterstudienganges beträgt fünf Jahre mit abschließendem erstem Staatsexamen. Nach anschließendem achtzehnmonatigem Referendariat können die Absolventen in den Schuldienst an berufsbildenden Schulen, Fachrichtung Pflege übernommen werden.

Für die Bildungseinrichtungen in der Pflege, und nachfolgend auch in den anderen Fachberufen im Gesundheitswesen, stellt sich ebenfalls eine neue Situation dar. Derzeit ist der Wechsel von der/dem Unterrichtsschwester/-pfleger zur/zum Lehrerin/Lehrer für Pflegeberufe mit Hochschulausbildung noch nicht in allen Schulen vollzogen worden. Trägerseitige Zurückhaltung, nicht geklärte tarifliche Eingruppierung und ein Mangel an Bewerbern auf die ausgeschriebenen Stellen sind u. a. die Ursache. Diese Aussagen sind derzeit nicht durch valide Zahlen zu belegen, da eine bundesweite strukturierte Berichterstattung über die Bildung im Gesundheitswesen nicht existiert.

## 2.6 Finanzierung

Der große Streitpunkt in der aktuellen Form der Bildung in der Pflege ist die Finanzierung, sowohl in der Höhe als auch in der Struktur.

### 2.6.1 Berufliche Bildung

Derzeit erfolgt die Finanzierung für die Gesundheits- und Krankenpflege und Gesundheits- und Kinderkrankenpflege gemäß § 17a in Verbindung mit § 2, 1a KHG. Hierbei wird ein prospektives Ausbildungsbudget mit den jeweiligen Kostenträgern verhandelt. Die Grundlage hierzu stellt das Kalkulationshandbuch der Ausbildungskosten des Instituts für das Entgeltsystem im Krankenhaus GmbH (InEK) dar. Basis des Kalkulationshandbuchs sind die gemäß § 17a Abs. 2 KHG auf Bundesebene vereinbarten Finanzierungstatbestände sowie die in der Rahmenvereinbarung zum Kalkulationsschema festgelegten Kostenarten und -gruppen. Diese sind:

- Schulkosten (Sachkosten, Personalkosten, Praxisbegleitung)
- Kosten der Praxisanleitung
- Mehrkosten der Ausbildungsvergütung unter Berücksichtigung des vorhandenen Stellenschlüssels im Krankenhausbereich

Bei den Verhandlungen werden in den wenigsten Fällen die aus Bildungssicht tatsächlich notwendigen Kosten refinanziert. Die Entscheidungen über das Ausbildungsbudget erfolgen als Kompromissentscheidungen im Zusammenhang mit dem Gesamtbudget des Trägers. Bei vielen Trägern ist eine direkte Beteiligung der Bildungseinrichtung in Form der Schulleitung nicht gegeben. In der Altenpflege erfolgt die Finanzierung derzeit über die Pflegeversicherung, Landesmittel, Bundesagentur für Arbeit/Jobcenter und durch Eigenleistung der Auszubildenden.

Je nach Bundesland werden die Schulkosten durch Landeszuschüsse oder Fixbeträge und bei beruflicher Umschulung oder Weiterbildung durch die Jobcentren refinanziert. Die Refinanzierung der Ausbildungsvergütung erfolgt durch die Sozialversicherung. Ein ausgewiesenes Ausbildungsbudget ist hier nicht vorgesehen. Eine dezidierte Beschreibung der Schulkosten ist nicht vorhanden.

Da bei verschiedenen Ausbildungsträgern die Refinanzierung zum Betrieb der Ausbildungsstätte nicht ausreicht bzw. die Finanzierung in der o. g. Struktur überhaupt nicht erfolgt, wird auch heute teilweise noch Schulgeld als Eigenleistung der Auszubildenden der Altenpflege verlangt. Da die Finanzierungstatbestände für die Altenpflegeausbildung nicht abschließend geregelt sind, werden Kosten z. B. für die Praxisanleitung nicht berücksichtigt.

Global ist für beide Berufsbereiche festzuhalten, dass die Finanzierung und damit auch die Ausbildungskapazität nach Kassenlage entschieden werden.

**Dies steht in krassem Gegensatz zur Sicherstellung einer optimalen Versorgung der Bevölkerung mit pflegerischer Leistung. Nur wenn zukünftig eine ausreichende Zahl von Berufsanfängern zur Verfügung steht, lassen sich die Herausforderungen der Zukunft in der Pflege bewältigen.**

### 2.6.2 Hochschulen

Als Träger der Hochschulen stellen die Bundesländer die Grundfinanzierung der Hochschulen mit rund 80 % der Finanzmittel aus den Länderhaushalten und 10 % aus der Finanzierung durch den Bund sicher. Bei diesem Bundesanteil handelt es sich u. a. um Exzellenzinitiativen, Hochschulpakt sowie um so genannte Forschungsbauten. Ca. 10 % der Mittel fließen aus privaten Quellen in Form von Auftragsforschung, Wissenschaftsförderung durch private Spender, Sponsoring von Hochschulaktivitäten und aus Einnahmen aus Studienbeiträgen.

Die Verwendung der Finanzmittel liegt in der Verantwortung der jeweiligen Länderministerien und der Hochschule. Die Hochschule erstellt einen Haushalts- oder Wirtschaftsplan, der durch die aufsichtführende Behörde bzw. Ministerium genehmigt wird.

Zusätzlich zum regulären Hochschulhaushalt können Drittmittel zur Förderung von Forschung und Entwicklung sowie des wissenschaftlichen Nachwuchses und der Lehre von öffentlichen Institutionen oder privaten Stellen eingeworben werden. Drittmittel können der Hochschule selbst, einer ihrer Einrichtungen, z. B. Fakultäten, Fachbereiche oder Institute, oder einzelnen Wissenschaftlern zur Verfügung gestellt werden.

**Um auf die Herausforderungen zukünftiger Aufgaben angemessen reagieren zu können, benötigen die Hochschulen eine verlässliche Finanzierung, längerfristige Planungssicherheit und eine gewisse Flexibilität in der Aufgabengestaltung. Hierfür müssen die geeigneten Voraussetzungen geschaffen werden.**

## 2.7 Schlussbemerkung

Eine Weiterentwicklung der Bildung in den Gesundheitsberufen ist nicht aufzuhalten und wird von Fachexperten, Verbänden und der Politik als unumgänglich angesehen. In manchen Entwicklungen ist jedoch die Gefahr der Dequalifikation zu sehen. Dies insbesondere durch das Festhalten an tradierten Bildungsstrukturen und beruflichen Tätigkeiten. Lehrende und Lernende stehen in einem immer wieder auftretenden Dilemma und sich widerstreitenden ethischen Positionen. Die geforderte Versorgung der Gesellschaft mit pflegerischer Leistung benötigt ein breit gefächertes Grundwissen und, je nach Versorgungslage, die notwendigen Spezialkenntnisse. Die Gesellschaft muss hierfür die notwendigen Rahmenbedingungen schaffen.

Unauflöslich verknüpft mit einer zukunftsorientierten Bildung im Gesundheitswesen ist eine Grundqualifikation des Pflegeberufes in akademischen Strukturen. Diese muss von Nachhaltigkeit, Dauerhaftigkeit und Gleichbehandlung der Beteiligten geprägt sein. Die Belange der zu Pflegenden müssen in den Fokus der Betrachtungen gestellt werden und die Wissenschaft darf nicht zum Selbstzweck werden (Breuckmann in Kaufhold et al. 2014).

Die Prämisse „Die Pflegewissenschaft muss der Praxis dienen und die Praxis der Pflegewissenschaft" (Schröck 1998) hat auch heute noch Gültigkeit.

### Literatur

Behrens, J., Görres, S., Schaeffer, D., Bartholomeyczik, S & Stemmer R. (2012). Agenda Pflegeforschung für Deutschland. Halle.

Breuckmann, M., (1969). Privatarchiv

Breuckmann, M., (2012) Festvortrag Historie – Gegenwart – Zukunft, 50 Jahre Krankenpflegeschule am Klinikum Braunschweig,

Breuckmann, M. in Kaufhold, M. et.al., (2014) Bildung im Gesundheitsbereich Forschung und Entwicklung zur beruflichen und hochschulischen Bildung, Berlin

Bundeausschuss der Länderarbeitsgemeinschaften der Lehreinnen und Lehrer für Pflegeberufe, BA (1997). Bildung und Pflege. Stuttgart.

Bundesverfassungsgericht (BVerfG), Pressemitteilung Nr. 94/2002 vom 24. Oktober 2002, Urteil vom 24. Oktober 2002 - 2 BVerfG 1/01.

Darmann-Finck, I. (2012). Wirkungen einer akademischen Erstausbildung von professionell Pflegenden im Spiegel internationaler Studien. In: Pflege und Gesellschaft 17 (3). S. 216–232.

DBR – Deutscher Bildungsrat für Pflegeberufe. (2006/2007). Pflegebildung offensiv. Berlin.

DBR – Deutscher Bildungsrat für Pflegeberufe. (2010). Pflegebildung offensiv. Berlin.

Deutscher Bundestag, (2016). Pflegeberufereformgesetz (PflBRefG) BT-Drucksache 18/7823. Berlin

Hochschulkompass, Angebot der Hochschulrektorenkonferenz (HRK), (2016), www.hochschulkompass.de

Kaufhold, M. et.al., (2014) Bildung im Gesundheitsbereich Forschung und Entwicklung zur beruflichen und hochschulischen Bildung, Berlin

Knigge-Demal, B. & Schürmann M. (2008). Studienbedarfe und Anrechnungspotenziale weitergebildeter Lehrer und Lehrerinnen in den Pflegeberufen. In: Buhr, R., Freitag, W., Hartmann, E.A., Loroff, C., Minks, K.-H., Mucke, K. & Stamm-Riemer, I. (Hrsg.). Durchlässigkeit gestalten! Wege zwischen beruflicher und hochschulischer Bildung. Münster. S. 258–268.

Marquardt, W. (2012).Wissenschaftsrat. Pressemeldung. Köln.

Moers, M., Schöniger, U. & Böggemann, M. (2012). Duale Studiengänge – Chancen und Risiken für die Professionalisierung und die Entwicklung der Pflegewissenschaft. In: Pflege und Gesellschaft 17 (3). S. 232–248.

Rau, F.-S. (2001). Die Situation der Krankenpflegeausbildung in der BRD nach 90 Jahren staatlicher Regelung. Bern.

Schneider, A. (2003). Staatsbürger-, Gesetzes- und Berufskunde für Fachberufe im Gesundheitswesen. Berlin, Heidelberg.

Schöffler, R. (1992). Die Stellung der Pflegeberufe im Bildungswesen der Bundesrepublik Deutschland. In: Qualifikationsstrukturen für die Pflegeberufe, DKZ-Beilage Heft 5. Stuttgart.

Schröck, R. (1998). Vortragsmitschrift des Autors.

Stöcker, G., Reinhart, M. (2012) Grundständig pflegeberufsausbildende Studiengänge in Deutschland, Berlin

Storsberg, A., Neumann, C. & Neiheiser, R. (2006). Krankenpflegegesetz. 6. vollständig überarbeitete Auflage. Stuttgart.

WR – Wissenschaftsrat. (2012). Empfehlungen zu hochschulischen Qualifikationen für das Gesundheitswesen. Berlin.

www.pflegestudium.de (2009)

Zegelin-Abt, A. (1997). Pflegewissenschaft – Studiengänge in der Pflege. In: Bildung und Pflege. Bundeausschuss der Länderarbeitsgemeinschaften der Lehrerinnen und Lehrer für Pflegeberufe (BA). Stuttgart.

# Durchlässigkeit zwischen Praxis und Studium

*Bettina Flaiz, Ulrike Kienle, Anke Simon*

3.1 Hintergrund und Ausgangslage – 32

3.2 Kontaktstudium: Bindeglied zwischen betrieblicher und hochschulischer Weiterbildung – 33

3.3 Brückenkurse: Übergangsmanagement zum Studienbeginn – 35

3.4 Praxismodule: Durchlässigkeit im Studium – 38

3.5 Ausblick und Empfehlungen – 41

Literatur – 42


A. Simon (Hrsg.), *Akademisch ausgebildetes Pflegefachpersonal*,
https://doi.org/10.1007/978-3-662-54887-5_3

Sowohl der Übergang von der beruflichen Praxis an die Hochschule als auch der Transfer von hochschulischem Wissen zurück in die berufliche Praxis nehmen eine große Bedeutung bei der durchlässigen Gestaltung von Studienprogrammen für beruflich Qualifizierte in der Pflege ein. In diesem Beitrag wird die Erprobung und Evaluation von drei Studienelementen zur Förderung von Durchlässigkeit vorgestellt: Kontaktstudium, Brückenkurse und spezielle Lehr-Lern-Arrangements im Praxismodul. Resultierende Chancen, aber auch Barrieren werden aufgezeigt. Dies sind insbesondere die Charakteristika der Zielgruppe (in der Mehrheit weibliche Studierende mit typischen Familienpflichten und Belastungen im Berufsalltag), als auch speziell auf die akademische Erwachsenenbildung ausgerichtete methodisch-didaktische Designs. Die Entwicklungen erfolgten im Rahmen des Projekts OPEN (**OP**en **E**ducation in **N**ursing), welches vom Bundesministerium für Bildung und Forschung Berlin im Programm „Aufstieg durch Bildung: offene Hochschulen" gefördert wurde.

## 3.1 Hintergrund und Ausgangslage

Die zielgruppenspezifische Förderung von Durchlässigkeit zwischen beruflicher Praxis und Studium wird inzwischen in mehreren Studien als höchst relevanter Aspekt hervorgehoben, um ein Hochschulstudium für beruflich Qualifizierte attraktiver zu machen (Stamm-Riemer et al. 2011, Mucke und Kupfer 2011, Freitag et al. 2011). Bislang bestehen in Deutschland im Bildungsbereich Silo-Effekte. Das bedeutet, anstelle von Durchlässigkeit zwischen Berufspraxis und Studium ist Bildung als Einbahnstraße konzipiert, die Abschlüsse ermöglicht, jedoch kaum Anschlüsse eröffnet (Haugg 2015). Die Notwendigkeit von Durchlässigkeit resultiert, insbesondere aus Sicht von Arbeitgebenden, aufgrund der Konstellation aus Fachkräftemangel und Komplexitätszunahme der Arbeitsbereiche. Deshalb wird höher qualifiziertes Personal mittlerweile dringend benötigt. Ebenfalls bestätigen Gutachten, wie der aktuelle OECD-Bildungsbericht, den Nachholbedarf zum Thema Durchlässigkeit in Deutschland. Dem Bericht zufolge, besteht die Möglichkeit des Bildungsaufstiegs in allen 34 OECD-Ländern, mit Ausnahme von Estland, Deutschland, Norwegen und Schweden (OECD 2014).

Im Gesundheitsbereich wurde international, zum Teil schon Mitte der 1950er Jahre, mit entsprechenden Bildungsreformen auf die Herausforderungen und gestiegenen Qualifikationsansprüche reagiert. Im anglo-amerikanischen Raum, beispielsweise in Großbritannien, Australien und Neuseeland, hat sich eine durchlässige Bildungskultur des so genannten *open pathway* etabliert. Deutschland hat erst ab den 1990er Jahren, und damit im internationalen Vergleich relativ spät, begonnen, der zementierten Laufbahnweichenstellung mit der Entwicklung von Pflegestudiengängen an Hochschulen und Universitäten entgegen zu wirken (Kälble 2006). Bisher werden Bildungsangebote zur Höherqualifizierung für Pflegefachpersonen häufig auf Initiative von Arbeitnehmenden (Kattmann 2015) und seltener aufgrund unternehmerischer Personalentwicklungsstrategien in Anspruch genommen (Sauer und Martens 2015). Hinzu kommt, dass ebenso von Seiten der Hochschulen bei der Planung und Gestaltung der Studienrahmenbedingungen meistens die individuelle Situation der Pflegefachperson und ihre Bildungsbiographie zu wenig Beachtung findet. Dabei bestätigen aktuelle Zahlen, dass mehr als achtzig Prozent der Pflegefachpersonen weiblich sind, folglich häufig familiäre Verpflichtungen bestehen, die mit Karriereeinschnitten einhergehen (Kleiner 2015, Bundesagentur für Arbeit 2011). Wenig beachtet werden auch die Hürden beim Hochschulzugang. Pflegefachpersonen verfügen nicht selten über die mittlere Reife und haben damit keine Hochschulzugangsberechtigung im klassischen Sinne (Kimmerle et al. 2015).

Vor diesem Hintergrund zielt das BMBF-Projekt OPEN darauf ab, Bildungsangebote auf Hochschulniveau für bereits beruflich qualifizierte Pflegefachpersonen zu entwickeln, die sowohl die bildungsbiographischen Voraussetzungen als auch die studienrelevanten Rahmenbedingungen der Zielgruppe berücksichtigen.

Dabei zeigt sich bereits zu Beginn bei der Entwicklung der Bildungsprogramme im Projekt, dass vor allem Unsicherheiten, Ängste und Selbstzweifel bei Pflegefachpersonen, trotz langjähriger Berufserfahrung und häufig zahlreichen Fort- und Weiterbildungen, in Bezug auf die Aufnahme eines Studiums, ein wesentlicher Entscheidungsfaktor sind.

Folglich führt die Nichtbeachtung dieser individuellen Faktoren zwangsläufig zum Misserfolg in Bezug auf die Förderung von Durchlässigkeit zwischen Beruf und Studium.

> **Ziel der Studiengangorganisation und -konzeption im BMBF-Projekt OPEN ist es, sowohl die Ansprüche der Zielgruppe, insbesondere bezüglich Weiterentwicklungsbedürfnissen und Karriereambitionen, zu berücksichtigen und gleichermaßen optimale Bedingungen zur Aneignung von Kompetenzen zu schaffen (Simon und Flaiz 2015).**

Vor allem letzteres wird durch die gezielte Integration der Praxisperspektive und somit ohne Verlust der Nähe zur Patientenversorgung realisiert. Dadurch wird Durchlässigkeit mit einem möglichst hindernisfreien Wechsel zwischen den Systemen Beruf und Hochschule erreicht.

Das Deutsche Zentrum für Hochschul- und Wissenschaftsforschung (DZHW vorher HIS GmbH) unterstreicht:

» Die großen Herausforderungen an die Qualität von berufsbegleitenden Studienangeboten sind die Sicherung der Studierbarkeit durch ein angemessenes Übergangsmanagement, eine Berufstätigen gerechte Studienorganisation sowie die Etablierung von angemessenen Lehr- und Lernformen, die auf einer erwachsenengerechten Methodik und Didaktik basieren. (Minks et al. 2011)

Generell werden in der Literatur zur Hochschulbildung Übergangsmanagement sowie Lehr- und Lernformen, die in methodischer und didaktischer Hinsicht Bedarfe der Erwachsenenbildung integrieren, als entscheidende Elemente für die erfolgreiche Öffnung der Hochschulen benannt. Darüber hinaus werden Lehr-Lern-Arrangements als wesentliche Voraussetzungen hervorgehoben (Mucke und Kupfer 2011), damit die Zielgruppe erreicht und lebenslanges Lernen sowie eine Bildungskultur des *open pathways* realisiert werden kann (Koch und Meertens 2010). Vor diesem Hintergrund werden die konzeptionellen Überlegungen, Barrieren und Erfolgsfaktoren, die sich in der Entwicklung und Implementierung des Studiengangs Angewandte Pflegewissenschaft (APW) sowie der verbundenen Kontaktstudiengänge herauskristallisierten, im Folgenden vorgestellt und diskutiert.

## 3.2 Kontaktstudium: Bindeglied zwischen betrieblicher und hochschulischer Weiterbildung

> **Das Kontaktstudium, als Möglichkeit ausgewählte einzelne Studienmodule zu belegen, ist, neben den auf einen Studienabschluss abzielenden Studienprogrammen (Bachelor und Master), im Ausland weit verbreitet.**

Insbesondere an ausgesprochen renommierten Universitäten nehmen sie einen hohen Stellenwert ein (Hanft und Knapp 2015). In Deutschland noch relativ selten anzutreffen, eröffnen sie eine große Chance zur Förderung der Durchlässigkeit über Bildungssektoren hinweg und helfen, die Pluralität von Bildungswegen zu erweitern. Im Projekt OPEN sind daher bedarfsgerecht die folgenden Kontaktstudienprogramme konzipiert, erprobt und etabliert:

- Patientenkoordination und Case Management
- Berufspädagogik
- Gesundheitsmanagement I und II
- Gerontologie/Geriatrie
- Palliative Care
- Gesundheitsförderung und Prävention in jungen Familien I und II
- Psychiatrie I und II

Dabei finden die Programme in aller Regel berufsbegleitend, innerhalb von einem Semester, mit dienstplanfreundlichen Präsenzzeiten statt.

Die Vorteile liegen auf der Hand: Kontaktstudienprogramme umfassen kurze Zeiträume, sind frei zugänglich und vermitteln Spezialwissen, mit dem sich die Teilnehmenden rasch wieder auf den neusten Stand bringen können. Einzelne Module lassen sich nach dem Baukasten-Prinzip zusammenstellen bzw. als Ausbildungspakete kombinieren, sodass sie unter Anrechnung der Leistungspunkte zu einem formellen Studienabschluss führen (Schenker-Wicki 2015).

**Neben den Vorteilen für die Teilnehmenden durch niedrige Zugangsbarrieren und hohe Durchlässigkeit in Hinblick auf ein anschließendes Studium sowie zeitliche Flexibilität gibt es etliche Synergieeffekte für die Arbeitgebenden im Gesundheitswesen, wenn regelhafte betriebliche Weiterbildungen in Kooperation mit den Gesundheitsunternehmen auf Hochschulniveau angeboten werden.**

Solche Unternehmensprogramme (im Ausland als *Corporate programs*' bekannt, Schenker-Wicki 2015) implizieren ein höheres Bildungsniveau, qualitätsgesicherte Lehrinhalte und verhindern dadurch die bisherigen Weiterbildungssackgassen tradierter nicht-akademischer Abschlüsse in der Pflege. Darüber hinaus eröffnen vielfältige Kooperationsvereinbarungen mit den Arbeitgebenden die Integration von Lernorten und Trainingsmöglichkeiten in der Praxis.

Das Kontaktstudienprogramm wird, wie alle Bildungsangebote die im Projekt OPEN entwickelt werden, im Rahmen der Erprobung evaluiert. Dabei zeigt sich in der Evaluation des Angebots eine hohe Zufriedenheit der Teilnehmenden. In methodischer Hinsicht wurde ein ursprünglich für das „klassische" Vollzeitstudium konzipiertes Evaluationsinstrument für die Zielgruppe des Kontaktstudiums adaptiert (Braun et al. 2008), um zum einen über Qualität und Zufriedenheit mit den Angeboten, zum anderen hinsichtlich des Optimierungspotenzials fundierte Aussagen zu treffen. Den Evaluationsergebnissen zufolge erweist sich das Kontaktstudienprogramm als Erfolgsmodell, insbesondere da es den Teilnehmenden ein „Schnupperstudium" ermöglicht, bei dem sie sich innerhalb eines absehbaren Zeitraums ausprobieren und so ihre Selbstzweifel bezüglich der Anforderungen des hochschulischen Niveaus sowie der Vereinbarkeit von Beruf, Studium und Familie überwinden können.

Die positiven Zufriedenheitswerte (◘ Abb. 3.1), die ausgeprägten Wiederwahl- und Weiterempfehlungsabsichten (◘ Abb. 3.2) sowie die steigende Anzahl von Teilnehmenden, die im Anschluss an ein Kontaktstudium das Bachelorstudium aufnehmen (◘ Tab. 3.1), verdeutlichen, dass damit ein Bildungsangebot entwickelt wurde, welches tatsächlich als Bindeglied zwischen der beruflichen Praxis und der Hochschule funktioniert.

**Insbesondere die Übergangszahlen bestätigen die Erkenntnisse von Balke und Kollegen, dass die Teilnahme an Weiterbildungsangeboten auf Hochschulniveau der benannten Zielgruppe relevante Informationen für eine Studienentscheidung liefern und einen niederschwelligen Studieneinstieg ermöglichen (Balke et al. 2015).**

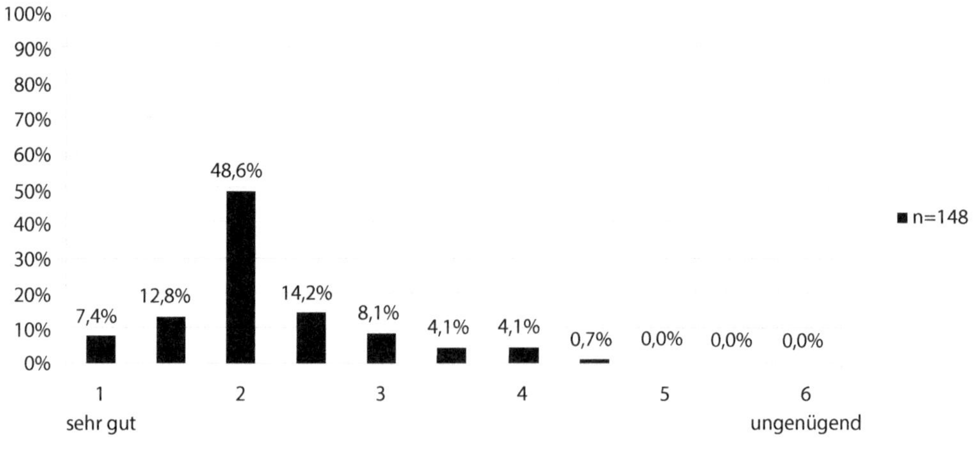


◘ **Abb. 3.1** Gesamteinschätzung Kontaktstudienprogramm (2013–2016)

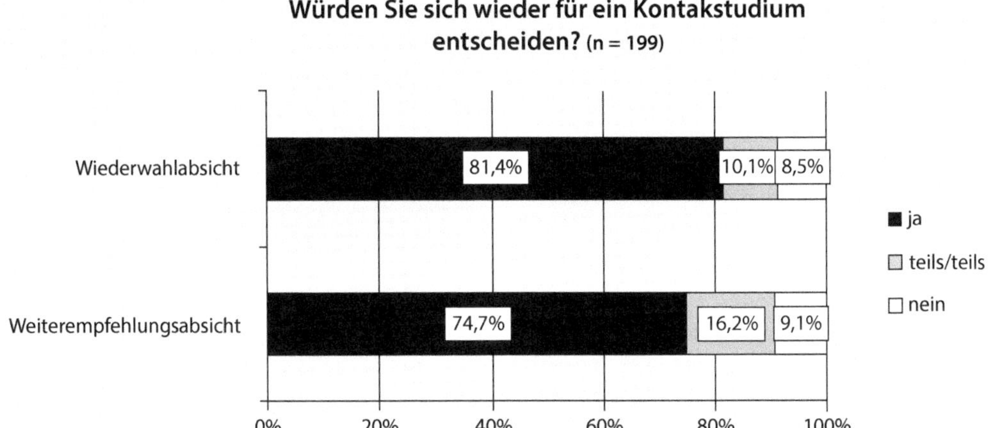


**Abb. 3.2** Wiederwahl- und Weiterempfehlungsabsicht der Teilnehmenden des Kontaktstudienprogramms (2013–2016)

**Tab. 3.1** Teilnehmende- und Studierendenzahlen

| | 2013 | 2014 | 2015 | 2016 |
|---|---|---|---|---|
| Studienanfängerinnen und -anfänger im Bachelorstudiengang Angewandte Pflegewissenschaft | 15 | 9 | 27 | 32 |
| Davon haben zuvor einen oder mehrere Kontaktstudiengänge belegt | 0 | 0 | 14 | 22 |
| Teilnehmerzahlen Kontaktstudiengänge pro Jahr | 48 | 54 | 108 | 187 |

## 3.3 Brückenkurse: Übergangsmanagement zum Studienbeginn

Anfang der 1980er Jahre wurden für Migrantinnen und Migranten Brückenkurse angeboten. Aufgrund der politischen Problematik und einer bis dahin kaum organisierten Integration, waren diese Brückenkurse als vorberufliche Qualifizierungs- und Förderangebote konzipiert und gefördert. Die Elemente, wie beispielsweise Sprachunterricht, Erwerb schulischer Abschlüsse und die Reflexion der eigenen Betroffenheit als Ausländerin bzw. Ausländer sollten die Integration fördern (Lüking und Tiedt 1992).

Ab dem Jahr 2000 sind beim Übergangsmanagement im hochschulischen Bereich vor allem Mathematik-Vorkurse bekannt, die oftmals synonym als Brückenkurs bezeichnet werden. Der Fokus liegt dabei hauptsächlich auf einer fachspezifischen inhaltlichen Ausrichtung. Methodisch-didaktisch beinhalten diese Brückenkurse zunächst einen theoretischen Input, der anschließend in Übungen, meist in Kleingruppen, vertieft werden soll (Riedl et al. 2014).

Darüber hinaus finden sich bei einer durchgeführten Recherche in Veröffentlichungen zur Thematik, mit Ausnahme von Mathematik-Vorkursen bzw. MINT- (MINT-Kurse repräsentieren Kurse in den Bereichen Mathematik, Informatik, Naturwissenschaften und Technik) sowie Sprach-Kursen, wenige Erkenntnisse zur Wirksamkeit von Brückenkursen. Vorzufinden sind Verweise auf Brückenkurse, die methodisch-didaktisch für das Übergangsmanagement eingesetzt werden.

Die vorgefundenen Publikationen bedienen häufig die Anbieter-Seite, das heißt, es werden Lehrmaterialien zur Verfügung gestellt. In diesem Zusammenhang konstatiert die ANKOM-Initiative weiteren Forschungs- und Entwicklungsbedarf im Bereich Unterstützungsmaßnahmen für beruflich Qualifizierte (Stamm-Riemer et al. 2011).

**Brückenkurse, als Form des Übergangsmanagement, werden im Projekt OPEN mit der Zielsetzung eingesetzt, zukünftigen Studierenden auf freiwilliger Basis einen ersten allgemeinen Einblick in das Studium zu ermöglichen und somit die Durchlässigkeit zwischen Beruf und Studium zu erhöhen.**

Da dies, neben dem bereits erwähnten Kontaktstudium, zum Teil der erste Kontakt zur Hochschule darstellt, werden mit diesen Brückenkursen vor allem die Besonderheiten der Zielgruppe explizit berücksichtigt. Gemeint ist die Unterscheidung zwischen sogenannten traditionellen und nicht-traditionellen Studierenden, die ebenso als Distinktionsmerkmale der Zielgruppe bezeichnet werden und unterschiedliche Ausgangsbedingungen umschreiben (Jürgens et al. 2011).

Traditionell Studierende nehmen an einem Vollzeitstudium teil, absolvieren das Studium überwiegend im Anschluss an ihren schulischen Abschluss und sind meistens kinderlos. Demgegenüber sind „nicht-traditionell" Studierende älter meist, teilweise über dreißig Jahre alt, haben häufig Kinder, nutzen öfters alternative Zugangswege an die Hochschule, studieren in aller Regel in einem Teilzeit-Studienmodell und haben einen größeren Abstand zu Bildungsinstitutionen, da häufig die Ausbildung seit Jahren beendet ist (Unger 2015, Banscherus und Pickert 2013).

Deshalb stellt die Beachtung und gezielte Wahrnehmung von Ängsten und Unsicherheiten der Teilnehmenden hinsichtlich eines zukünftigen Studiums eine wichtige Voraussetzung dar, um den Erfolg des Übergangs ins Studium und damit auch Durchlässigkeit zu sichern. Als geeignet hat sich dafür in den Brückenkursen ein transparentes Vorgehen erwiesen, insbesondere bezüglich des zu erwartenden Lehrniveaus und der Studienanforderungen.

Bislang sind Studierende generell vor allem zu Studienbeginn damit konfrontiert, die Fülle und vielfach unbekannten Stoffinhalte überwiegend in Eigenregie zu bewältigen. Folglich kommt es nicht selten, trotz guter Ausgangsvoraussetzungen zu Überforderung, Demotivation und letztlich dem Studienabbruch. Gleichzeitig bestehen im Studium Erwartungen an Studierende, sich Kompetenzen anzueignen, um eigenständig neue Stoffinhalte erarbeiten zu können.

Um diese Situation zu entzerren, haben Brückenkurse im Studiengang APW beziehungsweise vor Studienstart die Funktion eines Scharniers. Anstelle einer ausschließlichen Vertiefung bzw. Wiederholung von Inhalten, worauf z. B. Mathematik-Vorkurse abzielen, tritt mit den entwickelten und implementierten Brückenkursen eine tendenziell breite Vermittlung von studienvorbereitenden Wissensinhalten und methodischen Kompetenzen. Diese werden in mehreren Veranstaltungen mit unterschiedlicher Schwerpunktsetzung kombiniert:

**Studienvorbereitende Wissensinhalte und methodische Kompetenzen**

- Einführung in wissenschaftliches Arbeiten
- Aktuelles aus Pflegeforschung und Pflegepraxis
- Medical English
- Symposium
- Berufsbegleitend Studieren – Schlüsselkompetenzen
- Ergänzende Angebote: Einführung in die Textbearbeitung am PC

Dabei werden einerseits Themen der beruflichen Praxis aufgegriffen, beispielsweise im Rahmen eines eintägigen Symposiums. Dieses Format beinhaltet in der Regel vier bis fünf Vorträge, die meist unmittelbaren Bezug zur Pflegewissenschaft aufweisen. Zielsetzung ist außer der Präsentation aktueller Themen, die den *State of the Art* in diesem Gebiet aufzeigen, ebenso zu erfahren, was aktives Zuhören, kritisches Fragenstellen und akademischer Diskurs bedeuten.

Andererseits wird mit dem Brückenkurs „Berufsbegleitend Studieren – Schlüsselkompetenzen" auf die Handlungskompetenz der angehenden Studierenden abgezielt. Durch die Vermittlung von und aktive Auseinandersetzung mit Themen wie Zeit- und Stressmanagement, Arbeitsorganisation sowie studienrelevanten Lern- und Arbeitstechniken, wie zum Beispiel das Erfassen und Verstehen von Fachtexten, werden vor allem die Selbst- und Methodenkompetenzen geschult.

Insbesondere für Pflegefachpersonen, deren Schulabschluss viele Jahre zurück liegt, ist das Lesen und Sprechen einer Fremdsprache durchaus eine Hürde für die Aufnahme des Studiums. Dabei sind in der Pflegewissenschaft, als junge Wissenschaft, aktuelle Studien vor allem in englischer Sprache publiziert. Im Brückenkurs „Medical English" werden gezielt persönliche Zweifel der angehenden Studierenden hinsichtlich ihrer sprachlichen Fähigkeiten durch Übungen zum Wiedereinstieg aufgegriffen und spezielles Fachenglisch vermittelt.

Die Evaluationsergebnisse zeigen deutlich den Erfolg dieser konzipierten Brückenkurse, die seit 2013 für potenzielle Studierende des Studiengangs APW angeboten werden. Über alle Angebote hinweg erkennen die Teilnehmende für sich einen subjektiven Kompetenzzuwachs. Das Anforderungsniveau der Lehrveranstaltungen wird von den Befragungsteilnehmenden als angemessen angegeben, mit Neigung zu wahrgenommener höherer Schwierigkeit (◘ Abb. 3.3). Die Gefahr, dass die Brückenkurse aufgrund von tendenzieller Unterforderung positiv bewertet werden, kann daher nahezu ausgeschlossen werden.

Zu berücksichtigen ist bei den Ergebnissen, dass Brückenkurse für den Großteil der Teilnehmenden meist den ersten Kontakt zu einer Hochschule darstellen. Folglich besteht keine Vergleichsmöglichkeit zu anderen Angeboten. Die überdurchschnittlich positiven Bewertungen der Teilnehmenden basieren daher ausschließlich auf der individuellen Relation zwischen Erwartung und wahrgenommener Leistung.

Auch Fischer stellt bei der Evaluation von Mathematik-Vorkursen vergleichbar positive Werte fest. Obwohl er dabei stärker die Zielgruppe traditionell Studierender unmittelbar vor Studienbeginn anspricht, bestehen Gemeinsamkeiten. Fischer attestiert den Teilnehmenden höchst unterschiedliche Kompetenzen im Bereich der Mathematik, die letztlich zu einer sehr heterogenen Gruppe führen (Fischer 2014).

Diese Übereinstimmung liegt ebenso in den Brückenkursen im Projekt OPEN vor, da zwar die berufliche Qualifikation als Pflegefachperson alle Teilnehmenden verbindet, die jeweiligen Berufs- und Bildungsbiographien und damit einhergehenden Kompetenzen jedoch sehr unterschiedlich ausfallen. Wie die Evaluationsergebnisse der Brückenkurse im Projekt OPEN zeigen, konnte die Zielgruppe mit den unterschiedlichsten Bildungsbiographien an ihrem individuellen Ausgangspunkt abgeholt werden. Die qualitative Inhaltsanalyse der offenen Kommentare verdeutlicht, dass die Veranstaltungen eine hohe Relevanz hinsichtlich des Übergangs ins Studium für die Teilnehmenden besitzt, hier exemplarisch:

» Gutes „Heranführen" ans Studium
Die Brückenkurse haben einen guten Ein- und Ausblick auf das spätere Studium gebracht!

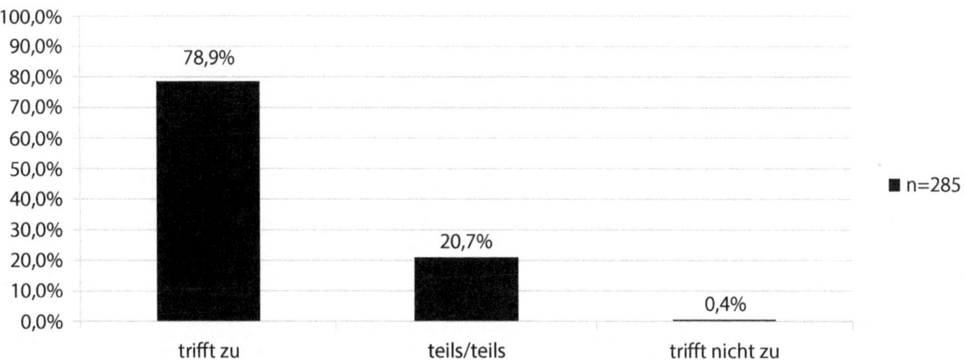


◘ **Abb. 3.3** Einschätzung zum Anforderungsniveau von Teilnehmenden der Kontaktstudiengänge (2013-2016)

Mir persönlich haben die Brückenkurse sehr gut gefallen und ich freue mich auf den Semesterbeginn.

Trotz der erfolgreichen Erprobungsphase und der positiven Evaluationsergebnisse erweist sich der Aufwand für Vorbereitung, Durchführung und Nachbereitung der Brückenkurse vor allem die damit gebundenen Personalressourcen als hoch.

Darüber hinaus stimmen erste Erfahrungen mit diesen Brückenkursen auch mit den bisherigen Erkenntnissen aus dem Fachbereich der Mathematik überein, die eine der größten Herausforderungen im „Fördern ohne Überfordern" erkennen (Fischer 2014).

**Der Spagat, einerseits das hochschulische Niveau zu vermitteln und andererseits die Teilnehmenden nicht zu überfordern, stellt eine mit jedem Kursbeginn zu bewältigende Herausforderung dar. Die Berücksichtigung des Vorwissens sowie die Evaluation des Wissenszuwachses bei den Teilnehmenden erweisen sich als wesentliche Erfolgsindikatoren.**

## 3.4 Praxismodule: Durchlässigkeit im Studium

**Die Besonderheit beruflich Qualifizierter als Zielgruppe für ein Hochschulstudium ist im Diskurs an akademischen Bildungseinrichtungen ein hoch aktuelles, mitunter kontroverses Thema. Diese erfordert, wie im Projekt OPEN erprobt und etabliert, eine andersartige didaktische Grundeinstellung bzw. Bildungskultur, welche in innovativen Lehr-Lern-Arrangements ihren Ausdruck findet.**

Dies geht mit veränderten Anforderungen an die Lehrenden einher (Ayad 2016). Lehrende nehmen dabei viel stärker als bisher die Rolle eines Lotsen durch die Wissenslandschaft und Coach zur Förderung des Erkenntnisgewinns ein:

» This is changing the concept of pedagogy once again, away from the institution having to provide all the learning resources [...] to one where the teacher now acts more and more as a guide and support to the investigative skills of the students. (Trait 2015)

Auch die Rolle der Studierenden ändert sich vom puren Wissensempfänger bzw. Wissensempfängerin hin zum aktiv Mitwirkenden im Lernprozess: „[...] learners as co-participants in learning, not as empty vessel to receive the knowledge from their professors." (Trait 2015)

Lehr-Lern-Arrangements, die den Anspruch der Erwachsenenbildung erfüllen und vom DZHW für qualitativ hochwertige berufsbegleitende Studiengänge empfohlen werden (Minks et al. 2011), bilden im Studiengang APW einen weiteren wichtigen Baustein, mit dem Durchlässigkeit über die Studieneingangsphase hinaus realisiert werden soll. Während im Übergangsmanagement vor allem der Wechsel zwischen den Strukturen Beruf und Hochschule abgefedert wird, ist hingegen mit der Konzeption spezieller Lehr-Lern-Arrangements die Durchlässigkeit im gesamten Studienverlauf adressiert.

**Indem berufliche Vorerfahrungen und Berufspraxis in die Lehre integriert werden, gleichzeitig theoretisches Wissen wiederum durch Studierende in die Praxis transferiert wird, entsteht eine Durchlässigkeit von Wissen in beide Richtungen (Pellert 2016).**

Diese Form der Durchlässigkeit von Theorie und Praxis besteht besonders ausgeprägt in den Praxismodulen, die daher als Best-Practice-Beispiel im Weiteren vorgestellt werden.

**Ziel des Praxismoduls, als verpflichtender Studienbestandteil, ist die Entwicklung und Verfassung einer Projektarbeit. Dabei setzen sich die Studierenden mit einer ausgewählten Fragestellung in der beruflichen Praxis, wissenschaftlich fundiert und unter Anwendung geeigneter Methoden, auseinander.**

Die Ergebnisse sollten eine hohe Praxistauglichkeit besitzen und in Form einer wissenschaftlichen Ausarbeitung, nebst Präsentation, dokumentiert werden.

Mit Blick auf die zu beachtenden Rahmenbedingungen kommt hier die bereits zu Beginn erwähnte, verzögerte und ausschließlich in Teilen realisierte Akademisierung im Bereich der Pflege als erschwerendes Element hinzu (Rogalski et al. 2012, DBR 2013). Da momentan kaum hochschulisch qualifizierte Pflegefachpersonen in der unmittelbaren Versorgungspraxis tätig sind, mangelt es noch an Unterstützung, Anleitung und Begleitung der Studierenden von Seiten der Praxis bei der wissenschaftlichen Bearbeitung einer Problemstellung aus der Praxis.

Damit Studierenden im Praxismodul, trotz der eben benannten schwierigen Konstellation, der Transfer von Wissen gelingt, wurde bei der Studiengangskonzeption ein spezielles Lehr-Lern-Arrangement für das Praxismodul entwickelt. Bei der Konzeption standen die folgenden methodischen Umsetzungen im Fokus:

- Peer-Learning
- Forschungsnahes Lernen
- Begleitendes Selbststudium
- Blended-Learning

Die Verknüpfung dieser Aspekte führte in der konzeptionellen Ausarbeitung zur Formierung eines Ermöglichungsrahmens für forschendes Lernen und schafft gleichzeitig die Grundlage für den vertieften Theorie-Praxis-Transfer (Erpenbeck et al. 2016). Die Idee für das Lehr-Lern-Arrangement ist dennoch keineswegs neu. In der Fachliteratur ist das Konzept Blendend Learning, entstanden in Folge des E-Learning-Hypes, sogenannter MOOCS (Massive Open Online Courses) und Online-Tutorials als Kombination von Präsenzphasen, mit Lehrveranstaltungen an der Hochschule und Selbstlernphasen, in denen Studierende unterstützt durch Online-Angebote lernen, weitreichend beschrieben und diskutiert (Garrison und Kanuka 2004). Eine Vielzahl an Hochschulen haben Möglichkeiten der Online-Lehre ausgetestet, teilweise erfolgreich, teils wurden Angebote ernüchternd eingestellt.

Über die nachweislichen positiven Outcomes und Lerneffekte (Hameed et al. 2008) hinaus werden im Studiengang APW, im Rahmen der Umsetzung der Projektarbeit, zum einen der Transfer zwischen Hochschule und beruflicher Praxis stark befördert, zum anderen haben die Studierenden mit diesem Lehr-Lern-Arrangement die Möglichkeit, ein Projekt eigenständig zu entwickeln und während ihres Praxismoduls zu realisieren. Letzteres wird in der Fachliteratur mit forschungsnaher Lehre bereits seit den 1970er Jahren beschrieben (Kergel 2016) – wenngleich der Begriff forschungsnahe Lehre aufgrund seiner diffusen Verwendung mittlerweile etwas verwässert erscheint. Auf den Punkt gebracht und als wesentlich für den Erfolg des Praxismoduls kann die „kognitiv-emotionale Erfahrungsdimension" (Kergel und Hepp 2016) angesehen werden. Konkret ist der Verlauf des Praxismoduls durch den Einsatz verschiedener Lehr-Lern-Elemente strukturiert (▣ Abb. 3.4).

Dies umfasst eine eintägige Kick-off-Veranstaltung (in Präsenzzeit), in welcher die Informationen zu Zielsetzungen, Erwartungen und Rahmenbedingungen im Mittelpunkt stehen. Eine weitere eintägige Präsenzveranstaltung, geleitet von mehreren Tutorinnen und Tutoren, ermöglicht es Studierenden, in etwa der Halbzeit des Praxismoduls aufgetretene Fragestellungen oder Probleme in Kleingruppen mit Tutorinnen und Tutoren zu diskutieren und Lösungsoptionen abzuleiten. Abschließend zum Praxismodul erfolgt die Ergebnispräsentation der einzelnen Praxisprojekte der Studierenden in Form einer Präsenzveranstaltung.

Zwischen den Präsenzterminen ermöglichen Online-Elemente die Anleitung und Begleitung der Studierenden. Dies umfasst ein eMail-Feedback von Seite der Hochschule beziehungsweise der wissenschaftlichen Mitarbeiterinnen an die jeweiligen Studierenden, hinsichtlich der eingereichten Projektskizze und Themenstellung, die sie beziehungsweise er im Rahmen des Praxismoduls bearbeiten möchte. Von Beginn an stehen den Studierenden Peer-Tutorien offen, in denen sie Austauschmöglichkeiten selbstorganisiert nutzen können. Fragen oder Probleme, die nicht im Peer-Tutorium gelöst werden, können nach dem eMail-Feedback in einem Tutoring gepostet und von den wissenschaftlichen Mitarbeiterinnen in diesem Forum beantwortet werden. Darüber hinaus gibt es ein Tele-Tutoring bei dem mittels Video-Chat Beratung und Coaching der Studierenden durch eine wissenschaftliche Mitarbeiterin erfolgt.

Die mehrstufige Konzeption dieses speziellen Lehr-Lern-Arrangements im Rahmen des Praxismoduls wurde erstmals 2015 durchgeführt und anschließend evaluiert. In Kombination von qualitativen und

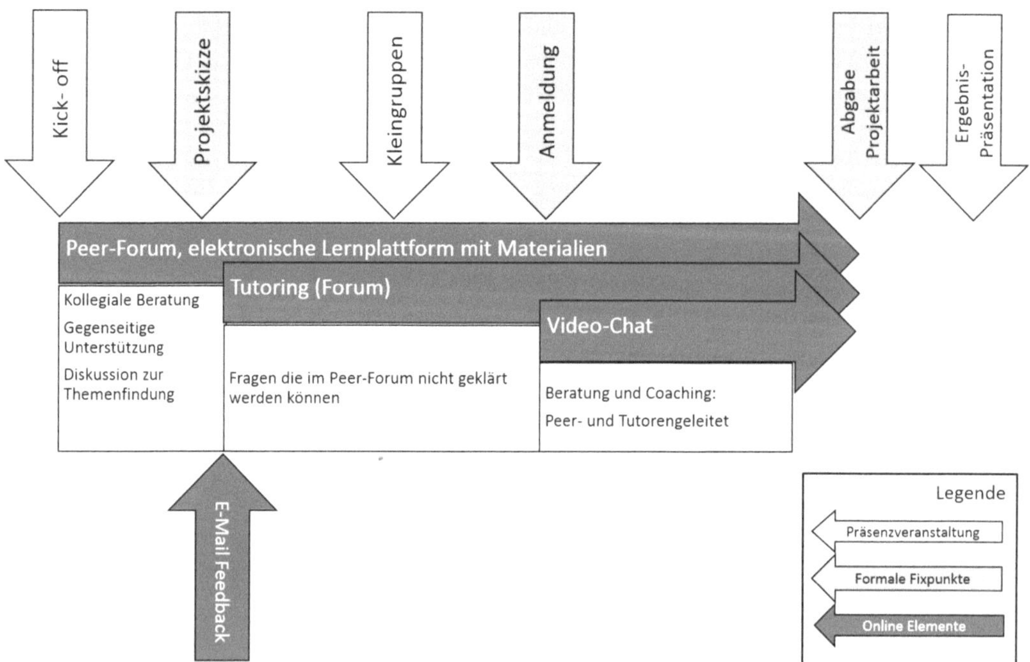


**Abb. 3.4** Ablauf der Lehr-Lern-Elemente im Praxismodul

quantitativen Erhebungsmethoden wurden einerseits mündliche Studierenden-Feedbacks eingeholt, andererseits schriftliche Befragungen, insbesondere mit dem Schwerpunkt des subjektiven Kompetenzzuwachs durchgeführt (Braun et al. 2008). Erste Ergebnisse der noch kleinen Stichprobe weisen auf einen hohen subjektiv wahrgenommenen Kompetenzzuwachs hin (sowohl in wissenschaftlich-fachlicher als auch methodischer Hinsicht, Abb. 3.5).

Darüber hinaus unterstreichen die Evaluationsergebnisse, dass eine ausschließliche Fokussierung auf Online-Veranstaltungen aus Sicht der Studierenden ungeeignet wäre. Vielmehr zeigt sich in den Evaluationsergebnissen, dass die große Mehrheit der Studierenden für weitere Präsenzphasen plädiert. Letztere schätzen die Studierenden, da durch sie ein Rahmen entsteht, in dem sich Lehrinhalte festigen (Abb. 3.6)

Insgesamt wird das Praxismodul in der Evaluation äußerst positiv bewertet, zugleich konnten auf Basis der Evaluationsergebnisse Verbesserungspotenziale identifiziert werden. Dazu gehört die Nutzung von Foren durch Studierende. Es zeigt sich in der Pilotphase, dass Studierende die angebotenen Foren der Hochschule wenig nutzten. Dies liegt allerdings nicht am fehlenden Bedarf, sondern vielmehr werden die regelhaft im Alltag benutzten soziale Medien (z. B. Facebook, WhatsApp), ebenso zum Austausch mit Kommilitonen über studienrelevante Themen eingesetzt – Foren auf anderen Medienplattformen daher selten bis nie in Anspruch genommen.

Ferner bewerten die Studierenden die Videokonferenzen positiv und wünschen einen verstärkten Einsatz dieses Mediums, da diese in der Begleitung und Anleitung als effektive Austauschmöglichkeit wahrgenommen werden. Aufgrund dieser Rückmeldungen wird für zukünftige Durchführungen eine Ausweitung und Flexibilisierung der bereitgestellten Videokonferenzmöglichkeiten, auch unter studentischer Leitung anvisiert und von der Bereitstellung von Foren abgesehen.

Zur Weiterentwicklung des Erfolgsmodells Praxismodul wird, über die studentischen Anregungen hinaus, über die Einführung von Portfolios nachgedacht. Wie die bisherigen Erfahrungen der Lehr- und Betreuungskräfte zeigt, bereitet es Studierenden oftmals Schwierigkeiten Bezügen zwischen den Modulen herzustellen. Zur Sicherstellung persönlicher Lernerfahrungen stellt ein Portfolio, z. B. in

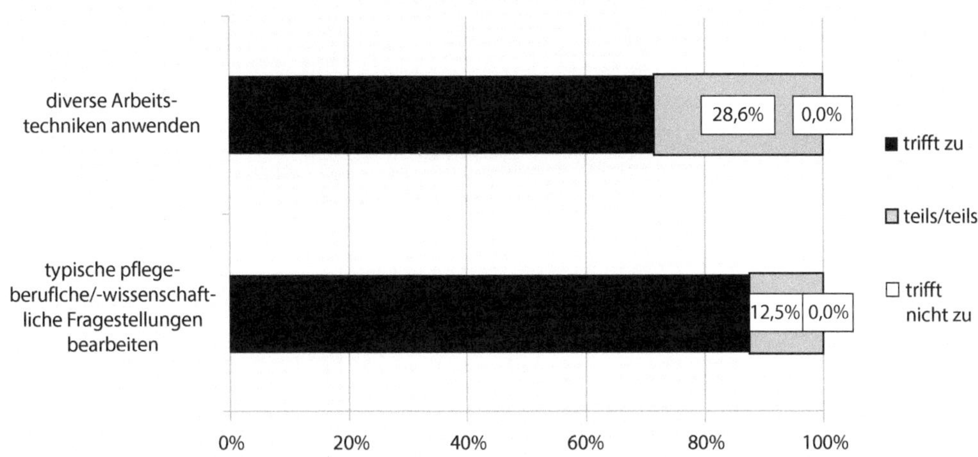


**Abb. 3.5** Studentische Evaluation der Aspekte methodische und wissenschaftliche Kompetenzen

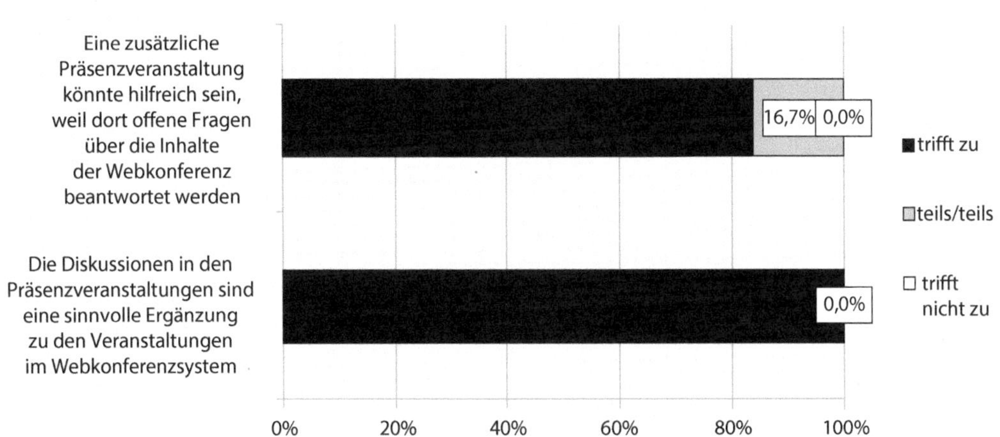


**Abb. 3.6** Studentische Evaluation der Präsenzveranstaltungen

Form eines persönlichen Lernjournals, eine ideale Reflexionsmöglichkeit dar (Stratmann et al. 2009).

## 3.5 Ausblick und Empfehlungen

Die drei Best-Practice-Beispiele verdeutlichen unisono, dass es für eine erfolgreiche Förderung von Durchlässigkeit und damit der Schaffung eines *open pathways* wesentlich ist, die Pluralität von individuellen Lebensverläufen mit ihren Spezifika, wie Unterschieden in der Hochschulzugangsberechtigung oder der Herausforderung, Beruf, Studium und Familienleben zu vereinbaren, und daraus resultierenden Unsicherheiten bei der Konzeption von Bildungsprogrammen zu integrieren.

> Je besser sich diese [hochschulischen] Settings mit dem beruflichen Alltag und den familiären Verpflichtungen kombinieren lassen, desto eher wird ein Weiterbildungsangebot vom Markt angenommen. (Schenker-Wicki 2015)

Insgesamt werden die in diesem Beitrag beschriebenen Erfahrungen am Studienzentrum für Gesundheitswissenschaften & Management an der DHBW Stuttgart konsequent bei der Neu- und Weiterentwicklung von Bildungs- bzw. Studienprogrammen berücksichtigt. Damit stellen diese nicht nur eine Reaktion auf die große Nachfrage von Seiten der Praxis dar, wobei die Studierendenzahlen für sich sprechen (◘ Tab. 3.1), vielmehr wird dadurch die Realisierung des Anspruchs, lebenslanges Lernen zu ermöglichen, umgesetzt.

## Literatur


Ayad, A.-A. (2016). Lehren in digitalen Lernwelten. Neue Rolle und Funktion von Lehrenden. In E. Cendon, A. Mörth, & A. Pellert (Hrsg.), *Theorie und Praxis verzahnen. Lebenslanges Lernen an Hochschulen. Ergebnisse der wissenschaftlichen Begleitung des Bund-Länder-Wettbewerbs Aufstieg durch Bildung: offenen Hochschulen. Band 3* (S. 247–257). Münster: Waxmann.

Balke, J., Boettcher, A., Busch, S., Käuper, K. M., Herzig, L., & Westhöfer, J. (Februar 2015). Begleitung des Übergangs vom Beruf zum Studium: Potenziale von zertifizierten akademischen Weiterbildungen. *Handreichung der wissenschaftlichen Begleitung des Bund-Länder-Wettbewerbs „Aufstieg durch Bildung: offene Hochschulen"*, S. 56–62.

Banscherus, U., & Pickert, A. (2013). Unterstützungsangebote für nicht-traditionell Studierende. Stand und Perspektiven. In: Themati*scher Bericht der wissenschaftlichen Begleitung des Bund-Länder-Wettbewerbs „Aufstieg durch Bildung: offene Hochschulen"* (S. 4–20). Oldenburg, Berlin: Herausgegeben durch die wissenschaftliche Belgeitung des Bund-Länder-Wettbewerbs „Aufstieg durch Bildung: offene Hochschulen".

Braun, E. G. (2008). *Kompetenzorientierte Lehrevaluation.* Diagnostica, S. 30–42.

Braun, E., Gusy, B., Leidner, B., & Hannover, B. (2008). *Kompetenzorientierte Lehrevaluation.* Diagnostica, Jg. 54 (1), 30–42.

Bundesagentur für Arbeit. (2011). *Arbeitsmarktbericht Gesundheit und Pflege.* Von https://statistik.arbeitsagentur.de/Statischer-Content/Arbeitsmarktberichte/Branchen-Berufe/generische-Publikationen/Gesundheits-und-Pflegeberufe-Deutschland-2011.pdf abgerufen

DBR, D. B. (2013). In Bildung investieren. *Heilberufe Das Pflegemagazin*, Jg. 11 (65), 58–59.

Erpenbeck, J., Sauter, W., & Sauter, S. (2016). *Social Workplace Learning. Kompetenzentwicklung im Arbeitsprozess und im Netz in der Enterprise* 2.0. Wiesbaden: Springer.

Fischer, P. R. (2014). *Mathematische Vorkurse im Blended-Learning-Format: Konstruktion, Implementation und wissenschaftliche Evaluation.* Wiesbaden: Springer.

Freitag, W. K., Hartmann, E. A., Loroff, C., Minks, K.-H., Völk, D., & Buhr, R. (2011). Gestaltungsfeld Anrechnung: Resümee aus Sicht der wissenschaftlichen Begeleitung. In W. K. Freitag, E. A. Hartmann, C. Loroff, I. Stamm-Riemer, D. Völk, & R. Buhr (Hrsg.), *Gestaltungsfeld Anrechnung. Hochschulische und berufliche Bildung im Wandel* (S. 239-250). Münster: Waxmann.

Garrison, D. R., & Kanuka, H. (2004). Blended Learning: Uncovering is transformation potential in higher education. *Internet and Higher Education*, H. (7), 95–105.

Hameed, S., Badii, A., & Cullen, J. A. (2008). *Effective E-Learning Integration with traditional learning in a Blended Learning Environment.* Dubai: European and Mediterranean Conference on Information Systems.

Hanft, A., & Knapp, K. (2015). Elite-Universitäten, Weiterbildung und Lebenslanges Lernen an ausgewählten. In F. Bischoff, & B. Prang, *Weiterbildung und lebenslanges Lernen an Hochschulen. Internationale Impulse für das deutsche Hochschulwesen* (S. 10–17). Oldenburg.

Haugg, K. (2015). Durchlässigkeit ist machbar. In W. K. Freitag, R. Buhr, E.-M. Danzeglocke, S. Schröder, D. Völk, W. K. Freitag, R. Buhr, E.-M. Denzeglocke, S. Schröder, & D. Völk (Hrsg.), *Übergänge gestalten. Durchlässigkeit zwischen beruflicher und hochschulischer Bildung erhöhen* (S. 9–10). Münster, New York: Waxmann.

Jürgens, A., Zinn, B., & Schmitt, U. (2011). Beruflich Qualifizierte - die neuen Studierenden der „Bologna-Ära". *Zeitschrift für Hochschulentwicklung*, Jg. 6 (2), 230–237.

Kälble, K. (2006). Gesundheitsberufe unter Modernisierungsdruck - Akademisierung, Professionalisierung und neue Entwicklungen durch Studienreform und Bologna-Prozess. In: *Professionalisierung im Gesundheitswesen. Positionen - Potentiale - Perspektiven* (S. 213–234). Bern: Hans Huber.

Kattmann, M., Schäfer, M., & Schrittmatter, V. (2015). Studieneinstieg erleichtern. Empfehlungen für Hochschulen mit berufsbegleitenden Studierenden. In M. Schäfer, M. Kriegel, & T. Hagemann (Hrsg.), *Neue Wege zur akademischen Qualifizierung im Sozial- und Gesundheitswesen. Berufsbegleiten Studieren an offenen Hochschulen* (S. 156–170). Münster: Waxmann.

Kergel. (2016). *Glücklich forschend Lernen - Wissenschaftstheoretische Überlegungen zum forschenden Lernen.* Wiesbaden: Springer.

Kergel, D., & Hepp, R. D. (2016). Forschendes Lernen zwischen Postmoderne und Globalisierung. In *Forschendes Lernen 2.0: Partizipatives Lernen zwischen Globalisierung und medialem Wande*l (S. 19–45). Wiesbaden: Springer.

Kimmerle, B., Huber, J., Riedel, A., Bonse-Rohmann, M., & Ruhland, E. (2015). Pflegeberuflich Qualifizierte: Betrachtung einer neuen Studierendengruppe beim Übergang in die Hochschule. In: *Übergänge gestalten Durchlässigkeit zwischen beruflicher und hochschulischer Bildung erhöhen.* (S. 151–173). Münster, New York: Waxmann.

Kleiner, G. (2015). Karrierehürde Geschlecht? *Die Schwester Der Pfleger*, Jg. 53 (11), 114–117.

Koch, J., & Meerten, E. (2010). Berufsorientierte Weiterbildung in Bachelorstudiengängen realisieren. Ein struktureller

Ansatz zur Optimierung der Durchlässigkeit zwischen Berufsbildung und Hochschule. *BiBB bwp*, H. 2, 10–13.

Lüking, H., & Tiedt, F. (1992). *Brückenkurse und Studienhilfe: Ausländer in der Ausbildung für die Sozialberufe. Bd. 1 Dokumentation und Auswertung*. Berlin: Robert Bosch Stiftung (Hrsg.): VWB Verlag für Wissenschaft und Bildung.

Minks, K., Nicolai, N., & Völker, J. (2011). *Berufsbegleitende und duale Studienangebote in Deutschland: Status quo und Perspektiven. HIS Forum Hochschule*. Von. In: http://www.dzhw.eu/pdf/pub_fh/fh-201111.pdf abgerufen

Mucke, K., & Kupfer, F. (2011). Durchlässigkeit umsetzen für lebensbegleietendes Lernen - Schlussfolgerungen aus der Sicht der beruflichen Bildung. In W. K. Freitag, E. A. Hartmann, C. Loroff, I. Stamm-Riemer, D. Völk, & R. Buhr (Hrsg.), *Gestaltungsfeld Anrechnung. Hochschulische und berufliche Bildung im Wandel* (S. 221–238). Münster: Waxmann.

OECD. (2014). *Bildung auf einen Blick*. Abgerufen am 04. 10 2014 von http://www.oecd.org/berlin/publikationen/bildungauf-einen-blick-2014-zusammenfassung.pdf

Pellert, A. (2016). Theorie und Praxis verzahnen. Eine Herausforderung für Hochschulen. In E. Cendon, A. Pellert, & A. Mörth (Hrsg.), *Theorie und Praxis verzahnen. Lebenslanges Lernen an Hochschulen. Ergebnisse der wissenschaftlichen Begleitung des Bund-Länder-Wettbewerbs Aufstieg durch Bildung: offene Hochschulen* (S. 69–85). Münster: Waxmann.

Reichersdorfer, E., Ufer, S., Lindmeier, A., & Reiss, K. (2014). Der Übergang von der Schule zur Universität: Theoretische Fundierung und praktische Umsetzung einer Unterstützungsmaßnahme am Beginn des Mathematikstudiums. In: *Mathematische Brückenkurse Konzepte, Probleme und Perspektiven*. (S. 37–52). Wiesbaden: Springer.

Riedl, L., Rost, D., & Schörner, E. (2014). Brückenkurse für Studierende des Lehramts an Grund-, Haupt-, oder Realschulen der Ludwig-Maximilians-Universität München. In: *Mathematische Brückenkurse Konzepte, Probleme und Perspektiven*. (S. 55–65). Wiesbaden: Springer.

Rogalski, H., Dreier, A., Hoffmann, W., & Oppermann, R. (2012). Zukunftschance Pflege – von der Professionalisierung zur Restrukturierung des Aufgabenfeldes. *Pflege*, Jg. 25 (1), 11–21.

Sauer, M., & Martens, J. (2015). Neue Bildungswege und neue Bildungsorte. Herausforderungen für die Personalentwicklung. In M. Schäfer, M. Kriegel, & T. Hagemann (Hrsg.), *Neue Wege zur akademischen Qualifizierung im Sozial- und Gesundheitswesen. Berufsbegleitend studieren an Offenen Hochschulen* (S. 59–67). Münster: Waxmann.

Schenker-Wicki, A. (2015). Felxibilität und Durchlässigkeit als Anforderung an die Studienorganisation. Herausforderung des Lifelong Learnings. In: *Weiterbildung und Lebenslanges Lernen an Hochschulen. Internationale Impulse für das deutsche Hochschulwesen* (S. 40–45). Oldenburg.

Schreiber, A., Jungmann, W., & Fischer, M. (2015). Studieren mit beruflicher Qualifikation - Weiterentwicklung universitärer Beratung. In: *Übergänge gestalten. Durchlässigkeit zwischen beruflicher und hochschulischer Bildung erhöhen* (S. 49–67). Münster, New York: Waxmann.

Simon, A., & Flaiz, B. (2015). Der Bedarf hochschulisch qualifizierter Pflegekräfte – Ergebnisse einer Expertenbefragung. *Pflege & Gesellschaft*. Jg. 20 (2), 154–171.

Stamm-Riemer, I., Loroff, C., & Hartmann, E. A. (1 2011). *Anrechnungsmodelle. Generalisierte Ergebnisse der ANKOM-Initative*. Abgerufen am 06. 12 2016 von https://www.google.de/url?sa=t&rct=j&q=&esrc=s&source=web&cd=1&ved=0ahUKEwjm9IDIIN_QAhUJGC-wKHSAnC8MQFggaMAA&url=http%3A%2F%2Fwww.dzhw.eu%2Fpdf%2Fpub_fh%2Ffh-201101.pdf&usg=AFQjCNFR6zZkHOwGGeGu3Dl7Z0WjvZct5g&bvm=bv.139782543,d.bGg&cad=rja

Stratmann, J., Preussler, A., & Kerres, M. (2009). Lernerfolg und Kompetenz: Didaktische Potenziale der Portfolio-Methode im Hochschulstudium. *Zeitschrift für Hochschulentwicklung*, Jg. 4(1), 90–103.

Trait, A. (2015). Open Universities and innovation in Higher Education. In: *Weiterbildung und lebenslanges Lernen an Hochschulen*. Internationale Impulse für das deutsche Hochschulwesen (S. 32–39). Oldenburg.

Unger. (2015). *Nicht-traditionelle Studierende in Österreich*. Abgerufen am 07.12.2016. Dezember 2016 von http://www.equi.at/dateien/Unger_Non_traditionals_V4.pdf

# Was kommt nach dem Bachelor?

## Oder, zu früh für Masterprogramme?

*Katrin Heeskens, Christine Hardegen*


4.1 Fortschreitende Akademisierung der Pflegeberufe in Deutschland – 46

4.2 Neue Masterstudiengänge – kein höheres Bildungsniveau – 47

4.3 Studie zur Erhebung des Bedarfs – 48

4.4 Bedarf an Masterstudienangeboten – aus Sicht der Studierende – 48

4.5 Bedarf und Einsatzgebiete – aus Sicht der Pflegedirektoren und Pflegedienstleitungen – 51

4.6 Einblicke in den Markt – Bestandsaufnahme Masterstudiengänge – 51

4.7 Hochschulstatistik – vergangene und zukünftige Trends? – 53

4.8 Ausblick – steigende Masterstudierendenzahlen durch Förderprogramme – 55

4.9 Masterabsolvent – hohe Qualifikation, schlechte Bezahlung? – 55

4.10 Fazit – höchste Zeit für Masterstudiengänge – 56

Literatur – 56




A. Simon (Hrsg.), *Akademisch ausgebildetes Pflegefachpersonal*,
https://doi.org/10.1007/978-3-662-54887-5_4

Die Akademisierung der Pflegeberufe in Deutschland schreitet voran. Nachdem an der Dualen Hochschule Baden-Württemberg bereits ein reichhaltiges Angebot verschiedener Bachelorprogramme existiert, begann 2014 die standortübergreifende Entwicklung eines neuen Dualen Masterstudiengangs für Gesundheitsberufe mit drei Studienrichtungen. In den ersten Schritten verschaffte sich das Projektteam einen Überblick über die aktuelle Marktsituation, dabei wurden drei Aspekte untersucht: Die arbeitsmarktbezogene Nachfrage von Krankenhäusern, die Nachfrage der Zielgruppe der Studierenden sowie das existierende Angebot. Existiert überhaupt ein Bedarf an Masterstudienplätzen in diesem Fachbereich?

Die Analysen bestätigten, dass Masterstudiengänge in Deutschland sowohl von Arbeitgeber- als auch von Arbeitnehmerseite nachgefragt werden; das Angebot an Studienprogrammen entpuppte sich als sehr dynamisch und heterogen. Parallel konnte beobachtet werden, dass zunehmend mehr Arbeitsstellen für Masterabsolvent/-innen entstehen. Und mit der neuen TVÖD-Entgeltordnung für Gesundheitsberufe existiert nun auch eine Basis, um eine faire Vergütung von hochschulisch qualifizierten Pflegenden mit Fach- und Führungsverantwortung zu gewährleisten. Aktuell befindet sich das Projektteam der DHBW in den abschließenden konzeptionellen Schritten der Studiengangsgestaltung.

## 4.1 Fortschreitende Akademisierung der Pflegeberufe in Deutschland

Seit den 1990er Jahren existieren Studiengänge zur akademischen Qualifizierung von Pflegekräften, zunächst vor allem in den Bereichen Management und Pädagogik (Kälble 2013). 1991 empfahl der Wissenschaftsrat den Fachhochschulen eine Ausweitung ihrer Angebote für soziale Berufe. Die Robert Bosch Stiftung forderte 1992 in ihrer Denkschrift „Pflege braucht Eliten", dass Pflegekräfte für bestimmte Aufgabengebiete (u. a. zur Hochschulausbildung von Lehr- und Leitungskräften) auf tertiärem Niveau ausgebildet werden sollten (Robert Bosch Stiftung 1992).

Es zeigte sich allerdings in der Praxis, dass eine rein wissenschaftliche Qualifikation (wie z. B. ein Studium ohne ein staatliches Examen in einem Pflegeausbildungsberuf) allein für die spätere berufliche Perspektive der Absolvent/-innen nicht optimal ist (Sieger 2001). Für den Erfolg von Studienprogrammen ist es daher von zentraler Bedeutung, eine hohe Arbeitsmarktkonformität zu gewährleisten und eine Verbindung akademischer und beruflicher Qualifikationen zu schaffen: Studierende, die zu Beginn der Akademisierungsphase in einzelnen Bundesländern achtsemestrige, eher forschungsorientierte Studiengänge abgeschlossen hatten, ohne zuvor oder parallel ein Pflegeexamen erworben zu haben, erlebten auf dem Arbeitsmarkt Akzeptanzprobleme (Sieger 2001).

Ein wichtiger Impuls für die Akademisierung der Pflegeberufe war die Krankenpflegegesetznovelle im Jahr 2003. Dort wurde erstmals für Lehrkräfte an Schulen im Gesundheitsbereich ein Hochschulstudium verpflichtend (§ 4 KrPflG). Infolgedessen stieg die Nachfrage nach Studiengängen im Bereich Pflegepädagogik deutlich. Die zunehmende Ökonomisierung der Versorgungspraxis und die Notwendigkeit, Leitungskräfte in Krankenhäusern und sonstigen Pflegeeinrichtungen bezüglich ökonomischer Kennzahlen und Bedarfsberechnungen zu qualifizieren, förderte die Etablierung von Pflegemanagementstudiengängen (Räbinger 2008). Qualifikationsmöglichkeiten von der Helferausbildung bis zum Master-Studium wurden erwähnt und als wichtig erachtet (Räbinger 2008). Es etablierten sich zusehends sowohl ausbildungsintegrierte, duale, als auch primärqualifizierende Studiengänge (Kälble 2013).

Erst 20 Jahre nach Beginn des Akademisierungsprozesses, im Jahr 2012, gab es erste Ansätze dazu, den möglichen und vielfältigen Bedarf an hochschulisch qualifizierten Pflegenden zu definieren. In seiner Stellungnahme mit dem bezeichnenden Titel „Empfehlungen zur hochschulischen Qualifikation für das Gesundheitswesen" empfahl der Wissenschaftsrat, dass angesichts des absehbaren Versorgungsbedarfs und des Komplexitätszuwachses im Aufgabenbereich der Pflege- und Therapieberufe zwischen 10 und 20 % eines Jahrganges auf hochschulischem Niveau ausgebildet werden sollten (Wissenschaftsrat 2012). Diese Einschätzung beruhte auf der Idee und Vorstellung, dass in gemischten Teams aus 5 bis 10 Personen eine Pflegekraft akademisch qualifiziert sein sollte (Stöcker 2012). Es wurde möglich, eine Pflegeausbildung inklusive staatlicher Prüfung mit einem pflegewissenschaftlichen Bachelorstudium zu kombinieren (Kälble 2013).

Nachdem sich Bachelorstudiengänge etabliert hatten, wurde das Thema der Akademisierung nun in den Fachkreisen weiter gedacht. Auch im Abschlussbericht der Enquetekommission „Pflege in Baden-Württemberg zukunftsorientiert und generationengerecht gestalten" wurde propagiert, es müsse „eine Fachkarriere angeboten werden, zu der auch Lehrgänge und Studienmöglichkeiten auf Bachelor- und Masterniveau, jeweils in berufsbegleitender Ausgestaltung, verbunden mit beruflichen Perspektiven" gehören. Als bedarfsgerechte Qualifikationen, z. B. für den Skill Mix in Krankenhäusern, wurden nun auch Masterstudiengänge aufgeführt (Landtag von Baden-Württemberg 2016).

Die Bundesregierung hält eine hochschulische Pflegeausbildung klar für notwendig und verweist im aktuellen Gesetzesentwurf auf verschiedene Kompetenzen und Wissensbereiche, die Pflegende mit einer Ausbildung auf tertiärem Niveau erlangen sollen. Als Gründe, dass Teile der zukünftigen Pflegefachkräfte ihr Wissen auch an Hochschulen erlangen sollten, verweist die Bundesregierung auf die Zunahme hochkomplexer Pflegeprozesse mit besonderen Schnittstellenproblematiken sowie auf den wissenschaftlichen und technischen Fortschritt. Die hochschulisch ausgebildeten Pflegekräfte sollen forschungsgestützte Lösungsansätze und innovative Konzepte in die Pflege transferieren und damit die Weiterentwicklung der Pflege befördern sowie zu einer Verbesserung der Pflegequalität beitragen (Bundesregierung 2016).

Eine weitere tiefgreifende pflegepolitische Änderung wird die Umstellung auf eine generalistische Ausbildung sein (Deutscher Pflegerat 2012). Die Gesundheits- und Sozialminister aller Bundesländer stimmten im April 2014 dieser anderen und neuen Form der Ausbildung zu, der Deutsche Pflegerat begrüßt und unterstützt diesen Weg. Im Januar 2016 legte die Bundesregierung einen Gesetzesentwurf zur Reform der Pflegeberufe vor (Bundesregierung 2016). Zeitpunkt und verschiedene Details der möglichen Umsetzung sind zum Zeitpunkt der Publikation noch nicht klar.

Zusammenfassend lässt sich demnach sagen, dass große Teile der Wissenschaft und der Politik den Bedarf, die Notwendigkeit und Einsatzgebiete für Pflegekräfte sehen, die auf Grundlage einer akademischen Ausbildung arbeiten. Es gibt mittlerweile verschiedene Bachelorstudiengänge für Pflegekräfte, das Angebot für Masterstudiengänge dagegen ist noch sehr dünn, vor allem im Bereich der Advanced Nursing Practice, ausführlich dargestellt zu einem späteren Zeitpunkt in diesem Kapitel.

## 4.2 Neue Masterstudiengänge – kein höheres Bildungsniveau

Ein Blick in die Geschichte der Akademisierung der Pflegeberufe zeigt, dass es im Fachbereich der Gesundheitswissenschaften schon vor Einführung von Masterstudiengängen Studiengänge auf dem akademischen Niveau der Stufe 7 des DQR gab. Absolvieren Studierende heute zunächst einen Bachelorstudiengang und im Anschluss daran einen Masterstudiengang, so erreichen sie im neuen, zweistufigen Hochschulsystem der Bologna-Reform ein Qualifikationsniveau, das in etwa dem der früheren universitären Diplomstudiengänge vergleichbar ist (KMK 2010). Demnach schafft Bologna kein höheres Bildungsniveau. Im Gegenteil: Im Zuge der Überführung von Diplomstudiengängen in das zweistufige Hochschulsystem besteht die Gefahr einer Qualifikationslücke, da im ersten Schritt in der Regel zunächst Bachelorstudienprogramme geschaffen werden, erst zu einem späteren Zeitpunkt Masterstudiengänge.

Noch bieten nicht alle Hochschulen ein zweistufiges Bachelor- und Masterstudienprogramm im Fachbereich Gesundheitswissenschaften an (Stand Herbst 2016). Eine konsequente Umsetzung der Akademisierung und des Professionsbegriffs für Pflegeberufe bedeutet jedoch aus Sicht der Autorinnen die Schaffung eines kompletten Studienangebotes, das Studierenden auch die Chance für eine weitere Qualifikation, bis hin zu Promotion und Habilitation, eröffnet. Dies jedoch nur am Rande, da in diesem Beitrag nicht die wissenschaftliche Karriere an Hochschulen im Fokus steht, sondern die praktische Tätigkeit in Einrichtungen des Gesundheitswesens. Zunächst erfolgte ein Blick auf den möglichen Bedarf an Masterstudiengängen.

## 4.3 Studie zur Erhebung des Bedarfs

Im Jahr 2014 führte ein Team der Dualen Hochschule Baden-Württemberg unter der wissenschaftlichen Federführung von Frau Prof. Dr. Simon eine Befragung durch mit dem Ziel, eine Vorstellung des möglichen Bedarfs an Masterstudienangeboten in Baden-Württemberg zu bekommen. Befragt wurden zum einen Studierende aus pflege- und gesundheitswissenschaftlichen Studiengängen aus fünf verschiedenen Hochschulen und Standorten, zum anderen Pflegedirektoren, Pflegedirektorinnen und Pflegedienstleitungen aus Krankenhäusern in Baden-Württemberg. Für den Zweck dieser Befragung wurden zwei Erhebungsinstrumente konzipiert, die schriftliche beantwortet werden konnten. Die Befragung wurde mit folgenden relevanten Akteuren durchgeführt:

1. 630 zum Zeitpunkt der Befragung im Sommer 2014 eingeschriebenen Studierende in Bachelorstudiengänge aus pflege- und gesundheitswissenschaftlichen Studiengängen sowie des Studiengangs BWL-Gesundheitsmanagement an fünf Hochschulen in Baden-Württemberg (Angewandte Gesundheitswissenschaften für Pflege und Geburtshilfe (B.A./ausbildungsintegriert), Pflegepädagogik (B.A.), Pflege (B.A./ausbildungsintegriert), Medizintechnische Wissenschaften (B.Sc.), Physician Assistent (B.Sc.), BWL Gesundheitsmanagement (B.A.)).
2. 249 Pflegedirektoren, Pflegedirektorinnen und Pflegedienstleitungen aus Krankenhäusern in Baden-Württemberg. (Die teilnehmenden Krankenhäuser wurden auf Grundlage der zugelassenen Krankenhäuser der Baden-Württembergischen Krankenhausgesellschaft e.V. für die Befragung ausgewählt.)

Der Fragebogen für die Studierenden umfasste fünf Fragen zu statistischen Daten (z. B. Alter, Geschlecht, derzeitiger Studiengang), fünf Fragen zu möglichen Rahmenbedingungen eines Masterstudienganges und vier Fragen zu Motiven, Interessen sowie angestrebten und gewünschten Kompetenzen. Die Kernfragen des Fragebogens (Fragen nach Motiven, Interessen und Kompetenzen) wurden mittels Fragenbatterien aus Befragungen der Hochschul-Informations-System GmbH (HIS) durchgeführt.

Der Fragebogen zur Bedarfserhebung der verantwortlichen Pflegedirektoren, Pflegedirektorinnen und Pflegedienstleitungen beinhaltete drei Fragen zu statistischen Angaben (Bettenzahl des Krankenhauses, Art des Krankenhauses (Grund- und Regelversorgung, Spezialversorgung oder Haus der Maximalversorgung) sowie das Geschlecht der Teilnehmenden) sowie drei Filterfragen zum geschätzten Bedarf der perspektivisch benötigten Anzahl und den potenziellen Einsatzgebieten dieser Fachkräfte. Geschlossene Fragen wurden mit offenen Antwortfeldern kombiniert. Die Fragen für diesen Fragebogen wurden eigens entwickelt, da eine intensive Recherche nach vorhandenen und bereits validierten Fragebögen zu diesen speziellen Befragungsinhalten ergebnislos verlaufen war.

Beide Fragebögen durchliefen einen Pre-Test vor der Anwendung. Die Erhebung der Studierenden und der Pflegedienstleitungen fand parallel während des gleichen Zeitraums statt. Die Befragungen wurden mit EFS Survey (Unipark Programm) durchgeführt. Von den 630 angeschriebenen Studierenden nahmen 260 an der Befragung teil, das entspricht einem Rücklauf von 41 %. Von den Pflegedienstleitungen konnten 111 Fragebögen ausgewertet werden, das entspricht einer Rücklaufquote von 44,58 %.

## 4.4 Bedarf an Masterstudienangeboten – aus Sicht der Studierende

Der Großteil der befragten Studierenden, nämlich 85,4 % von ihnen, äußerte ein klares Interesse, nach dem Studium einen Masterstudiengang zu belegen. 40,4 % von ihnen könnten sich das Belegen eines Masterprogramms sofort im Anschluss an ihr Bachelorstudium vorstellen, fast genauso viele, 37,4 %, möchten vorher ein bis zwei Jahre arbeiten. Weitere 7,7 % stellen sich vor, mindestens zwei Jahre Berufserfahrung mit dem Bachelorabschluss zu sammeln. Nur 2,3 % der Befragten haben kein Interesse an einem Masterstudiengang und 12,3 % hatten sich bis zum Zeitpunkt der Befragung noch nicht mit dem Gedanken beschäftigt.

Die Autorinnen der Studie hatten zwar mit einem Bedarf gerechnet, doch diese Zahl von geäußerten 85,4 % ist eine überraschend hohe Zahl. Umso spannender war die Auswertung der genannten Motive und Interessengebiete, welche der Hauptfokus und Kern der Befragung war. Den Befragten waren 14 Einzelmotive zur Verfügung gestellt worden, jedes einzelne wurde in der Befragung bezüglich der Wichtigkeit bewertet (das folgende Motiv trifft für mich „gar nicht zu“ bis „trifft völlig zu“).

Drei der vier am häufigsten von den Befragten genannten Gründe sind Motive, die auf fachlichem Interesse basieren: Sich „persönlich weiterbilden“, „den fachlichen/beruflichen Neigungen besser nachkommen zu können“ sowie „mein Fachwissen vergrößern“. Die befragten Studierenden äußern somit noch einen großen persönlichen Wissensbedarf, ihr Bedürfnis nach Wissen scheint durch das Bachelorstudium nicht vollständig gestillt zu sein, sie *wollen weiterlernen.*

Als weiteres sehr relevantes Einzel-Motiv wurde „meine Berufschancen verbessern“ genannt. Es kann aus dieser Motivwahl abgeleitet werden, dass Studierende sich auf Grundlage des *vermehrten Fachwissens*, das sie sich durch ein Masterstudium aneignen möchten, bessere Chancen für attraktive Arbeitsgebiete auf dem Arbeitsmarkt ausrechnen. Eine weitere Erkenntnis der Motivbewertung ist die Aussage, dass die Studierenden sich sicher sind, auch ohne einen Masterabschluss einen Arbeitsplatz zu finden. Denn das Motiv „nicht arbeitslos sein“ war das Einzel-Motiv mit der geringsten Relevanz für die Befragten.

Folgend alle Einzelmotive und ihre Bewertung im Überblick (◘ Abb. 4.1 und ◘ Abb. 4.2).

Den Einzelmotiven wurden zur besseren und thematischen Übersichtlichkeit in der Auswertung vier Dimensionen zugeordnet (Heine 2012).

Folgend alle Einzelmotive, zugeordnet in die vier Dimensionen:

- Fachliches Interesse: fachlich-beruflichen Neigungen besser nachkommen zu können,

| Motive | Mittelwert |
|---|---|
| meinen fachlichen/beruflichen Neigungen besser nachkommen zu können | 4,02 |
| meine Berufschancen zu verbessern | 4,37 |
| mich persönlich weiterzubilden | 4,36 |
| Zeit für die Berufsfindung zu gewinnen | 2,26 |
| mein Fachwissen zu vergrößern | 4,29 |
| nicht arbeitslos zu sein | 1,64 |
| Den Kontakt zur Hochschule aufrecht zu erhalten | 1,87 |
| Mich auf ein bestimmtes Fachgebiet zu spezialisieren/vertiefen | 3,79 |
| eine akademische Laufbahn einzuschlagen | 3,16 |
| an einem interessanten Thema zu forschen | 3,09 |
| den Studierendenstatus aufrecht zu erhalten | 1,87 |
| Um später promovieren zu können | 2,66 |
| Geringes Vertrauen in die Berufschancen mit meinem bisherigen Abschluss | 2,70 |
| Mein Berufsziel setzt einen Masterabschluss voraus | 2,18 |

◘ **Abb. 4.1** Motive, ein Masterstudium zu absolvieren, Darstellung in Einzelmotiven. Die Antworten „trifft völlig zu" und „trifft ziemlich zu" wurden in der Darstellung zusammengenommen (n=260), Darstellung in Prozent, eigene Darstellung

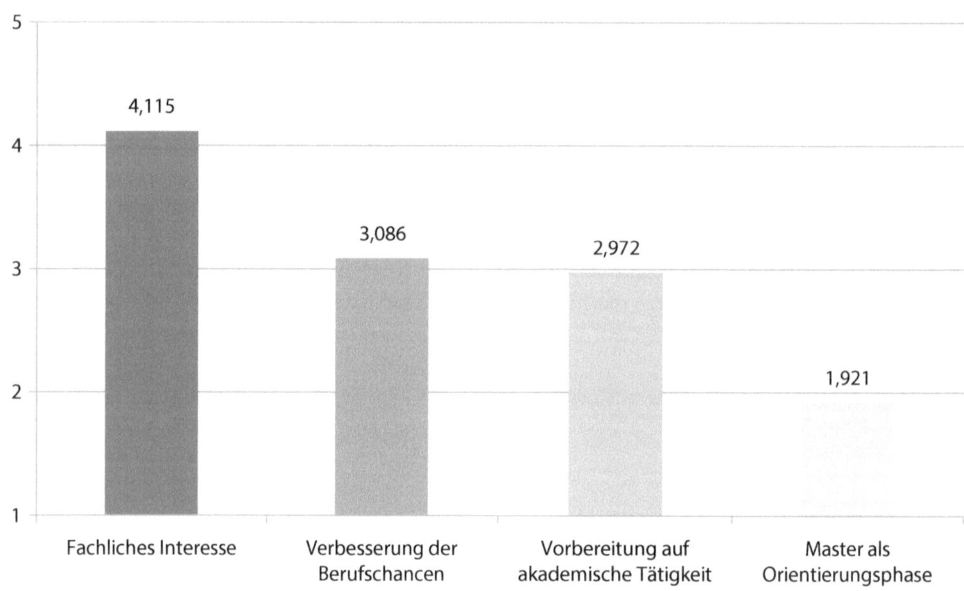


**Abb. 4.2** Motive, ein Masterstudium zu absolvieren, Darstellung in Kategorien. Die Antworten „trifft völlig zu" und "trifft ziemlich zu" wurden in der Darstellung zusammengenommen (n=260), Darstellung in Prozent, eigene Darstellung

sich persönlich weiterbilden, spezialisieren für ein bestimmtes Fachgebiet, fachliche Defizite ausgleichen

- Verbesserung der Berufschancen: die eigenen Berufschancen verbessern, geringes Vertrauen in die Berufschancen mit dem ersten Studienabschluss
- Vorbereitung auf eine akademische und forschende Tätigkeit: eine akademische Laufbahn einschlagen, an einem interessanten Thema forschen, später promovieren können
- Bessere Orientierung: Zeit für die Berufsfindung gewinnen, nicht arbeitslos sein, den Status als Student(in) aufrechterhalten

Zwei der vierzehn Motive sind keiner der vier Dimensionen zugeordnet, das sind: „etwas ganz anderes machen als bisher" und „Kontakt zur Hochschule aufrechterhalten".

Betrachtet man die von Seiten der Studierenden genannten Motive für ein Masterstudium, resultiert daraus schon die Frage, was die Pflegekräfte antreibt, dieses Bedürfnis nach „Wissen" als so wichtig anzugeben. Gibt es tatsächlich eine „Wissenslücke"? Liegt wirklich ein fachliches Defizit vor, das durch ein Bachelorstudium nicht beantwortet wird? Kann diese Selbsteinschätzung des vorhandenen fachlichen Defizits von den Hochschulen und vor allem von den Unternehmen und Pflegedienstleistungen bestätig werden? Diese Kombination aus einem genannten hohen Bedarf an Masterstudienangeboten und den genannten Motiven regt zu weiteren Untersuchungen und Diskussionen an.

Als inhaltliche Ergänzung zu den Motiven wurden die Studierenden gefragt, welchen fachlichen Schwerpunkt sie in einem Masterstudium auswählen würden (Tab. 4.1).

Vier der elf Schwerpunkte wurden von über 60 % der Probanden als sehr und eher wahrscheinlich ausgewählt. Das sind die Bereiche „Management und Führung", „Erweiterte Klinische Praxis", der Bereich der „Bildungswissenschaften" sowie

**Tab. 4.1** Bevorzugter Schwerpunkt in einem möglichen Masterstudium. Die Antwortmöglichkeiten „sehr wahrscheinlich" und „ziemlich wahrscheinlich" wurden in der Darstellung zusammengenommen (n=260), Darstellung in Prozent, eigene Darstellung

| | |
|---|---|
| Management und Führung | 68,6 % |
| Erweiterte Klinische Praxis | 66,9 % |
| Bildungswissenschaften | 61,9 % |
| Qualitätsmanagement | 60,2 % |
| Public Health | 58,5 % |
| Marketing | 37,3 % |
| Onkologie/Palliativ | 37,3 % |
| Controlling | 30,5 % |
| Gesundheitsinformatik & Informationsmanagement | 29,6 % |
| Wissenschaftsmaster | 27,9 % |
| Gerontopsychiatrie | 24,6 % |

der Schwerpunkt „Qualitätsmanagement". Ebenfalls wurde der Bereich „Public Health" von einer großen Anzahl Studierender als wichtiger Schwerpunkt angegeben. Alle anderen zur Auswahl gestandenen Schwerpunktbereiche werden als weniger relevant eingeschätzt. Die Ergebnisse und Erkenntnisse dieser Befragung, die Motive und Interessensgebiete bezogen auf ein mögliches Masterstudium der Bachelorstudierender stellen eine relevante Grundlage der inhaltlichen Ausgestaltung des sich derzeit im Aufbau befindenden Masterprogramms „Advanced Practice in Healthcare" an der DHBW Stuttgart dar.

## 4.5 Bedarf und Einsatzgebiete – aus Sicht der Pflegedirektoren und Pflegedienstleitungen

Die befragten Pflegedienstleitungen äußerten sich ebenfalls positiv und aufgeschlossen gegenüber dem Einsatz von auf Masterniveau ausgebildeten Pflegenden bzw. Fachkräften in ihren Einrichtungen. Es können von ihnen konkrete Einsatzgebiete aufgezählt werden und der Bedarf wurde von ihnen sogar quantifiziert: 91 % der Pflegedirektor(inn)en und Pflegedienstleitungen der großen Krankenhäuser (mit mehr als 1000 Betten) in Baden-Württemberg sehen einen Bedarf, Pflegedienstleitungen in Krankenhäusern mit zwischen 550 und 1000 Betten geben ihren Bedarf an Pflegenden mit Masterabschluss noch sehr hoch mit 88,8 % an. Pflegedienstleitungen kleinerer Krankenhäuser (101 bis 550 Betten) konstatieren zu 54 % einen Bedarf an diesen Pflegekräften und selbst in relativ kleinen Häusern mit weniger als 101 Betten attestieren noch 37,5 % aller Pflegedienstleitungen einen Bedarf.

Auf die Frage, in welchen Gebieten sie Masterabsolventen in ihren Einrichtungen einsetzen würden, wurden folgende Bereiche genannt: als „Pflegeexperte" für einen Fachbereich, in Stabsstellenpositionen wie z. B. dem Qualitätsmanagement, in der Fort- und Weiterbildung oder in einer Managementposition. Als fünfthäufigstes genanntes Arbeitsgebiet wurde der Einsatz im patientennahen Versorgungsbereich genannt.

## 4.6 Einblicke in den Markt – Bestandsaufnahme Masterstudiengänge

Der Markt gesundheitswissenschaftlicher Masterstudiengänge entwickelt sich dynamisch, nicht zuletzt, weil die Entwicklung neuer Studienprogramme mit öffentlichen Geldern gefördert wird. Der Großteil der Masterstudiengänge wird im Bereich der Qualifizierung von Lehrkräften, den Pflegewissenschaften und des Managements angeboten. Anfang 2015 existierten nur zwei Studiengänge für die erweiterte klinische Praxis, Ende 2016 bundesweit fünf, doch noch immer existierte kein interprofessionelles, berufsintegrierendes und weiterbildendes Masterstudienprogramm, das Studienrichtungen für verschiedene Tätigkeitsfelder bietet.

Im Anschluss an die Betrachtung der Nachfragesituation wurde die Angebotsstruktur deutscher Masterstudienprogrammen ausgewählter Fachbereiche durch die Autorinnen des bereits erwähnten DHBW Projektteams analysiert. Erfasst wurden in erster Linie Angebote, die für die drei Studienrichtungen des geplanten DHBW-Masterstudiengangs relevant waren: Führung und Management, Bildung für Gesundheitsberufe sowie die Erweiterte klinische Praxis (Advanced Clinical Practice). Die Marktforschung erfolgte über einschlägige Studienführer, wie z. B. den Hochschulkompass der Hochschulrektorenkonferenz (Stiftung zur Förderung der Hochschulrektorenkonferenz 2014) und Einzelrecherchen in Form einer elektronischen Sekundäranalyse, u. a. www.pflegestudium.de (TarGroup Media GmbH & Co. KG 2014). Ziele waren die Erfassung des Entwicklungsstandes relevanter Studienangebote sowie die Identifikation möglicher Bedarfslücken. Untersucht wurden Studiengänge folgender fachlicher Ausrichtungen:

- Pflege und Medizintechnik
- Pflegepädagogik
- Gesundheitswissenschaftliche und interprofessionelle Masterstudiengänge
- Physiotherapie bzw. verwandte Studiengänge aus dem Bereich der Therapiewissenschaften

Es zeigte sich, dass sich der Markt der Masterstudiengänge für Pflegeberufe in Deutschland zwar zunehmend entwickelt hatte, aber auch Anfang 2015 noch weniger ausgeprägt war als in Ländern wie z. B. Großbritannien, in denen der Akademisierungsprozess früher begonnen hatte. Es existierte ein vielfältiges Angebot, jedoch nicht alle Hochschulen, die Bachelorprogramme boten, hatten bereits Studienprogramme auf Masterniveau. Der Umstrukturierungsprozess auf das neue zweistufige System war noch nicht abgeschlossen.

Zum Zeitpunkt der Untersuchung wurden 46 Studiengänge identifiziert, von denen sechs kurz vor der Markteinführung standen. In den Bundesländern Brandenburg und Saarland gab es keinerlei Studienangebote. Die meisten der ermittelten Studiengänge werden von öffentlichen Hochschulen angeboten. Es wurden vier katholische und sechs private Anbieter identifiziert. Den größten Marktanteil wiesen Studiengänge im Fachbereich der (teilweise auch interprofessionell ausgerichteten) Gesundheitswissenschaften auf. Es wurden 20 pflegepädagogische Masterstudiengänge angeboten. In der Studienrichtung Pflege/Advanced Studies in Nursing wurden lediglich zwei Master-Studiengänge in Deutschland, in Frankfurt am Main und Jena, recherchiert. Es existierten sechs Masterprogramme für Physiotherapeuten (◘ Abb. 4.3).

Insgesamt konnten zu 35 Studiengängen Informationen zum zeitlichen Studienkonzept ermittelt werden: Es wurden 20 Vollzeit-, 9 Teilzeit- und 6 berufsbegleitende Studiengänge identifiziert. Auch hinsichtlich der Kategorien von Masterstudiengängen wurden Erkenntnisse gewonnen: Der Großteil der Master-Studiengänge, 38 Studiengänge, wurde als konsekutiv bezeichnet; zehn deklarierten sich als weiterbildend. Zwei Studiengänge, in Berlin und Dresden, wurden ausdrücklich als grundständige Masterprogramme bezeichnet. Bundesweit wurden insgesamt vier duale Studienprogramme identifiziert.

Die Zugangsvoraussetzungen der ermittelten Masterstudiengänge waren sehr unterschiedlich. Nur vier Angebote standen auch für Interessierte anderer Fachdisziplinen offen (Gesundheitswissenschaften, Consumer Health Care Berlin und zwei Public Health-Studiengänge in Berlin); 34 Programme setzten ein abgeschlossenes Studium aus dem Bereich Gesundheitswesen voraus; 14 eine pflegerische, 18 eine therapeutische Ausbildung. Wenige Angebote standen Interessierten ohne Hochschulreife offen. Eine Verbindung von Theorie und Praxis boten die Studiengänge in unterschiedlichem Umfang und variabler Intensität. Einige Studiengänge im Bereich Pflegepädagogik setzten Orientierungspraktika voraus. 23 Studienprogramme enthielten Praktikumsphasen, auf welche die meisten berufsbegleitenden Masterstudiengänge verzichten. Die Bandbreite der inhaltlichen Schwerpunkten und Fächerkombinationen bzw. Modulen war sehr breit.

Auch die Heterogenität der Studienabschlüsse war hoch. Im Fachbereich Pflegepädagogik wurden neben Master-of-Arts-Studiengängen vor allem

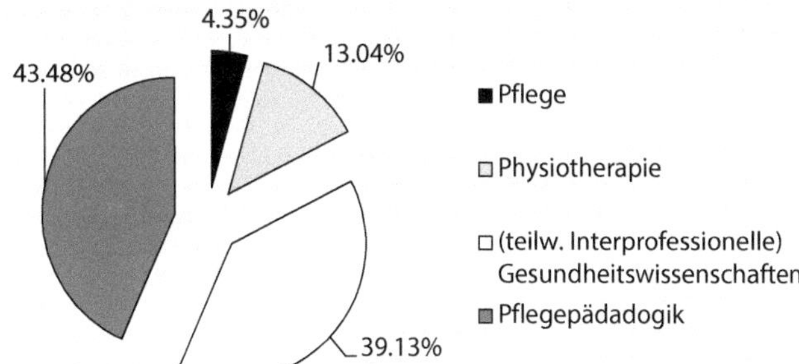


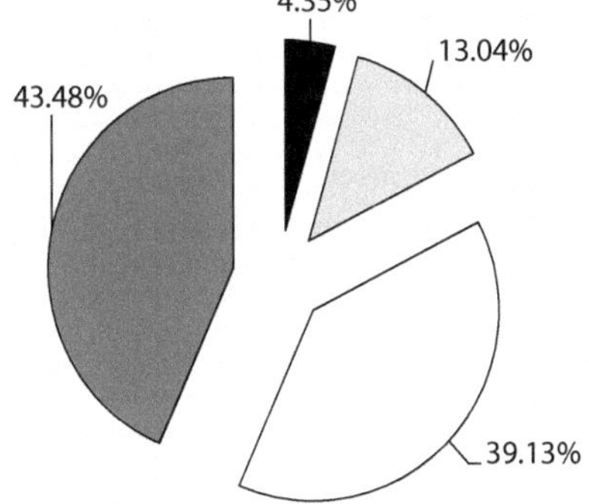
4.35%
13.04%
43.48%
39.13%

**Abb. 4.3** Anteil der Masterstudiengänge der untersuchten fachlichen Ausrichtungen am Gesamtangebot in %, eigene Darstellung

Lehramtsstudiengänge mit dem Abschluss M. Ed. angeboten. Eine Besonderheit zeigte sich in Sachsen: Statt einer Umstellung auf das zweistufige System laut Bologna erfolgte hier eine Restauration des Staatsexamens. Die Technische Universität Dresden bietet seit WS 2012/13 wieder einen Staatsexamenskurs an, der gleichnamige Master-Studiengang mit dem Abschluss M. Ed. wurde aufgegeben (TU Dresden 2014/2016).

Stellenweise wurde zusätzlich zum Studienabschluss ein „Diploma Supplement" an Studierenden vergeben, das einen fachspezifischen Abschluss bestätigt (Katholische Fachhochschule Mainz 2016). Nicht alle Hochschulen informierten aktiv über diese Möglichkeit, daher wäre zu untersuchen, wie viele Anbieter neben den regulären Studienabschlüssen zusätzliche Zertifikate vergeben, und auch, wie viele Studiengänge z. B. Studierenden mit pflegerischer Ausbildung die Möglichkeit zur Qualifikation als verantwortliche Pflegefachkraft SGB XI anbieten.

## 4.7 Hochschulstatistik – vergangene und zukünftige Trends?

Seit 2004 werden Studiengänge für Pflegende überhaupt in der Hochschulstatistik aufgeführt. Die Gruppe der Masterstudierenden war zunächst noch zu klein bzw. wurde nicht aufgelistet (Statistisches Bundesamt 2016). Beide Marktforschungen, sowohl die Untersuchung der Nachfrageseite als auch die der Angebotsseite, fanden parallel statt und gingen von der Ausgangsthese aus, dass der Marktanteil und möglicherweise auch die Nachfrage nach Masterstudiengängen in den untersuchten Fachbereichen in Deutschland noch sehr gering sind.

Zum Zeitpunkt der Studie existierten noch keine spezifischen Daten zu weiterbildenden Masterstudiengängen in diesem Bereich. Die Hochschulstatistik war bisher zu unpräzise, obwohl der Statistikschlüssel durchaus differenziert ist:

> Das „weiterführende" Masterstudium ist je nach Ausrichtung des Studiengangs als Aufbaustudium, Ergänzungs-, Erweiterungs- und Zusatzstudium, Weiterbildungsstudium oder Zweitstudium, das „konsekutive" Masterstudium ist als konsekutives Masterstudium zu erfassen. (Statistisches Bundesamt 2016a).

In der veröffentlichten Hochschulstatistik werden jedoch die statistischen Daten zu Masterstudiengängen häufig in der Kennzahl „Masterabschluss" zusammengefasst; daher konnte zunächst keine Aussage über die tatsächlich angebotenen weiterbildenden Masterstudienplätze bzw. die Masterstudierenden auf Basis der Hochschulstatistik gemacht werden.

Lediglich das Tabellenblatt „Bestandene Prüfungen nach Fächergruppen, Studienbereichen und Art des Studiums" führt differenziertere Daten auf (Statistisches Bundesamt 2016b). Hier finden sich erste Signale für einen steigenden Bedarf an weiterführenden Studiengängen, da hier Daten für die bereits oben erwähnten fünf Typen nicht-konsekutiver Masterstudienabschlüssen im Masterbereich aufgeführt werden. Bei diesen handelt es sich um Postgraduierten- bzw. Second Cycle Studiengängen unterhalb des Promotionsniveaus. Seit dem WS 2009/10 bis zum WS 2014/15, der aktuellsten verfügbaren Statistik, nahm die absolute Zahl dieser Zielgruppe immer weiter zu (Statistisches Bundesamt 2016). Insgesamt ist jedoch der prozentuale Anteil weiterführender Studiengänge am Gesamtstudienangebot relativ gering. Auch ist aus Sicht der Autorinnen zu vermuten, dass die Abgrenzung zwischen den erwähnten Kategorien weiterbildender Masterstudiengänge nicht immer klar ist. Es wird zu beobachten sein, wie sich die Zahl weiterführender Studiengänge in Zukunft entwickelt (◘ Abb. 4.4).

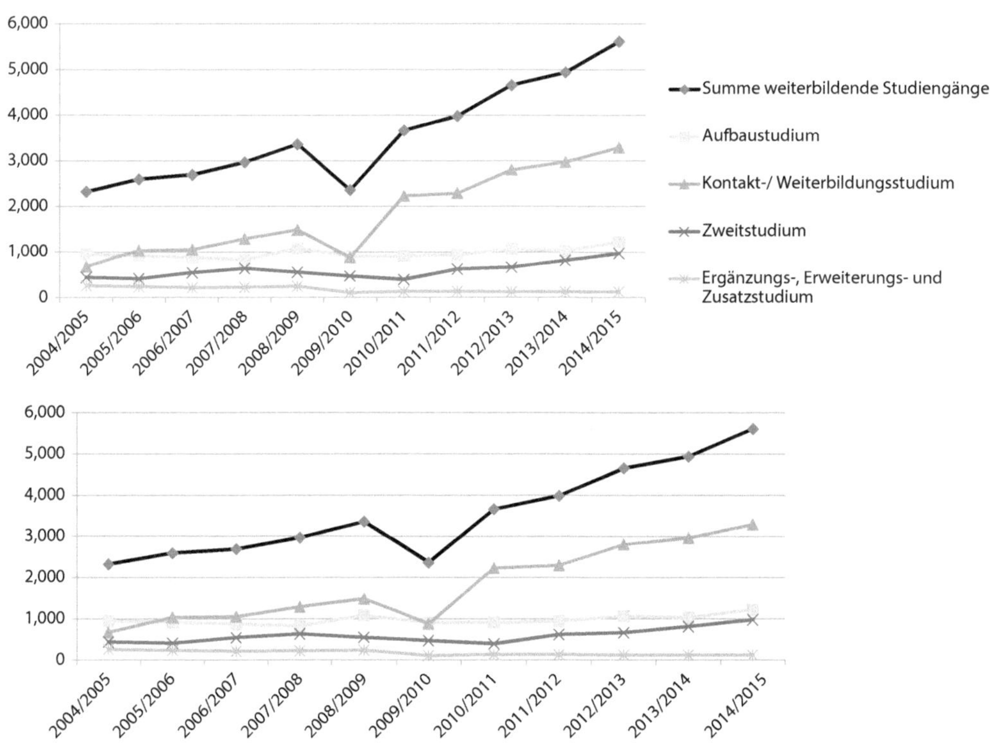


◘ **Abb. 4.4** Studierende weiterführender gesundheitswissenschaftlicher Studiengängen in Deutschland (2004–2014), eigene Darstellung

## 4.8 Ausblick – steigende Masterstudierendenzahlen durch Förderprogramme

Aktuell wächst die Zahl neuer Studiengänge im Fachbereich Gesundheit schnell. Kontinuierlich entstehen neue, auch kombinierte und duale Bachelorstudiengänge in Deutschland, sowohl das Angebot als auch die Nachfrage steigen (Stöcker und Reinhart 2012). Dies ist nicht nur im Bereich der Bachelorstudiengänge, sondern auch im Masterbereich zu beobachten. Zum Zeitpunkt der Studie existierten lediglich zwei Masterstudiengänge Advanced Clinical bzw. Nursing Practice in Deutschland. Eine erneute Recherche Mitte 2016 identifizierte bereits fünf Studienprogramme dieser Fachrichtung. Noch existierte weiterhin kein interprofessionelles, berufsintegrierendes und weiterbildendes Masterstudienprogramm. Dies ist jedoch sicher nur eine Frage der Zeit.

Im Jahr 2016 ist eine Angebotslandschaft mit hoher Heterogenität zu beobachten, mit öffentlichen, kirchlichen und privaten Hochschulen, die auf einem teilregulierten Markt agieren. In Deutschland existiert bisher keine bundeseinheitliche öffentliche Förderung der hier untersuchten Studiengänge, subventioniert werden stellenweise Studiengänge für Pflegende während ihrer Entwicklungsphase oder der laufende Betrieb konsekutiver Masterprogramme. Seit dem WS 2015/16 werden z. B. in Baden-Württemberg die Masterstudienplatzkapazitäten sukzessive erhöht, teilweise durch den Ausbau bestehender Masterprogramme, teilweise durch die Einführung neuer Studiengänge. Neben dem allgemeinen Hochschulausbauprogramm „Master 2016", existiert ein spezielles Aufbauprogramm für Pflegestudiengänge sowie ein mit Mitteln des Europäischen Sozialfonds ESF finanziertes Förderprogramm „Initiative zum Ausbau berufsbegleitender Masterangebote"; bis zum Wintersemester 2017/18 sollen in Baden-Württemberg 155 neue Master-Studienplätze im Fachbereich Gesundheitswissenschaften an öffentlichen sowie einzelnen privaten Hochschulen entstehen (MWK 12.12.2013, MWK 13.01.2016, MWK 19.01.2016).

In vielen Bundesländern wurden zum Zeitpunkt der Studie keine Studiengebühren erhoben. Der ermittelte Mittelwert der Studiengebühren von Masterstudiengängen lag bei ca. 3.000 €. Parallel zu niedrigpreisigen konsekutiven Masterprogrammen, in denen Studierende lediglich Verwaltungsgebühren entrichteten, existierten hochpreisige Angebote weiterbildender Masterprogramme. Zu untersuchen wäre, wie sich dieses Phänomen auf die Nachfrage auswirkt. Spielt die Preispolitik eine Rolle, bevorzugen Studierende und ihre Arbeitgeber möglichst kurze, berufsbegleitende Programme? Welche inhaltliche Konzeption wird sich auf dem Markt durchsetzen? Am Markt behaupten werden sich vermutlich nur Angebote, die inhaltlich attraktiv sind und deren Finanzierung langfristig gesichert ist; nicht jedes neue Masterprogramm wird langfristig angenommenen werden.

Aus Sicht der Einrichtungen, Arbeitgebern und -nehmer/-innen des Gesundheitswesens wäre ein Studiengang ideal, der je nach beruflicher Tätigkeit die Möglichkeit bietet, jene Kompetenzen zu erwerben, welche die konkreten beruflichen Anforderungen des Arbeitsmarktes berücksichtigen. Dies würde den Absolventen/-innen eine hohe Employability garantieren. Rein forschungsorientierte Studiengänge können wichtige Impulse für die Weiterentwicklung der Professionen im Gesundheitswesen bieten, werden jedoch zahlenmäßig vermutlich nur für eine relativ kleine Zielgruppe Studierender attraktiv sein. Allerdings dürfte auch hier die Nachfrage im Zuge des Ausbaus der existierenden Studiengänge steigen.

## 4.9 Masterabsolvent – hohe Qualifikation, schlechte Bezahlung?

Tatsächlich existiert schon heute auf dem Arbeitsmarkt für verschiedene Funktionen im Gesundheitswesen eine Nachfrage nach hochschulisch qualifizierten Pflegefachkräften auf Masterniveau. Die bereits erwähnte baden-württembergische Enquêtekommission forderte, dass für Pflegekräfte eine Fachkarriere angeboten werden müsse, mit „Studienmöglichkeiten auf Bachelor- und Masterniveau, jeweils in berufsbegleitender Ausgestaltung, verbunden mit beruflichen Perspektiven" (Landtag von Baden-Württemberg 2016). Allerdings verdienten Masterabsolvierte bisher in der Regel nicht mehr als geringer hochschulisch Qualifizierte.

Eine Ursache dafür ist das bisherige Tarifsystem. Zwar berücksichtigte die Entgeltordnung zum allgemeinen Tarifvertrag des Öffentlichen Dienstes (TVÖD) Bund ab dem Jahr 2014 Masterabschlüsse an wissenschaftlichen Hochschulen sowie akkreditierte Masterabschlüsse an Fachhochschulen (Tarifstufe E 13 bis E 15 laut EntgO § 7). Für Pflegeberufe waren jedoch die Tarife Krankenhäuser bzw. Pflege- und Betreuungseinrichtungen relevant (TVÖD-K, TVÖD-B). Diese endeten mit der Entgeltstufe E 12a und boten selbst Pflegenden mit Masterabschluss ein Lohnniveau, das unter dem allgemeinen TVÖD-Bund lag, sodass ihre monatliche Vergütung, je nach Eingruppierung, zwischen ca. 200 bis ca. 1.100 € geringer war als die von TVÖD-Angestellten anderer Berufsgruppen.

Mit der neuen Entgeltordnung für Gesundheitsberufe, die ab dem 1.1.2017 wirksam wird, eröffnet sich endlich eine Perspektive (Ver.di-Bundesverwaltung 2016). Zwar entfällt der geringe Zuschlag für Stationsleitungen; ab 2017 steht nun auch hochschulisch qualifizierten Pflegenden, die höhere fachliche und/oder Führungsverantwortung übernehmen, wie anderen Berufsgruppen auch, die Eingruppierung in höhere TVÖD-Entgeltgruppen ab 13 offen; dabei wird die Eingruppierung von der disziplinarischen Verantwortung entkoppelt. Allerdings: wer eine höhere Gruppierung erreichen möchte, muss dies beantragen, daher stellt sich die Frage, wie die Krankenhäuser in der Praxis mit der Genehmigung dieser Anträge verfahren werden.

Schon heute schreiben Unternehmen Stellenausschreibungen für Fachkräfte auf Masterniveau im Klinikbereich aus, sowohl in der direkten Patientenversorgung als auch für patientenferne Tätigkeiten, wie z. B. Stabsstellen. Viele Masterabsolvierte, die bereits in deutschen Einrichtungen des Gesundheitswesens tätig sind, sind fachlich hochqualifiziert, berufserfahren und äußerst engagiert. Arbeitgeber, die eine adäquate Vergütung bieten und sich für die Karriere ihrer Pflegenden engagieren, haben die Chance auf Wettbewerbsvorteile auf dem hart umkämpften Fachkräftemarkt. Mit dem neuen TVÖD-Tarif eröffnen sich neue Möglichkeiten.

## 4.10 Fazit – höchste Zeit für Masterstudiengänge

Auch wenn die optimalen Rahmenbedingungen für die Arbeitsplätze Masterabsolvierter noch nicht geschaffen sind – im Fachbereich der nicht-medizinischen Fachberufe entwickelt sich zusehends ein differenziertes Studienangebot. Seit 2015 wuchs die Zahl der Masterstudienplätze sehr dynamisch, der Bologna-Prozess ist auch hier endlich in Fahrt gekommen. Für Hochschulen, die sich auf diesem Markt platzieren und die Zukunft des Gesundheitswesens aktiv mitgestalten wollen, ist es höchste Zeit, differenzierte Masterstudienangebote zu schaffen. Bildungsanbieter, die ihr Portfolio im Bereich der Bachelorstudiengänge nicht durch darauf aufbauende Masterstudiengänge ergänzen, dürften zusehends als Hochschulen zweiter Klasse betrachtet werden. Dabei sollten sowohl wissenschaftliche Standards als auch die Anforderungen des Arbeitsmarktes Gesundheitswesen berücksichtigt werden.

## Literatur


Bundesministerium des Inneren, Tarifvertrag über die Entgeltordnung des Bundes (TV EntgO Bund), § 7. http://www.bmi.bund.de/DE/Themen/Moderne-Verwaltung/Dienstrecht/TVoeD-Tarifbeschaeftigte/Entgeltordnung/entgeltordnung_tvoed-bund-node.html. Zugegriffen: 14.06.2016.

Bundesregierung (2016) Gesetzesentwurf der Bundesregierung. Entwurf eines Gesetzes zur Reform der Pflegeberufe (Pflegeberufereformgesetz – PflBRefG)

Bundesministerium des Inneren (2014) Tarifverhandlungen über die Entgeltordnung zum TVöD. Durchführungshinweise zu den neuen Eingruppierungsvorschriften. Rundschreiben vom 19. Februar 2014 und 20. Februar 2014, Aktenzeichen:D 5-31003/2#4, D 5-31002/12#10

Deutscher Pflegerat e.V. (17.04.2014) Der Weg zu einer generalistischen Ausbildung ist der richtige Weg. Pressemeldung 10 http://www.deutscher-pflegerat.de/presse/presse-archiv.php. Zugegriffen: 05.08.2014

Grützmacher J; Ortenburger A; Heine C (2011) Studien- und Berufsperspektiven von Bachelorstudierenden in Deutschland. HIS. Forum Hochschule Hochschul-Informations-System GmbH

Kälble, K (2013) Der Akademisierungsprozess der Pflege. Eine Zwischenbilanz im Kontext aktueller Entwicklungen und Herausforderungen. Bundesgesundheitsblatt. 56: 1127–1134

Katholische Fachhochschule Mainz (2016) https://www.kh-mz.de/studium-und-lehre/fachbereich-gesundheit-und-pflege.html. Zugegriffen: 05.04.2016

Gesetz über die Berufe in der Krankenpflege (Krankenpflegegesetz KrPflG). Zuletzt geändert durch Art. 32 G v. 18.4.2016 I, Nr. 19: 886.

Heine, C. (2012): Übergang vom Bachelor zum Masterstudium. HIS: Forum Hochschule 7/2012. Hochschulinformations-System GmbH

KMK (Kultusministerkonferenz) (2010) Bericht über die Überprüfung der Kompatibilität des „Qualifikationsrahmens für deutsche Hochschulabschlüsse" mit dem „Qualifikationsrahmen für den Europäischen Hochschulraum. http://www.kmk.org/fileadmin/Dateien/pdf/Wissenschaft/BE_081010_Bericht_Zertifizierung_NQF_endg.pdf: 30. Zugegriffen: 24.05.2016

Landtag von Baden-Württemberg (2016) Enquêtekommission „Pflege in Baden-Württemberg zukunftsorientiert und generationengerecht gestalten". Kurzfassung zum Abschlussbericht der Enquetekommission mit den Handlungsempfehlungen. Drucksache 15/7980

MWK (Ministerium für Wissenschaft, Forschung und Kunst in Baden-Württemberg) (12.12.2013) Land fördert Ausbau berufsbegleitender Masterangebote mit 6 Millionen Euro, https://mwk.baden-wuerttemberg.de/de/service/presse/pressemitteilung/pid/land-foerdert-ausbau-berufsbegleitender-masterangebote-mit-6-millionen-euro-1. Zugegriffen: 07.04.2016

MWK (Ministerium für Wissenschaft, Forschung und Kunst in Baden-Württemberg)(2016) Empfehlungen der Expertengruppe zum Ausbauprogramm „Master 2016"

http://mwk.baden-wuerttemberg.de/de/hochschulen-studium/master-2016/. Zugegriffen: 05.04.2016.

MWK (Ministerium für Wissenschaft, Forschung und Kunst in Baden-Württemberg) (13.01.2016) Anlage zur Pressemitteilung Baden-Württemberg verdoppelt Studienanfängerplätze für Pflege, Therapie und Hebammenwesen, https://mwk.baden-wuerttemberg.de/de/hochschulen-studium/studienplaetze-fuer-pflege-therapie-und-hebammenwesen/. Zugegriffen: 07.04.2016

MWK (Ministerium für Wissenschaft, Forschung und Kunst in Baden-Württemberg) (19.01.2016) Anlage zur Pressemitteilung Programm "Master 2016" - Ausbau der Hochschulen zusätzliche Studienanfängerplätze in Masterstudiengängen an den Hochschulen in Baden-Württemberg nach Fächergruppe, Hochschulart und Förderstufe, http://mwk.baden-wuerttemberg.de/de/service/ presse/pressemitteilung/pid/fachkraefteoffensive-master-2016-weiterer-ausbau-der-masterstudienplaetze-um-2200-plaetze/. Zugegriffen: 07.04.2016

Räbinger, J; Athen, M (2008) Studiengänge für Gesundheitsberufe nehmen an Zahl und Attraktivität zu. Public Health Forum 16, 58: 8.e1

Robert Bosch Stiftung (1992): Pflege braucht Eliten. Denkschrift. Gerlingen

Schaeffer, D (1998) Pflegewissenschaft in Deutschland: zum Entwicklungsstand einer neuen wissenschaftlichen Disziplin, Institut für Pflegewissenschaft an der Universität Bielefeld (IPW)

Sieger, M (2001) Gestufte Studiengänge – eine neue Qualität der Bildung für die Pflege, in: Pflege und Gesellschaft. 6.3: 94–99

Statistische Ämter des Bundes und der Länder (2016) Deutsche und ausländische Studierende im Wintersemester 2004/2005 nach Fächergruppen, Studienbereichen und Art des Studiums, Wiesbaden. Zugegriffen: 07.04.2016

Statistisches Bundesamt (2016a) H201 – Hochschulstatistik, Stand: 05.09.2016 Blatt 4 von 5, http://www.statistik-bw.de/Hochschulstatistik/PromS/Promovierendenstatistik_Definitionenkatalog_ab_WS_2017.pdf. Zugegriffen: 27.11.2016.

Statistisches Bundesamt (2016b) Fachserie 11 Reihe 4.2, Bildung und Kultur. Prüfungen an Hochschulen 2015. Wiesbaden 2016.

Statistisches Bundesamt (2016c) Wissenschaftliches Personal an Hochschulen in ausgewählten Lehr- und Forschungsbereichen des Gesundheitswesens. Gliederungsmerkmale: Jahre, Region, Alter, Geschlecht, Art der Berufsausübung, Fächergruppe / Lehr- und Forschungsbereich / Fachgebiet. Gesundheitsberichterstattung des Bundes, http://www.gbe-bund.de. Zugegriffen: 16.06.2016

Stiftung zur Förderung der Hochschulrektorenkonferenz (2014): http://www.hochschulkompass.de/studium/suche.html, Zugegriffen: 04.12.2014.

Stöcker, G; Reinhart, M: (2012): Grundständige pflegeberufsausbildende Studiengänge in Deutschland. www.dbfk.de, http://www.bildungsrat-pflege.de/de/index.php?id_mnu=103. Zugegriffen: 05.05.2014

TarGroup Media GmbH & Co. KG (2014): https://www.pflege-studium.de/studiengaenge/. Zugegriffen: 04.12.2014.

TU (Technische Universität) Dresden (2014) http://tu-dresden.de/studium/angebot/studienmoeglichkeiten/ sins_studiengang?autoid=5201; http://tu-dresden.de/studium/organisation/ bewerbung_und_immatrikulation/pdf_dateien/nc_werte_14_15. Zugegriffen: 12.12.2015

TU (Technische Universität) Dresden (2016) https://tu-dresden.de/die_tu_dresden/fakultaeten/erzw/ erzwibf/gp/studium/staatsexamen. Zugegriffen: 14.06.2016

TVÖD-B (2015) Tarifvertrag für den Öffentlichen Dienst, Besonderer Teil Pflege- und Betreuungseinrichtungen, gültig vom 01.03.2015 bis 29.02.2016

TVÖD-K (2015) Tarifvertrag für den Öffentlichen Dienst, Besonderer Teil Krankenhäuser, gültig vom: 01.03.2015 bis 29.02.2016

TVÖD Bund (2016) Tarifvertrag für den Öffentlichen Dienst, Bereich Bund, Teil I bzw. Teil III, gültig 01.03.2016 bis 30.06.2016

Ver.di-Bundesverwaltung, Fachbereich 3 (30.04.2016): Durchbruch geschafft. Die neue Entgeltordnung für Gesundheitsberufe (TVöD kommunal), Berlin. http://gesundheitsoziales.verdi.de/++file++5724f0e3890e9b0c53001dbf/download/EGO%20kommunal%202017%20medium. Zugegriffen: 08.09.2016.

Wissenschaftsrat (13.07.2012) Empfehlungen zu hochschulischen Qualifikationen für das Gesundheitswesen, Drucksache 2411-12. http://www.wissenschaftsrat.de/download/archiv/2411-12.pdf. Zugegriffen: 09.06.2016.

Zegelin, A. (2005) Pflege studieren – von der Notwendigkeit einer akademischen Pflege „am Bett"? Universität Witten-Herdecke. Vortrag auf dem Hauptstadtkongress Berlin, 16.06.2015

# Open Learning

## Veränderung von Lernkultur und Qualitätskonzepten

*Ulf-Daniel Ehlers*

**5.1 Einleitung – 60**

**5.2 Open Learning – 61**
5.2.1 Auf dem Weg zu neuem Lernen? – 62
5.2.2 Chance für informelles Lernen – 63
5.2.3 Lerntheoretische und mediendidaktische Grundlagen – 65

**5.3 Qualitätsentwicklung – 66**
5.3.1 Grundlagen der Qualitätsentwicklung – 66
5.3.2 Rahmenbedingungen für Qualität – 68

**5.4 „Löcher in der Gartenmauer“: neue Lern- und Qualitätskultur – 75**

**Literatur – 76**


A. Simon (Hrsg.), *Akademisch ausgebildetes Pflegefachpersonal*,
https://doi.org/10.1007/978-3-662-54887-5_5

Morgens eine Vorlesung als Podcast von der Seminarseite laden, im MP3-Player abspielen, am Nachmittag an einer Online-Sitzung einer internationalen Studierendengruppe zur Prüfungsvorbereitung teilnehmen und sich abends in einer virtuellen Welt in eine vertiefende Seminarübung zum Vorlesungsstoff vom Vormittag einloggen. Vielerorts sieht die Realität noch anders aus und E-Learning heißt dann lediglich, Seminartexte auf einer Lernplattform online zu stellen. Aber was steckt wirklich dahinter? Was macht das neue, innovative Element aus, welches mit Open Learning beschrieben wird? Und vor allem: Hat diese Entwicklung Konsequenzen dafür, wie wir Qualität im E-Learning sichern, managen und entwickeln? Und wenn ja: Brauchen wir neue Methoden und Konzepte, um zukünftig die Qualität von Open Learning zu gewährleisten und zu verbessern? Diese Fragen stehen am Anfang vieler Debatten, die rund um den Begriff Open Learning geführt werden. Der vorliegende Beitrag geht diesen Fragen nach.

## 5.1 Einleitung

Der folgende Beitrag ist adaptiert und weiterentwickelt auf Basis einer Veröffentlichung zum Thema „Qualitätskonzeptionen für E-Learning 2.0" aus dem Jahr 2008

» The idea is that learning is not based on objects and contents that are stored, as though in a library. Rather, the idea is that learning is like a utility - like water or electricity - that flows in a network or a grip that we tap into when we want. (Downes 2007)

Morgens eine Vorlesung als Podcast von der Seminarseite laden, im MP3-Player abspielen, am Nachmittag an einer Online-Sitzung einer internationalen Studierendengruppe zur Prüfungsvorbereitung teilnehmen und sich abends in der virtuellen Welt *Second Life* in eine vertiefende Seminarübung zum Vorlesungsstoff vom Vormittag einloggen. So oder ähnlich sieht zunehmend häufiger ein Studienalltag aus. In Unternehmen sind solche Online-Fortbildungen bereits ebenfalls keine ferne Zukunftsvision mehr, sondern schon Realität für immer mehr Mitarbeitende. Internetgestütztes Lehren und Lernen befindet sich im Wandel. Hinter dem Begriff „E-Learning 2.0" versteckt sich der Einsatz von Internetwerkzeugen wie Blogs, Wikis oder Podcasts für Lehr- und Lernzwecke. Lernende können dabei eigene Inhalte erstellen und sich in Netzwerken wie der Videoplattform YouTube (http://www.youtube.com) austauschen.

Vielerorts sieht die Realität noch anders aus und E-Learning heißt dann lediglich, Seminartexte auf einer Lernplattform online zu stellen. Kerres spricht von solchen Lernplattformen als „Inseln im Internet" (Kerres 2006), die sich durch offene Lehr-/Lernformen zu „Toren" weiterentwickeln können, über die die gesamte Welt des Internet als Lernwelt betreten werden kann, Inhalte gefunden, verändert und mit anderen geteilt werden können. In dieser Sichtweise ist das Internet dann die Lernplattform. Stephen Downes, der Schöpfer des Begriffes „E-Learning 2.0" beschreibt diesen mit Worten wie „learner centered", „immersive learning", „connected learning", „game-based learning", „workflow (informal) learning", „mobile learning" und beschreibt eine Entwicklung von standardisierten Lernumgebungen hin zu „Personal Learning Environments" (Downes 2007).

Aber was steckt wirklich dahinter? Was macht das neue, innovative Element aus, welches mit Web 2.0 (Tim O'Reilly 2004/5) und mit Open Learning beschrieben wird? Und vor allem: Hat diese Entwicklung Konsequenzen dafür, wie wir Qualität im E-Learning sichern, managen und entwickeln? Und wenn ja: Brauchen wir neue Methoden und Konzepte, um zukünftig die Qualität von Open Learning zu gewährleisten und zu verbessern? Diese Fragen stehen am Anfang vieler Debatten, die rund um den Begriff Open Learning geführt werden. War die Qualitätsfrage bereits zur Zeit des traditionellen E-Learning heiß diskutiert, so existiert im Bereich Open Learning eine noch größere Unsicherheit.

Dieses Kapitel geht diesen Fragen nach. In drei Schritten wird zunächst beschrieben, was E-Learning 2.0 ist, auf welchen Grundlagen von Web 2.0 es aufbaut und was sich hinsichtlich traditionellem E-Learning verändert. In einem zweiten Schritt wird aufgezeigt, welche Konsequenzen sich für die

Qualitätsentwicklung[1] des E-Learning ergeben. Drittens werden exemplarisch einige Methoden beschrieben und praktische Anregungen dazu gegeben, wie Qualitätsentwicklung sich – parallel zu E-Learning – weiterentwickeln muss. In einem Ausblick wird diskutiert, ob eine neue Lernkultur auch zu einer neuen Qualitätskultur führt.

## 5.2 Open Learning

Studieren war früher ein Privileg für Wenige. Mit Anfang des 21. Jahrhunderts beginnt ungefähr die Hälfte eines Jahrganges ein Studium an einer tertiären Einrichtung. Diese Bewegung „mass higher education" zu ermöglichen, wird im Allgemeinen als Open-Learning-Bewegung bezeichnet und ist durch die starke Entwicklung der Open Universities in Europa gekennzeichnet (Zawacki-Richter 2010). Im vorliegenden Kapitel konzentrieren wir uns auf eine andere und noch näher zu definierende Form des Open Learning. Es geht um ein Open Learning der offenen Lehr-/ und Lernformen, also mit einem pädagogischen Fokus, also um die Betrachtung von Lernszenarien, die als offene Lernszenarien angelegt sind und dabei von Lerntechnologien und auch von sog. offenen Bildungsressourcen (Open Educational Resources) unterstützt werden können.

Bislang gibt es dazu wenig systematische Veröffentlichungen mit pädagogischem Fokus, die sich auf entsprechende Lernszenarien beziehen. Open Learning fällt als deskriptives Konzept in die Kategorie dieser sog. „offenen Bildungspraktiken", die sich dadurch auszeichnen, dass sowohl das pädagogisch-didaktische Arrangement von einer Offenheit gekennzeichnet ist, als auch die Unterstützung der Lernprozesse durch selbstgesteuerte Nutzung von offenen Bildungsressourcen und sozialen Netzwerken begleitet wird. Ehlers (2011 und 2014) hat hierzu ein systematische Konzept der sog. „Open Educational Practices" entwickelt, in dem offene Bildungsszenarien definiert sind als solche, in denen Lernende ihre Lernziele mit oder sogar ganz selbst bestimmen und auch die Lernwege und -methoden in ihrer Hand liegen – im Gegensatz zu sog. „geschlossenen" Lernszenarien, bei denen die Lernwege und -ziele durch die Institution von außen vorgegeben werden (Ehlers 2011).

Um es gleich vorwegzunehmen: Open Learning ist kein wissenschaftlicher Begriff. Es geht nicht um eine Höherentwicklung, um ein neues Paradigma oder um eine Ablösung im Sinne eines *Releasewechsels*. Streng genommen geht es nicht einmal um eine neue Technologie, kein neues spezielles Lernmodell und keine neue, abgegrenzte, innovative Variante des E-Learning.

Open Learning bezeichnet vielmehr ein Bündel an Entwicklungen, Trends und Sichtweisen die einen Wandel vom Lehren zum Lernen beschreiben. Die neue Sichtweise verbindet mit E-Learning im Wesentlichen fünf Charakteristika.

**Charakteristika des E-Learning**

1. Lernen findet immer und überall und in vielen unterschiedlichen Kontexten statt, nicht nur im Klassenraum.
2. Lernenden fällt die Rolle des Organisierenden zu, der auch seine Lernwege und Lernmethoden sowie die Kontrolle seines Lernfortschritts selber in die Hand nimmt.
3. Lernen findet ein Leben lang statt, ist multiepisodisch und nicht (nur) an Bildungsinstitutionen gebunden.
4. Lernen findet in Lerngemeinschaften (sog. *Communities of Practice:* Wenger 1998) statt, Lernende treten Communities bei, sowohl formellen als auch informellen.
5. Lernen findet viel informell und non-formal statt, zu Hause, am Arbeitsplatz und in der Freizeit und ist nicht mehr Lehrenden- und Institutionen-zentriert.

Open Learning ist hier zwar gemeint als ein Lernen, welches ganz natürlich mit Lerntechnologien verknüpft und unterstützt sein kann, z. B. durch die Nutzung von sozialen Netzwerken und Lernservices – wichtig ist dabei aber das Wort „können", denn die Technologie allein determiniert nicht die

1 Im vorliegenden Beitrag wird bewusst der Begriff Qualitätsentwicklung gewählt, der entwicklungsorientiert verstanden wird und sich gegenüber von Qualitätssicherung oder -kontrolle absetzt.

Nutzung, sondern erst die Verknüpfung mit einem Lernmodell erweitert die bisherigen Möglichkeiten des E-Learning über seine Grenzen hinaus.

### 5.2.1 Auf dem Weg zu neuem Lernen?

Die Unterstützung durch Lerntechnologien entwickelt sich geradezu rasant weiter. Vom Web 1.0, Web 2.0 zum Internet of Things. Nicht nur das World Wide Web und seine Nutzung verändern sich, sondern auch damit verknüpfte Bildungsmöglichkeiten, insbesondere im Bereich der sog. non-formalen und informellen Bildung.

Overvien (2000) führt aus, dass der Begriff „informelles Lernen" seinen Ausgangspunkt bei der Organisationsform des Lernens nimmt und diejenigen Lernprozesse als informell bezeichnet, die ihren Platz außerhalb formaler Institutionen oder non-formal organisierter Prozesse haben und auch nicht von dieser Seite finanziert werden (Watkins und Marsick 1992, S. 288). Manchmal wird weiterhin inzidentelles Lernen vom informellen Lernen abgegrenzt. Für Watkins und Marsick ist es nicht-intentional und lediglich ein Nebenprodukt anderer Aktivitäten, während informelles Lernen vornehmlich erfahrungsgeprägt ist und somit einen gewissen Reflexionsgrad voraussetzt. Nach dieser Definition ist informelles Lernen „self-directed learning, networking, coaching, mentoring, performance planning, and trial-and-error", während inzidentelles Lernen z. B. „learning from mistakes, […] internalized meaning constructions about the actions of others, hidden curriculum in formal learning" ist (Marsick und Watkins 1990, S. 7).

Die Art und Weise, wie wir heute mit Hilfe von Internet und Computertechnologie lernen, ist dabei, sich fundamental zu wandeln. Dies ist nicht ein bereits abgeschlossener Prozess, sondern vielmehr eine permanent fortschreitende Innovation, die gegenwärtig vielfach als Open Learning diskutiert wird. Was steckt dahinter?

Einfach ausgedrückt könnte man feststellen, dass traditionelles E-Learning einer *Broadcasting Logik* folgt, der oftmals ein transmissives Lehrverständnis zugrunde liegt und in dem es darum geht, Informationen und Materialien zu verteilen, zu präsentieren und Lernenden zur Verfügung zu stellen (◘ Abb. 5.1). Lernen kann mit der Metapher „Akquisition" von Lehrinhalten umschrieben werden. Open Learning stellt eher die Metapher „Partizipation" in den Vordergrund und Lernen wird als vernetzter sozialer Prozess gesehen, in dem Online-Werkzeuge benutzt werden, um durch Kollaboration und Kommunikation Lernergebnisse zu erarbeiten, eigene Lernumgebungen zusammen zustellen und das gesamte Web als Lernressource zu verstehen – und nicht nur ein vorgegebenes Kursmaterial.

Im Verständnis von Open Learning ist angelegt, unter Zuhilfenahme der verfügbaren Online-Möglichkeiten eine neue Art der Lernplattform zu schaffen: Nicht mehr *ein* Learning Management System (LMS) als Materialinsel im Ozean Internet zu benutzen, sondern ein LMS als Tor zum Web zu verstehen (Kerres 2006). Der E-Tutor (Lehrende) greift nur noch als Wegweiser ein, indem er kleine Lerninhalte (Microcontent) in einem Portal zur Verfügung stellt, die die Tür zum selbstgesteuerten Lernen aufstoßen, um die gestellten Lernziele zu erreichen. Diese werden mit den Lernenden ausgehandelt und zu Beginn, z. B. via Blog-Eintrag oder Podcast, festgehalten.

Blogs können auf vielfältige Weise für Lehr- und Lernzwecke eingesetzt werden. Eine Übersicht von Leslie (2003) zeigt verschiedene Möglichkeiten (◘ Abb. 5.2). Wird mit Blogs gearbeitet, können Bloginhalte aller Studenten durch einen RSS-Feed zusammengestellt werden. Somit entsteht eine Schnittstelle, über die jeder Lernende seine „kollaborativen Content-Produktions-Tools nach individuellem Interesse bündeln" kann (Wagner 2006). Damit setzt sich die Lernumgebung nicht mehr aus einer einzelnen Anwendung, sondern aus mehreren individuell zusammengestellten und miteinander operierenden Tools zusammen.

In diesem Zusammenhang wurde der Begriff des „Personal Learning Environment" (PLE) geprägt. In einem PLE findet die individuelle Reflexion des Lernenden in Weblogs oder Podcasts und kollaboratives Arbeiten in Wikis statt (Kerres 2006, S. 6). Somit ist Lernen nicht mehr nur der Transfer und Konsum von Inhalt und Wissen, sondern auch die eigenständige Produktion. Mark van Harmelen (2006) fasst die Eigenschaften eines PLE's wie folgt zusammen:

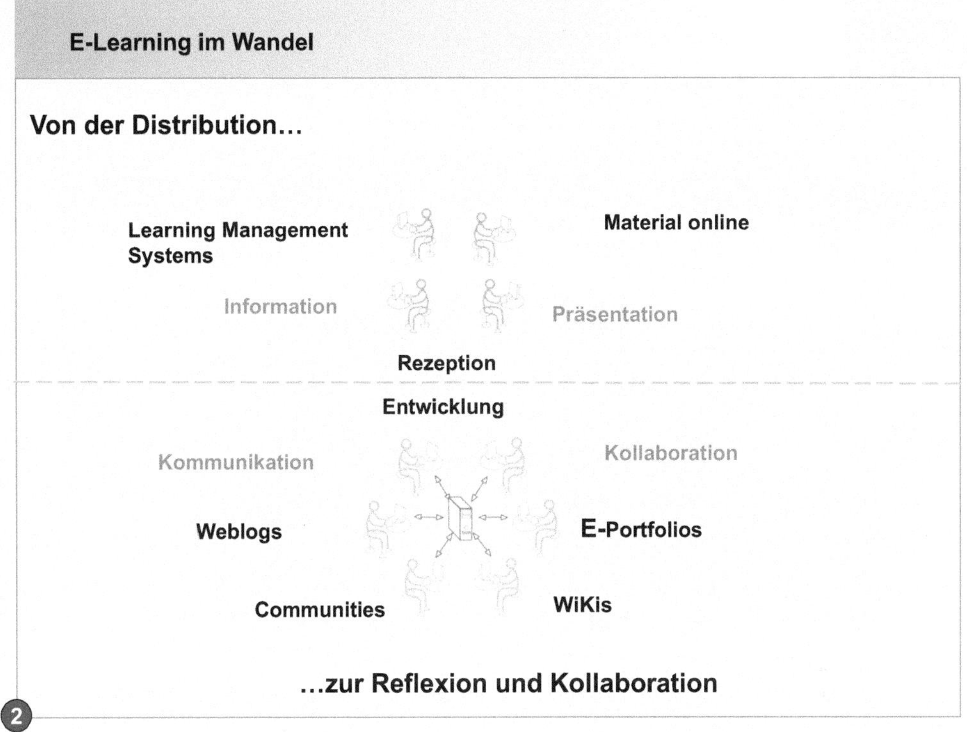


**Abb. 5.1** Wandel in der E-Learning-Landschaft

> Personal Learning Environments are systems that help learners take control of and manage their own learning. This includes providing support for learners to set their own learning goals, manage their learning; managing both content and process, communicate with others in the process of learning and thereby achieve learning goals. (van Harmelen 2006)

Langfristig gesehen kann sich so eine „persönliche Lernlandschaft" entwickeln, die ein „interaktives Portal mit allen Zugängen zur persönlichen digitalen Welt" des Einzelnen darstellt. In einem „permanenten Wissensproduktionsprozess […] aggregiert jede Person ihre Daten und Inhalte nach persönlichem Interesse, reflektiert und mixt diese je individuell zusammen und teilt sie im gewünschten sozialen Kontext mit." (Wagner 2006).

Kerres weist darauf hin, dass bestehende Ansätze oftmals den Nachteil haben, dass Lernprogramme, aber auch moderne Lernplattformen von den Lehrenden mühsam mit Inhalten, viel Zeit und Geld befüllt werden müssen und dann oft zum „Datengrab" verkommen, während das echte Leben „sich heute nebenan, im Internet" abspiele (Kerres 2006). Anstelle eines LMS könnten E-Portfolios treten, mit deren Hilfe Lernende ihre Lern- und Arbeitsprozesse selbst managen, dokumentieren und mit anderen austauschen (Siemens 2004).

### 5.2.2 Chance für informelles Lernen

Die Metapher des lebenslangen Lernens macht deutlich, dass Lernende nicht Dauerbesucher von Lehrveranstaltungen werden können, sondern, dass vielmehr neue Lernformen gefragt sind, die selbst gesteuert, schnell, flexibel und problemorientiert aufgebaut sind. Informelles Lernen, „das sich in mittelbaren Lebens- und Erfahrungszusammenhängen

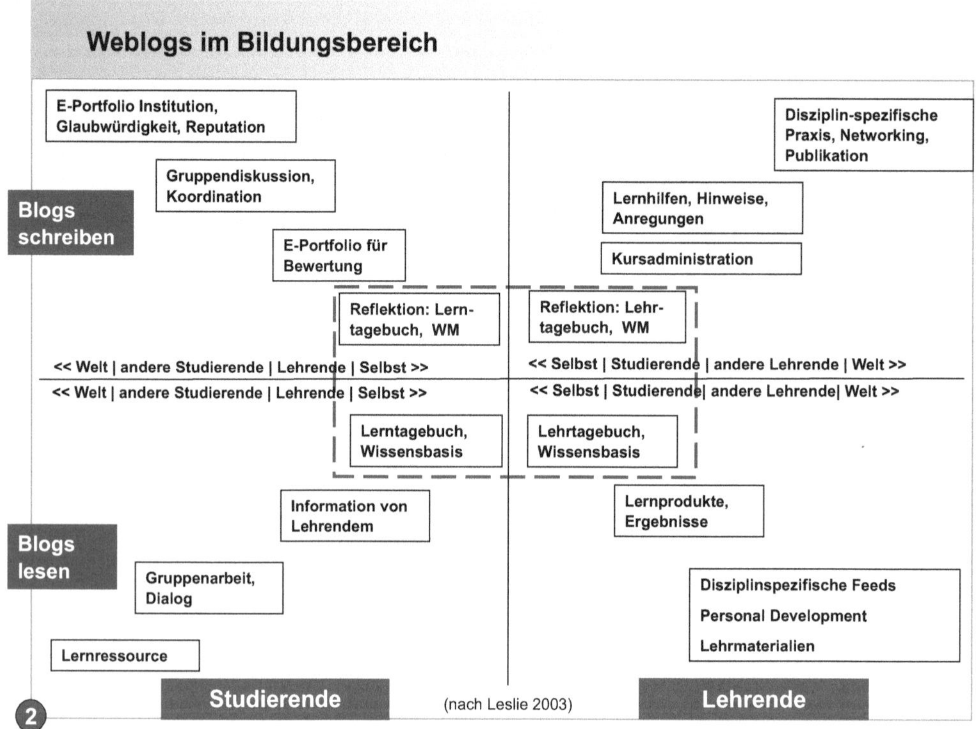


**Abb. 5.2** Verwendungszwecke von Blogs in Lehrveranstaltungen (in Anlehnung an Leslie 2003)

außerhalb des formalen Bildungswesens entwickelt“ (Dohmen 2001), rückt wieder in den Mittelpunkt der Diskussion. Es umfasst – so viel ist heute bekannt – 70–80 % aller Lernaktivitäten. Jay Cross spricht in seinem letzten Buch „Informal Learning“ davon, dass nur 10–20 % in formalen Lernszenarien gelernt werden und 80 % durch informelles Lernen. Er fordert eine Formalisierung informellen Lernens und eine Informalisierung formalen Lernens. Trotzdem wird der formalen Bildung heute noch eine weit größere Bedeutung zugeschrieben als der informellen (Cross 2003).

Empirische Untersuchungen belegen diesen Sachverhalt. Nach dem Ergebnis einer Befragung, die im Frühjahr 2003 von der Europäischen Kommission und dem Europäischen Zentrum zur Förderung der Berufsbildung (CEDEFOP 2003) in den 15 Mitgliedsstaaten der Europäischen Union durchgeführt wurde, sind die meisten Bürger der Auffassung, vor allem informell zu lernen. Mündliche Befragungen fanden in allen Mitgliedsstaaten der Europäischen Union sowie Norwegen und Island von Januar bis März 2003 statt (N=18.227). Die Auswahl für die Interviews erfolgte durch eine repräsentative Stichprobe, die im Schnitt in jedem Land 1.000 Personen über 15 Jahre umfasste.

Der nicht formalisierte Kompetenzerwerb am Arbeitsplatz, entweder bei der Ausübung der beruflichen Tätigkeit (44 %) oder in Gesprächen mit Kollegen oder dem Studium von Fachliteratur (41 %), hat nach dem Kompetenzerwerb, der außerhalb von Erwerbsarbeit im privaten Bereich stattfindet (69 %), die größte Bedeutung (die vorliegenden Ergebnisse lassen keine weiteren Rückschlüsse auf die Zugangsmöglichkeiten zu formaler Bildung durch die Befragten zu).

Auch die Ergebnisse einer anderen aktuellen Studie weisen auf die Bedeutung der informellen Lernkontexte hin: Danach stellt die formale Weiterbildung nur einen kleinen Teil der beruflichen

Weiterbildung dar. Für die Mehrheit der Erwerbstätigen sind die informellen Lernkontexte in Arbeit und Familie häufig der wesentliche bzw. häufig der einzige Hauptlernkontext, in dem sie das meiste gelernt zu haben meinen: 87 % der Befragten gaben an, in informellen Lernkontexten am meisten gelernt zu haben, gegenüber nur 13 %, die den formalen Lernkontexten die größte Bedeutung zuwiesen (Baethge und Baethge-Kinsky 2002).

### 5.2.3 Lerntheoretische und mediendidaktische Grundlagen

Im Open Learning geht es darum, dass Lernende in sozialen Netzwerken selbstbestimmt lernen. Aus (konstruktivistischer) *lerntheoretischer* Perspektive stellen die Fürsprecher des Open-Learning-Konzeptes eine „Möglichkeit der Belehrung" menschlichen Lernens grundsätzlich in Frage. Dies wird damit begründet, dass ein selbst gesteuertes System (Lernende) von seiner Umwelt nicht determiniert, sondern allenfalls gestört („perturbiert") und angeregt werden kann. Zudem wird argumentiert, dass Lernen nicht allein dadurch funktioniert, dass *externe* Anforderungen gestellt werden – Lernen, so die Vorstellung, kann nicht ohne den Lernenden geplant werden (Holzkamp 1993, S. 184).

Das Konzept des selbstgesteuerten Lernens bekommt für Open Learning – aus *bildungstheoretischer* Sichtweise – eine enorme Bedeutung.

**Selbstgesteuertes Lernen wird oftmals als *Oberbegriff* für alle Lernformen verstanden, in denen die Lernenden ihren Lernprozess bzw. Aufgaben, Methoden und Zeitaufwand selber bestimmen (und/oder mit entscheiden) und verantworten können (Deitering 1996, S. 45).**

Friedrich und Mandl (1997) verdeutlichen den Unterschied zwischen „Selbstbestimmung" und „Selbststeuerung" folgendermaßen:

> » Selbstbestimmtes Lernen gibt den Lernenden die Möglichkeit, die Auswahlalten (was wird gelernt?) und die Lernziele (woraufhin?) eigenständig mitbestimmen zu können.
> Selbstgesteuertes Lernen enthält die Option von Lernenden, den Weg des Lernens, die Lernregulation, (wie? wann?) bei vorgegebenen Lerninhalten und -zielen.
> (Friedrich und Mandl 1997, S. 219)

Die grundsätzliche *mediendidaktische* Herausforderung für Open Learning ist es, das didaktische Lernarrangement an den Parametern des didaktischen Feldes auszurichten, wie z. B. Merkmale der Zielgruppe, Spezifikation von Lehrinhalten und -zielen, didaktische Methode, didaktische Transformation und Strukturierung der Lernangebote, Merkmale der Lernsituation und Spezifikation der Lernorganisation, Merkmale und Funktionen der gewählten Medien und Hilfsmittel (Kerres 2001). Gerade bei Phänomenen wie Open Learning ist es wichtig, auf den Primat der Didaktik hinzuweisen und zuerst die Frage nach den Bildungszielen zu stellen und dann geeignete Lehr-/Lernszenarien und -methoden zu wählen und die notwendigen Werkzeuge, um diese umzusetzen. Am Beispiel eines Weblogs als E-Portfolio in der Hochschule könnten sich dabei etwa folgende Fragen stellen:

- Eignet sich das Studienfach-/Wissensgebiet für offene Portfolioarbeit?
- Wann ist der richtige Zeitpunkt für die Arbeit mit E-Portfolios? Wann im Verlauf des Studiums ergibt sich ein deutlicher Mehrwert für die Zielgruppe?
- Welche Vorerfahrung in der methodischen Portfolioarbeit haben die Studierenden? Wie gut sind sie z. B. mit den Regeln des „Feedback geben und empfangen" vertraut?
- Welche E-Portfolio-Software und Ausgabemedien sind für meine Zielgruppe geeignet? Wie ist das Verhältnis zwischen IT-Kompetenzen und den eingesetzten Medien?
- Welche Strategie hat die durchführende Hochschule zur Sicherung der E-Portfolio-Daten?

George Siemens entwickelt eine neue Lerntheorie, die 2004 veröffentlicht wurde (Siemens 2004): Konnektivismus. Er gibt an, sein Entwurf des Konnektivismus weise in seinen Prinzipien über die bisherigen lerntheoretischen Ansätze des Behaviorismus, Kognitivismus und des Konstruktivismus hinaus und berücksichtigt dabei die zunehmende Tendenz des Lernenden hin zu informellem, vernetztem und elektronisch gestütztem Lernen. Das Lernen wird dabei gesehen als zunehmend kontinuierlicher, lebenslanger Prozess, der in alltägliche Arbeits- und sogar Freizeitaktivitäten eindringt und sowohl den Einzelnen als auch die Organisation und deren Verbindungen untereinander beeinflusst. Siemens führt aus, das Wissen über „Wo" und „Wer" sei heute wichtiger, als das „Wie" und „Warum". Obwohl Siemens Entwurf sich nicht klar gegen bestehende Lerntheorien abhebt, sondern eher eine netzwerkorientierte Lernphilosophie beschreibt, ist der Ansatz vor allem dahingehend wertvoll, dass er mit großer Klarheit die Entwicklung von Open Learning und sozialen Prozessen als Grundlage für die stattfindenden Lern- und Interaktionsprozesse hervorhebt.

**Mit Open Learning gehen fundamentale und grundsätzliche Änderungen einher. Nicht nur die Lernform wird dabei thematisiert, sondern auch die prinzipielle Art, wie Lernen an sich funktioniert, wird teilweise als neu beschrieben und als nicht mit bestehenden lerntheoretischen Entwürfen beschreibbar.**

## 5.3 Qualitätsentwicklung

Qualitätsentwicklung für E-Learning wird zunehmend wichtiger. Dabei werden Lerninhalte und Lernprozesse evaluiert und Programme und Institutionen zertifiziert und akkreditiert. *Qualitätsmanagement* sieht vor, umfassende Organisationsprozesse in einer Bildungseinrichtung zu definieren und Indikatoren für deren Güte festzulegen, *Qualitätssicherung* untersucht, ob eine zuvor versprochene Qualität tatsächlich eingehalten wird, *Qualitätskontrolle* soll Fehler aufspüren und verhindern. Was aber passiert in Open-Learning-Lernszenarien? In Fällen, wo Lernmaterialien nicht von vornherein feststehen, Lernprozesse hochgradig unterschiedlich und uneinheitlich beschaffen sein können und individuellen Lernwegen folgen? Und was ist mit denjenigen Bildungsprozessen, die außerhalb von Programmen und jenseits von formalen Bildungsinstitutionen stattfinden? Wer bestimmt die Qualität von solchen Lernszenarien, was kann überhaupt noch qualitativ bewertet werden und welche Methoden können herangezogen werden, um Qualität zu verbessern?

Die vorangegangenen Abschnitte zeigen, dass eine starke Autonomie des Lernenden für Open Learning zugleich Voraussetzung und Ziel ist. Lernende sind dabei hochgradig selbstgesteuert, Lernen findet nicht ausschließlich in Institutionen, sondern überall statt, ein Leben lang und multiepisodisch, in Lerngemeinschaften und sozialen Netzwerken, unter Nutzung von *Social Software* und individuell zusammengestellten Inhalten. Die Sicherung und Entwicklung von Qualität in solchen Lernszenarien muss sich demnach vor allem auf die *individuellen Lernprozesse* und die *gezeigten Leistungen* (Performanz) konzentrieren. Es geht um die Perspektive des Lernenden und weniger um die der organisationalen Prozesse und/oder der sog. Inputfaktoren. Qualitätsbeurteilung findet weniger mit klassischen Methoden des experten- und standardbasierten Qualitätsmanagement, der Qualitätssicherung oder -kontrolle statt, sondern durch partizipative Methoden und responsive Designs. Ziel ist es, zu einer individualisierten und lernprozessbezogenen Beurteilung zu kommen. ◘ Tab. 5.1 zeigt die unterschiedlichen Gegenstände, auf die sich Qualitätsbeurteilung für Open Learning bezieht.

### 5.3.1 Grundlagen der Qualitätsentwicklung

Zunächst erscheint es paradox, über Qualität von Open Learning zu sprechen, da Qualität oftmals vor allem mit einer *Überprüfung* anhand von extern vorgegebenen Standards verbunden wird. Doch Qualität kann auch entwicklungsorientiert verstanden werden, als die Befähigung von Lernenden, sich in ihren eigenen Lernprozessen weiter zu entwickeln und dadurch qualitativ bessere Ergebnisse zu erzielen. Dann stehen eher Methoden der Selbstevaluation, Reflektion und Peer-Evaluation im Vordergrund. Eine solche Qualitätsmethodik hat zwar nichts mit normativen, allgemeingültigen und übergreifend verbindlichen Standards zu tun, zielt jedoch darauf ab, die Qualität des Lernprozesses zu verbessern.

Schaut man in die relevante Literatur über Qualität im Bildungsbereich, wird schnell deutlich, dass

**Tab. 5.1** Unterschiedliche Bedingungen und Gegenstände der Qualitätsbeurteilung

| Traditionelle Lernszenarien | Open Learning |
|---|---|
| Qualität wird durch Experten beurteilt | Qualität wird von Lernenden und Peers beurteilt |
| Lernplattform | Personal Learning Environment |
| Content | User Created Content |
| Curriculum | Lerntagebücher/E-Portfolios |
| Kursstruktur | Kommunikation |
| Tutorverfügbarkeit | Interaktion |
| Multimedia (Interaktivität) | Soziale Netzwerke und Communities of Practice |
| Aneignungsprozesse | Beteiligungsprozesse |

Qualität durchaus mehr als „Überprüfung anhand von Standards" sein kann: Harvey und Green sehen für den Bildungsbereich nicht *ein*, sondern *fünf* grundsätzlich unterschiedliche pädagogische Qualitätsverständnisse und kommen zu dem Schluss, dass Qualität ein philosophischer Begriff ist (Harvey und Green 2000, S. 36).

Als erstes nennen Harvey und Green Qualität als (1) Ausnahme. Qualität ist in diesem Verständnis eine Ausnahme, übertrifft höchste Standards oder erreicht mindestens vorgeschriebene Mindeststandards. Davon abweichend wird Qualität jedoch auch als (2) Perfektion oder Konsistenz interpretiert. Dieser Ansatz konzentriert sich auf Prozesse, die beim Streben nach Qualität erreicht werden sollen und drückt sich in Fehlerlosigkeit sowie Effektivität und Effizienz aus. Abweichend von den vorherigen Ansätzen bezieht sich (3) Qualität als Zweckmäßigkeit auf die Qualität eines Produktes oder einer Dienstleistung am jeweiligen zugrunde liegenden Zweck. Ein vierter Ansatz (4) schließlich bezieht sich auf die Relation zwischen Qualität und Markt/Preis: der adäquaten Gegenwert. In einem fünften Verständnis wird Qualität als (5) transformativ verstanden. Dieses Verständnis fokussiert hauptsächlich auf Dienstleistungen und stellt die produktorientierte Qualitätsbeurteilung im Bildungswesen grundlegend in Frage.

Ähnlich weisen auch Posch & Altrichter darauf hin, dass Qualität ein relativer Begriff ist, der nun im Hinblick auf die Werte der verschiedenen Interessengruppen näher zu bestimmen sei (Posch und Altrichter 1997, S. 28). Als Folge davon sprechen sie von Qualität als einem relativen Begriff, der im Verhältnis zwischen Stakeholdern als Aushandlungsprozess zu organisieren sei (ibid, ähnlich auch: Harvey und Green 2000, S. 17). Heid hebt hervor, dass Qualität keine generelle, beobachtbare Eigenschaft eines Bildungsprozesses sei, sondern vielmehr das Resultat einer Bewertung (Heid 2000, S. 41). Qualität in der Bildung kann somit nicht als eine pauschale Klassifizierung guter Schulen, Programme oder Lernszenarien verstanden werden, sondern muss sich als Resultat eines transparenten Aushandlungsprozesses von Werthaltungen, Anforderungen und Ergebnissen verstehen (Ditton 2000, S. 73). Posch und Altrichter (1997, S. 130) kommen zu dem Schluss, dass man nicht mehr erreichen kann als „jene Kriterien, die jeder Stakeholder bei seinen Qualitätseinschätzungen benutzt, so klar als möglich zu definieren und diese – zueinander in Wettbewerb stehenden – Sichtweisen zu berücksichtigen, wenn Qualitätsbeurteilungen vorgenommen werden."

Für Qualität von Bildungsprozessen heißt das, zunächst einmal zu fragen, *welche* Stakeholder mit *welchen* Interessen *wie* am Bildungsszenario beteiligt sind. In dieser Frage zeigt sich bereits ein deutlicher Unterschied zwischen dem broadcasting-orientierten traditionellen E-Learning Verständnis und dem eher beteiligungsorientierten Open-Learning-Verständnis. Open Learning rückt die Lernenden nicht nur als Empfänger in den Mittelpunkt, sondern auch als aktiver Akteur, der selber an der Definition und Evaluation von Qualität der Lernressourcen und der Lernprozesse beteiligt ist. Während im traditionellen E-Learning Verständnis Lernmaterialien vielfach von Experten erstellt und bewertet werden, Lernplattformen durch Institutionen und Experten qualitätsgesichert werden, stellen Lernende sich in Open-Learning-Szenarien ihre eigene persönliche Lernumgebungen (PLE) zusammen, kreieren eigenen Content, und lernen zusammen mit und von anderen. Lernmaterialien werden gegenseitig durch die Peers bewertet.

**In Open-Learning-Lernszenarien fällt dem Lernenden als aktivem Konstrukteur von Lernmaterialien (Co-Creator), Lernumgebungen (PLE) und Impulsgeber für eigenen Lernprozess eine wichtige Rolle bei der Definition von Erfolgs- und Qualitätskriterien zu.**

Dies ist übrigens eine Eigenschaft, die oftmals als Barriere für die Integration von Open Learning in formale Bildungsprozesse empfunden wird. Denn die Konkurrenz von Lernenden und Lehrenden und/oder anderen institutionellen Akteuren bei der Qualitätseinschätzung scheint oft unüberwindbar und nur über einen Machtverlust auf Institutionsseite auflösbar.

### 5.3.2 Rahmenbedingungen für Qualität

Vorweg: Für Open Learning bedarf es keiner neuen Philosophie oder Methode der Qualitätsentwicklung – etwa einer neuen und völlig veränderten Qualitätsphilosophie von der Art einer zweiten Generation von Bildungsqualität. Jedoch müssen veränderte Rahmenbedingungen und Kontexte berücksichtigt werden. Um diesen veränderten Kontexten gerecht zu werden, müssen bei der Qualitätsentwicklung andere Fragen gestellt werden, andere Gegenstände bewertet, andere Qualitätsmaßstäbe angelegt und auf spezifische Methoden der Qualitätssicherung, -verbesserung und -entwicklung zurückgegriffen werden.

Kurz gesagt: Die Rolle der Qualitätsentwicklung ändert sich. Ist sie vielfach in traditionelleren Lernszenarien noch die einer Prüfung und Kontrolle von Qualität, so wird sie in Open-Learning-Szenarien mehr zur Rolle eines Ermöglichers von Lernfortschritten. Lernmethoden und Qualitätsentwicklung rücken eng zusammen. Methoden wie Feedback, Reflektion und Empfehlungsmechanismen stehen im Vordergrund. Charakteristische Rahmenbedingungen, die bei der Qualitätsentwicklung für Open-Learning-Szenarien beachtet werden müssen, sind im Folgenden aufgeführt:

- **Von Rezeption zu Partizipation:** Die Metapher für Lernen ändert sich. Im Open Learning macht sich Qualität nicht so sehr an der Evaluation einer vorgefertigten Lernumgebung oder eines von Experten produzierten Lerninhaltes fest. Nicht die Rezeption, sondern die aktive Beteiligung steht im Vordergrund, also die Frage, inwieweit ein Lernszenario dazu anregt, individuelle, persönliche Lernumgebungen zu kreieren, eigene Lerninhalte zusammen zu stellen und mit anderen zuteilen.
- **Von Kontrolle zu Reflexion:** Qualitätsentwicklung für Open-Learning-Szenarien verlagert den Fokus von einem Konformitätsfokus hin zu einer Reflexion des Lernprozesses. Lernende werden dabei unterstützt, eigene Lernfortschritte, Bildungsstrategien, Bedarfe etc. zu reflektieren, zu erkennen und umzusetzen und den Beitrag von Bildungsmedien dabei kritisch zu reflektieren. Ziel ist es, eine persönlich ideale Konfiguration von Bildungsmedien und -strategien zu erlangen, die durch selbstständige Reflexion weiter entwickelt wird.
- **Von der Produktorientierung über die Prozessorientierung hin zur Performanz- und Kompetenzorientierung**: Weniger die Lernmaterialprodukte, mit denen gelernt wird, stehen im Vordergrund der Qualitätsentwicklung; auch nicht die Prozesse eines Anbieters. Qualitätsentwicklung konzentriert sich auf die Performanz der Lernenden, die von ihnen erstellten Lernprodukte, Entwicklungsschritte u. Ä. (etwa in E-Portfolios), die ihren Weg zur Handlungskompetenz kennzeichnen.
- **Von Bildungsplanung für den Lernenden zur Bildungsplanung durch den Lernenden:** Qualität von Lernszenarien wird oftmals durch eine sorgfältige Analyse der Bildungsbedarfe, einer umfassenden Konzeptionsphase,

rückgekoppelte Lernmaterialdesign- und Entwicklungsprozesse und der Evaluierung von Lernprozessen und Outcomes angestrebt. In Open-Learning-Szenarien werden viele dieser Prozesse vom *Anbieter* eines Programmes auf den *Lernenden* verlagert. Qualitätskonzepte müssen daher Lernende in ihrer Fähigkeit zur Qualitätsentwicklung durch Reflexion unterstützen, Lerner-orientierte Evaluationsformen ermöglichen und Lernenden die notwendigen Werkzeuge zur Qualitätsentwicklung ihrer eigenen persönlichen Lernumgebung an die Hand geben.

- **Vom Empfänger zum Entwickler von Lernmaterialien:** Qualitätsbeurteilung in Open-Learning-Szenarien folgt nicht der Logik einer Wirkungsforschung, um zu ermitteln, wie die Materialien und Medieneigenschaften optimal auf den Lernprozess wirken. Es geht nicht um Lernprozesse, die in einem einheitlichen Lernszenario stattfinden. Vielmehr stehen die Prozesse der Entwicklung, der flexiblen Nutzung und der Validierung über soziale Austauschprozesse mit anderen Lernenden im Mittelpunkt.
- **Von der „Lerninsel" LMS zum Internet als Lernumgebung:** Kerres (2006) weist darauf hin, dass Lernmanagementsysteme wie eine Insel funktionieren, die im großen Materialozean des Word Wide Web einen abgeschlossenen Bereich darstellen. Open-Learning-Szenarien verstehen LMS nur als Startpunkt, als Wegweiser für die eigene Suche und Verwendung von Materialien aus dem Internet, ihrer Weiterentwicklung und Verknüpfung mit Werkzeugen, die flexibel zu persönlichen Lernportalen arrangiert werden können. Die Qualitätsbeurteilung konzentriert sich daher nicht mehr auf die Materialien auf dem LMS, sondern auf die Lernprodukte, und auf ggf. in einem E-Portfolio dokumentierte Lernprozesse.
- **Von Klausuren zur Performanz:** Lernfortschritte und Leistungen zeigen sich nicht nur in Prüfungen, sondern sind vor allem in den in Portfolios dokumentierten Lernverläufen (z. B.. in WiKis oder Weblogs), Lernprodukten und sozialen Interaktionen nachvollziehbar.

### 5.3.3 Konzepte und Methoden der Qualitätsentwicklung

Die Qualitätsbeurteilung von Open Learning fokussiert sich auf den Lernprozess. Nicht externe Maßstäbe und inter-individuelle Vergleiche werden herangezogen (etwa über Klausuren, Tests oder Assessments), sondern Verfahren der Selbstbewertung intra-individueller Entwicklungsprozesse stehen im Vordergrund, weniger durch Klausuren und Tests als vielmehr durch Reflexion und Begutachtung von Lernprodukten und E-Portfolios. Zwar ist Open Learning als Trend eine neue Entwicklung, jedoch gibt es mit den zugrunde liegenden Lernmodellen *autonomen Lernens* und des *Lernens in Communities of Practice* bereits substanzielle Erfahrungen und Methoden, wie Beurteilungen und Qualitätsbewertungen von Lernprozessen vorgenommen werden können.

Diese Methoden können von Lehrenden genutzt werden, um sie zusammen mit Lernenden dazu einzusetzen, die Lernfortschritte zu evaluieren und individuelle Lernplanungen zu ermöglichen. Lehrende haben dabei die Rolle des Mentors, der Feedback und Rückmeldung gibt und bei der Reflektion von Lernerlebnissen hilft oder E-Portfolio-Einträge beurteilt (◘ Tab. 5.2).

Im folgenden Abschnitt werden wichtige Aspekte der in ◘ Tab. 5.2 genannten Methoden zur Qualitätsbeurteilung vorgestellt.

#### Selbstevaluation

Eine wichtige Methode, die enorme Potenziale für die Qualitätsbewertung von Lernprozessen in Open-Learning-Szenarien bietet, ist das Konzept der Selbstbewertung. Dabei geht es nicht um eine abschließende (summative) Beurteilung der Lernleistung, sondern vor allem um eine Verbesserung der Lernfähigkeiten.

» Self-evaluation is defined as students judging the quality of their work, based on evidence and explicit criteria, for the purpose of doing better work in the future. When we teach students how to assess their own progress, and when they do so against known and

**Tab. 5.2** Methoden der Qualitätsentwicklung für Open Learning

| Methoden der Qualitätsbeurteilung | Qualitätsbeurteilung durch |
|---|---|
| 1. Selbstevaluation | Lernende mit Hilfe/ Feedback von Lehrenden |
| 2. Beurteilung von E-Portfolios | Lehrende |
| 3. Social Recommendation | Qualitätsbeurteilung durch Mitlernende, Lerngruppen |
| 4. Zielgruppenorientierte Evaluationsmethoden | Lehrende |

challenging quality standards, we find that there is a lot to gain. Self-evaluation is a potentially powerful technique because of its impact on student performance through enhanced self-efficacy and increased intrinsic motivation. Evidence about the positive effect of self-evaluation on student performance is particularly convincing for difficult tasks (Maehr & Stallings, 1972; Arter et al., 1994), especially in academically oriented schools (Hughes et al., 1985) and among high need pupils. (Henry 1994).

In der Literatur finden sich positive Effekte für Selbstevaluationsprozesse auf die Lernleistung (Maehr und Stallings 1972, Arter et al. 1994, Hughes et al. 1985). Studierende können sich dabei mit dem Profil der eigenen Stärken und Schwächen auseinander setzen. Rolheiser und Ross (2001) führen aus, dass Studierende, die ihre Leistungen positiv evaluieren, sich höhere Ziele stecken, sich persönlich mehr für den Lernprozess einsetzen und mehr persönliche Ressourcen mobilisieren. Ein Selbstbeurteilungsprozess vollzieht sich in vier Schritten folgendermaßen:

- **Schritt 1:** Lernende werden in die Definition der Kriterien, die zur Beurteilung herangezogen werden, involviert. Dies geschieht zumeist in Form von Aushandlungsrunden. Es zeigt sich, dass weder Kriterien, die vorgegeben werden, noch Kriterien, die vollständig von Studierenden entwickelt werden, so effektiv sind wie solche, die gemeinsam entwickelt werden. Studien zeigen, dass Kriterien, die in Zusammenarbeit mit Lernenden entwickelt werden, Zustimmung und Zielmotivation erhöhen. Lernende werden zudem gleichzeitig bei der Entwicklung von eigenen Zielen gecoacht und machen Erfahrungen bei der Wahl der Schwierigkeitsstufe. Es entwickelt sich zudem eine Beratungshaltung zwischen Lehrenden und Lernenden, die in Open-Learning-Lernprozessen von hoher Bedeutung sein kann.
- **Schritt 2:** In diesem Schritt wenden Lernende die selbst gewählten Kriterien auf ihren eigenen Lernprozess an. Dabei kann es wichtig sein, dass ihnen Beispiele zur Verfügung stehen, wie solche Bewertungen aussehen.
- **Schritt 3:** In einem dritten Schritt bekommen Lernende Feedback zu ihrer Selbsteinschätzung. Ziel ist es, die eigenen Einschätzungen durch diesen Feedbackprozess zusammen mit Lehrenden zu kalibrieren. Eine Triangulation von eigener Einschätzung, der des Lehrenden und der der Peers wird dabei mit einbezogen.
- **Schritt 4:** Im vierten Schritt werden Studierende aufgefordert, auf Basis der eigenen Einschätzung Kompetenzentwicklungspläne zu entwickeln und mit Lehrenden Strategien zu beraten, um diese Ziele zu erreichen.

## Qualitätsbeurteilung mit E-Portfolios

E-Portfolios – netzbasierte Sammelmappen – integrieren verschiedene Medien und Services. Studierende sammeln in ihrem E-Portfolio diejenigen Lernprodukte, die im Verlauf einer Veranstaltung oder auch während des gesamten Studiums erstellt werden. Das elektronische Portfolio können Studierende benutzen, um Kompetenz auszuweisen und ihren Lernprozess zu reflektieren. Es werden Arbeitsergebnisse, verbunden mit Anmerkungen von Tutoren, Lehrenden und Kommilitonen, Feedbacks und persönlichen Reflexionen gesammelt.

E-Portfolios eignen sich zur Qualitätsbeurteilung („Sind E-Portfolios ein Assessment *des* Lernens oder *für das* Lernen?" siehe dazu Barrett und Carney 2005, Ainsworth und Viegut 2006). E-Portfolios können dabei zur abschließenden Bewertung (summativ) oder zur fortlaufenden Verbesserung (formativ) herangezogen werden. Wie in ◘ Tab. 5.3 ersichtlich, unterscheiden sich Zweck, Ausgestaltung und Inhalte der Portfolios bei summativer Bewertung des Lernerfolgs bzw. formativer Bewertung zur Lernunterstützung deutlich.

Der Arbeit mit Portfolios hat eine Doppelfunktion, einerseits als innovatives Lehr-/Lerninstrument und andererseits als alternatives Beurteilungsinstrument. E-Portfolio-gestützte Lernszenarien stellen den Lernprozess stark in den Mittelpunkt und ermöglichen so für alle Beteiligten ein tieferes Verständnis von Lernprozessen.

Hinsichtlich der Qualitätsbeurteilung wird das Portfolio als Weg von ausschließlich fremd bestimmter, testorientierter Leistungs*feststellung* durch die Lehrenden, hin zu einer stärker selbstbestimmten Leistungs*darstellung* durch die Lernenden verstanden. E-Portfolios sind kompetenzorientiert. Es wird dabei nicht betont, was Lernende *falsch* gemacht haben, sondern was sie können. Portfolio-Befürworter betonen häufig die natürliche Brückenfunktion des Portfolios, d. h. die Verbindung, die es zwischen Lehren, Lernen und Beurteilen herstellt (Häcker 2005, S. 4). Ein E-Portfolio ist daher eine Methode der Leistungsbeurteilung, die eine Kombination aus Fremd- und Selbstevaluation bietet. ◘ Tab. 5.4 gibt einen Überblick über E-Portfolio-orientierten Charakteristika der Bewertung im Vergleich zu testorientierten Online-Prüfungen. E-Portfolios können dabei sowohl zur Beurteilung/Bewertung von Fach- als auch von Selbstkompetenz herangezogen werden. Werden E-Portfolios als Beurteilungsinstrument eingesetzt, sind dabei die folgenden Aspekte zu beachten:

- Die neue Art des Lernens, Darstellens und der Reflektion braucht Betreuung und eine „Sozialisationsphase".
- E-Portfolios sind eher ein Entwicklungs- als ein Kontrollinstrument.
- Eine qualitative Beurteilung unterstützt die Individualität des Leistungsnachweises.
- Die hohe Subjektivität in der Bewertung verringert sich durch mehrere Evaluatoren (siehe Peer-Review, ◘ Tab. 5.5).
- Datenaustausch und -veröffentlichung müssen im Vorfeld geklärt werden.

**◘ Tab. 5.3** Funktionen eines E-Portfolios zur Beurteilung (basiert auf Hornung-Prähäuser et al. 2007)

| Portfolio für summative Beurteilungen | Portfolio für formative Beurteilungen |
|---|---|
| **Zweck des EP wird vorgeschrieben.** | Der Zweck des Portfolios wurde mit dem/der Lernenden abgestimmt. |
| **Es ist festgelegt, welche Lernprodukte im EP für eine Bewertung vorhanden sein müssen.** | Artefakte wurden vom Lernenden ausgewählt, um damit die Geschichte ihres Lernens zu erzählen |
| **Portfolios werden üblicherweise am Ende eines Schuljahres, Semesters oder Programms angefertigt, mit Zeitbeschränkung.** | Portfolios werden laufend gepflegt, über ein Schuljahr, Semester oder Programm hinweg, mit flexibler Zeiteinteilung. |
| **Die Portfolios und/oder Artefakte werden üblicherweise benotet, basierend auf einer Matrix und quantitativen Daten für ein externes Publikum.** | Die Portfolios und Artefakte werden mit den Lernenden begutachtet und benutzt, um Rückmeldung zur Verbesserung des Lernens zu geben. |
| **Das Portfolio ist üblicherweise durch die vorgegebenen Ergebnisse, Ziele oder Standards strukturiert.** | Die Organisation des Portfolios ist durch den Lernenden bestimmt oder mit dem Mentor/Berater/Lehrer ausgehandelt. |
| **Manchmal werden sie benutzt, um wichtige Entscheidungen zu treffen.** | Sie werden kaum genutzt, um wichtige Entscheidungen zu treffen. |
| **Summativ: Was wurde bis heute gelernt? (Vergangenheit – Gegenwart)** | Formativ: Welche Lernbedürfnisse gibt es in der Zukunft? (Gegenwart – Zukunft) |
| **Extrinsische Motivation ist notwendig.** | Intrinsische Motivation, mobilisiert den/die Lernenden. |
| **Publikum: extern, geringe Auswahlmöglichkeiten** | Publikum: Lernende, Familie, Freunde |

**Tab. 5.4** Gegenüberstellung E-Assesment-Bewertungsformen „E-Portfolio vs. Online-Prüfungen" (Quelle: Hornung-Prähäuser et al. 2007)

| Charakteristika | Online-Prüfungen | E-Portfolio |
|---|---|---|
| Vorbereitung | Aufwändig für den Prüfer | Aufwändig für den Kandidaten |
| Formen | – Online-Multiple-Choice-Test<br>– Online-Aufgaben<br>– Simulationen (Pilotenprüfung) | – Projektbezogene E-Portfolio-Arbeit<br>– E-Portfolios zur Studienplanung |
| Bewertete Materialien | – Antworten | – Studien-/Lernziele, Lernpläne<br>– Artefakte (Materialien, Zeugnisse)<br>– Reflexionen über das Lernen<br>– Feedback/Kommentare anderer Evaluationen |
| Bewertungskriterien | – Korrektheit (Übereinstimmung mit Musterlösung)<br>– Vollständigkeit<br>– Kriteriums- oder Normorientierung | – Erfüllung von Bewertungskriterien (Raster)<br>– Blick auf Kompetenzen<br>– Orientierung am Individuum |
| Prüfungsbewertung | – schnell<br>– objektiv | – aufwändig<br>– subjektiv (bei mehreren Begutachtern abgeschwächt) |
| Verhalten des Kandidaten | - eher passive Wissensabfrage | – aktives Entwicklung der Portfolio-Inhalte<br>– Einbezug von Selbstevaluation |

**Tab. 5.5** Unterschiede zwischen Peer-Review- und Peer-Assist-Verfahren (basiert auf Common Knowledge 2007)

| Peer-Review | Peer-Assist |
|---|---|
| Ziel: Bewertung | Ziel: Lernen, Wissenszuwachs |
| Evaluativ | Kollaborativ |
| Aufgabe ist es, eine Arbeit zu kritisieren | Aufgabe ist es, mit einem und durch ein Team zu lernen |
| Reviewers werden durch andere ausgewählt | Die Assistants werden selber ausgesucht |
| Oftmals eine „krampfhafte" Bemühung um konstruktive und auf jeden Fall positive Evaluationsergebnisse | Problemlöseprozess |
| Manche Akteure sind immer in der Rolle der Reviewer | Rollenwechsel wird unterstützt, diejenigen, die heute assistieren, können morgen selber ein Peer-Assist-Verfahren einberufen |
| Bericht wird zumeist dem Management zur Verfügung gestellt | Das Verfahren richtet sich nur an diejenigen, die es einberufen haben |

## Beispiele für E-Portfolio-Arbeit

- Ein Beispiel für die Arbeit mit E-Portfolios ist der ePortfolio-Blog von Studierenden der Pädagogischen Hochschule des Kantons St. Gallen (CH): http://phrblog.kaywa.ch/
- Das E-Portfolio-Portal der Pädagogischen Hochschule des Kantons St. Gallen ist ein Weblog, das eine Vielzahl von E-Portfolios per Hyperlink zugänglich macht. Es finden sich dort sowohl Angebote von Dozierenden als auch studentische Portfolios, die z. B. zur Dokumentation von Projekten: http://www.eportfolio-phsg.ch/

## Social Recommendation and Community Participation

In Open-Learning-Lernszenarien spielt die Kommunikation, das Feedback und der Austausch innerhalb einer Lerngemeinschaft eine große Rolle. Mit Social-Software-Werkzeugen können Kollaborationen durchgeführt werden, Informationen ausgetauscht – und auch gemeinsam bewertet werden. Drei Methoden kommen dabei besonders zum Tragen, zu denen mittlerweile erste Erfahrungen vorliegen:

1. Social Recommendation Mechanisms
2. Peer-Review-Verfahren
3. Peer-Assist-Verfahren

### ▪ 1. Social Recommmedation Mechanisms

Social Recommendation Mechanisms werden bereits als diejenigen Verfahren bezeichnet, mit denen die „wahre Qualität" von Lernmaterialien ermittelt werden kann (Duval 2006), entgegen den expertenorientierten Verfahren. Dabei schätzen Mitglieder einer Lerngemeinschaft die Materialien ein, die im Web vorhanden sind. Dies geschieht z. B. in Lernmaterialdatenbanken, in denen für die dort gespeicherten Lernmaterialien eine Einschätzung über die Nützlichkeit und Qualität abgegeben wird, oder – in einer weniger strukturierten Form – indem Lernende auf eigenen Webseiten Linklisten zu Materialien, Kursen und Ressourcen des Internets anlegen, die sie als besonders wertvoll und qualitativ hochwertig einschätzen.

Einerseits kann diese Methode als „Qualitätsbewertung" verstanden werden, indem jedes Lernmaterial von Lernenden bewertet wird. Andererseits ist es auch möglich à la Amazon (http://www.amazon.com) vorzugehen und Lernenden Empfehlungen darüber zu geben, welche Lernmaterialien zu einem bestimmten Thema von anderen Lernenden in der gleichen Lage als besonders nützlich eingeschätzt werden – sog. social recommendations. Eric Duval, ein Professor aus Belgien, schlägt hierfür ein Konzept vor, welches er als „LearnRank" bezeichnet und in dem es darum geht, ein Ranking von Lernmaterialien auf Basis der Einschätzung von Lernenden vorzunehmen und es zusammen mit ihren „Kontexten" und Absichten als Grundlage für Lernempfehlungen zu verwenden (Duval 2006). Natürlich ist das keine Garantie für einen besonders guten Fund, aber es erhöht die Wahrscheinlichkeit, nützliche gute Inhalte zu finden.

### ▪ 2. Peer-Review und Peer-Reflexion

Peer-Review ist ein bereits vielfach eingeführtes Konzept, gerade im akademischen Bereich. Es geht darum, Qualität dadurch zu bewerten, dass *Peers*, also Kollegen und/oder Mitlernende, sich untereinander ein Feedback geben. Im Bereich der Wissenschaft geht es dabei oftmals um Forschungsanträge oder Veröffentlichungen. Für den Bereich des Lernens, gerade in Open-Learning-Szenarien, kann das Peer-Review jedoch angewendet werden, um für Ergebnisse, Lernwege und Lernziele ein Feedback und eine Qualitätssicherung zu erfragen, welches von Mitlernenden oder anderen Mitgliedern der Lerngemeinschaften gegeben wird. Eine einfache Anwendung des Peer-Review-Verfahrens zur Qualitätsverbesserung in Open-Learning-Szenarien ist es, unterschiedliche Lerngruppen oder Mitglieder unterschiedlicher Lerngemeinschaften einzuladen, ihnen die Lernvorhaben, die Lernverläufe, die zu bearbeitenden Probleme und Lösungen zu präsentieren und sie zu einem Review einzuladen.

Peer-Reflexion ist ein Prozess, der darauf abzielt, Reflexionsmöglichkeiten zu gestalten, bei denen die Peers dazu aufgefordert werden, anhand ihrer eigenen Erfahrungen Fragen und Anregungen zur Reflexion von Lernprozessen zu geben. Eine Gruppe könnte so z. B. mit einer anderen darüber in Kontakt treten, wie sie ihre Projektarbeit strukturiert hat oder warum sie gerade diese Materialien dazu herangezogen hat.

### ▪ 3. Peer-Assist (Peer-Learning und Bench-Learning)

Eine Möglichkeit, die Qualität von Lernprozessen zu überprüfen und zu verbessern, ist es, von den Lösungen anderer zu lernen bzw. zusammen mit anderen in einen Peer-Lern-Prozess einzutreten. Ein in jüngster Zeit aufkommendes Model ist das Peer-Assist-Modell (die Modelle Peer-Assist, Peer-Learning und Bench-Learning sind gewissermaßen die logischen Fortführungen von Peer-Review-Prozessen). Es ist eine strukturierte Reflexion im sozialen Netzwerk, die über Social Software durchgeführt werden kann. Die Methode grenzt sich klar vom Peer-Review ab (◘ Tab. 5.5) und möchte primär Lernprozesse stimulieren. Indem die Methode für Open-Learning-Szenarien eingesetzt wird, wird soziales Kapital für die Weiterentwicklung eigener Lösungen genutzt oder für die Lösung von Lernschwierigkeiten, die sich beim Lernverlauf ergeben. Ein Lernprozess kann strukturiert reflektiert werden, indem der Lernprozess, die Ergebnisse und dokumentierten Outcomes an sich zum Thema im Peer-Assist-Prozess gemacht werden können.

Der Peer-Assist-Prozess ist ein strukturierter Ablauf, der in Open-Learning-Szenarien unter Verwendung von Social Software eingesetzt werden kann. Es geht um eine Vernetzung und Stärkung der Lerngemeinschaft mit dem expliziten Ziel, eigene Lösungsstrategien und Lernansätze zu thematisieren, zu reflektieren und zu verbessern. ◘ Tab. 5.6 zeigt, wie Peer-Assist in Open-Learning-Szenarien eingesetzt werden kann.

## Zielgruppenorientierte Evaluationsverfahren

Evaluation wird heute vielfach zur Beurteilung von Lernprozessen und -ergebnissen herangezogen. Eine Vielzahl an Beiträgen in der wissenschaftlichen und praxisbezogenen Literatur mit vielfältigen, bewährten Verfahren kann mittlerweile herangezogen werden. Im Bildungsbereich sieht die gängige Evaluationspraxis zumeist vor, dass eine Gruppe anhand von einem Evaluationsinstrument (z. B. einem Fragebogen) die Lehr-/Lernsituation bewertet. Problematisch in Open-Learning-Szenarien ist dies, da die Lernverläufe und Lernumgebungen (PLE) potenziell unterschiedlich sind – selbst in ein und derselben Lehrveranstaltung. Daher kann bzgl. der Evaluation sinnvollerweise nur auf eine stark zielgruppenbezogene Evaluationspraxis zurückgegriffen werden.

Dies kann auf die Weise realisiert werden, zielgruppenspezifische Profilierungen der Evaluationsinstrumente zuzulassen. Eine Möglichkeit ist z. B., dass Lernende nicht nur eine Frage aus einem Evaluationsfragebogen beantworten müssen, sondern, dass zugleich erfragt wird, wie *wichtig* bzw. *relevant* sie dieses Evaluationsitem für ihren Lernprozess halten. Hat ein Item gar keine Relevanz für einen

◘ **Tab. 5.6** Online-Peer-Assist-Verfahren

| Phase | Werkzeuge |
|---|---|
| Vorbereitung | |
| „Peer-Assistee" verschickt Einladung an (sechs) Peer Assistants | E-Mail |
| Einen Peer-Assist-Moderator finden und einladen | E-Mail |
| Ein Peer-Assist WIKI oder Blog anlegen | WIKI, Blog, Protopage, etc. |
| Durchführung | |
| **Runde 1:** Präsentation des Problems (10 Min.) | Stichpunkteinträge über Peer-Assist WIKI/ Blog/ Application Sharing, Collaboration Platform |
| | *Beispiele:* Ein Konzept wird stichwortartig präsentiert, welches von dem Lernenden zur Lösung eines Problems entwickelt wurde; ein Konzept für eine Diplomarbeit, Seminararbeit etc, wird kurz vorgestellt; ein Problem aus dem Arbeitskontext wird dargestellt. |
| **Runde 2:** Peer-Assistants können Verständnis- und Detailfragen stellen (30 Min.) | Onlinec-Chat, Collaboration Platform |
| **Runde 3:** Peer-Assistants machen Vorschläge zur Lösung und geben Einschätzungen (45 Min.) | Vorschläge werden in einem Diskussionsforum eingetragen, jeder liest die Vorschläge der anderen Teilnehmer/innen |
| **Runde 4:** Moderator lädt alle TN ein, einen abschließenden Vorschlag abzugeben (30 Min.) | Abschließende Runde als Eintrag im Diskussionsforum |
| **Runde 5:** Peer-Assistee entscheidet sich für ein weiteres Vorgehen und teilt es der Gruppe mit (10 Min.) | In einem Online-Chat teilt der Peer-Assistee mit, welchen Vorschlag er/sie auswählt |

Lernprozess, dann wird es mit nur geringer Wichtigkeit eingeschätzt und geht dementsprechend auch nur mit geringem Gewicht in die Gesamtbewertung ein. „Künstliche" Einschätzungen von Dimensionen, die für den Lernverlauf keine Wichtigkeit besitzen, werden so vermieden. Ein weiterer Vorteil ergibt sich dadurch, dass Lernende zugleich mit der Bewertung, auch eine Reflektion dazu vornehmen, was in ihrem persönlichen Lernverlauf von Bedeutung war. Der Fragebogen, der für eine solche Evaluation verwendet wird, sollte also ausreichend alle relevanten Bereiche abdecken.

Ein solches zielgruppenorientiertes Verfahren lehnt sich konzeptuell an Erfahrungen an, die im Bereich der responsiven Evaluation gemacht wurden. Teilnehmer/innen bewerten dabei nicht lediglich die ihnen vorgegebenen Gegenstände, sondern sind in die Definition der Evaluationsgegenstände mit einbezogen. In Open-Learning-Lernszenarien kann dies potenziell dazu führen, dass alle Evaluationsteilnehmer/innen einen unterschiedlichen Evaluationsfragebogen „konstruieren", indem sie unterschiedliche Gewichtungen vornehmen. Die Ergebnisse dieser Evaluationsverfahren können nicht auf dieselbe Art und Weise verwertet und gehandhabt werden, wie die Ergebnisse einer „normalen" Evaluation. Eine Lerngruppe wird nicht als *eine homogene* Einheit aufgefasst, sondern zielgruppenspezifische Vorschläge und Lösungen für die auftretenden Evaluationsergebnisse der jeweiligen individuellen Präferenzprofile werden gefunden. Erste Online-Werkzeuge für solche Evaluationsverfahren werden bereits entwickelt (z. B. http://www.sevaq.com).

## 5.4 „Löcher in der Gartenmauer": neue Lern- und Qualitätskultur

Stephen Downes (2007) benutzt bei einem Vortrag auf der Innovations in Learning Conference von Brandon Hall die Metapher der „Walled Gardens". Er bezieht sich damit darauf, was Kerres (2006) als inselhaftes E-Learning bezeichnet, wenn er das sog. „E-Learing 1.0" beschreibt.

Open Learning reißt Löcher in diese Gartenmauern. Es führt zu einer neuen Lernkultur. Diese ist gekennzeichnet durch eine stärkere Autonomie der Lernenden, die weg führt von einem *Wissenstransfermodell*, wie es in vielen Bildungskontexten vorherrscht, hin zu einem Modell der gemeinsamen Wissenskonstruktion und Kompetenzentwicklung. Lernende für eine ungewissen Zukunft *fit* zu machen, steht im Vordergrund, sie bei ihrer Entwicklung zu „reflektierten Praktikern" (Schön 1983) zu unterstützen und sie mit einem Portfolio von Handlungskompetenzen auszustatten, mit dem sie ihre jeweiligen Arbeits- und Lebenskontexte gestalten und innovativ weiter entwickeln können.

Natürlich wird *Lernen* an sich dadurch nicht neu erfunden. Lernen als Grundkonzept bleibt gleich. Wir erkennen vielmehr neue pädagogische Verständnisse und didaktische Formen wie Lehr-/Lernszenarien gestaltet sein können. Und damit sind wir bei einer neuen Kultur des Lernens angelangt. Sie fordert Bildungsorganisationen dadurch heraus, dass sie sich nicht mehr in „walled gardens" abspielt, sondern über – sowohl physische als auch konzeptuelle – Institutionsgrenzen hinaus geht und viele traditionelle Regelungen und Verständnisse, wie *in Stein gemeißelte* Curricula, traditionelle Prüfungen, das „organisationsweit einzusetzende LMS" etc., herausfordert.

Eine neue Kultur des Lehrens und Lernens, wie im Beitrag beschrieben, stellt auch die Auffassungen davon in Frage, wie Qualität beurteilt, entwickelt und gesichert wird. Mehr Verfahren, die auf Beteiligung des Lernenden und den Lernprozess direkt abzielen, und weniger organisationszentrierte Prozesse stehen dabei im Vordergrund. Eine Qualitätskultur für E-Learning, die Verfahren und Methoden für Open Learning beisteuern möchte, zielt auf beteiligungsorientierte Verfahren ab, schafft Räume und Möglichkeiten zur Reflektion und bindet Lernende in Feedbackprozesse ein. Lerngemeinschaften werden in Reviewprozesse und Bewertungsverfahren für Materialien, Konzepte und Problemstellungen involviert und Qualitätsbeurteilungen sind zielgruppenbezogen und nicht orientiert an externen Standardvorgaben.

Eine solche Konzeption davon, wie Qualitätsinstrumente, -konzepte und -methoden aussehen müssen, fordert Bildungsinstitutionen auf allen Ebenen heraus: Institutionell müssen neue Rahmenbedingungen festgelegt werden, die es z. B. ermöglichen, E-Portfolio-gestützte Bewertungsprozesse als Prüfungsleistungen zu akzeptieren. Auf Programmebene ist es wichtig, Lernmethoden und Curricula so zu konstruieren, dass sie Raum für Steuerungen durch Lernerfeedbacks lassen. Auf der Ebene von Lernaktivitäten müssen Lernende zunehmend mehr mit Reflektions- und Peer-Reviewprozessen vertraut gemacht werden, die ihnen eine Rückmeldung über die Qualität ihrer Lernprozesse ermöglicht.

**Für Lehrende sind hierbei völlig neue Kompetenzen erforderlich, die es ihnen ermöglichen, den Einsatz von *Social-Software*-Werkzeugen für die beschriebenen Qualitätsentwicklungsprozesse in Lehrveranstaltungen umzusetzen.**

## Literatur


Albrecht, S., Rasco Hartig-Perschke und Maren Lübcke (2007) Weblog-Kommunikation und Öffentlichkeit. Eine Untersuchung am Beispiel des Bundestagswahlkampfs 2005. In: Rehberg, Karl-Siegbert (Hg.): Die Natur der Gesellschaft. Verhandlungen des 33. Kongresses der Deutschen Gesellschaft für Soziologie in Kassel 2006. CD-ROM. Frankfurt

Arter, J.A., Spandel, V., Culham, R., Pollard, J. (1994): The impact of training students to be self-assessors of writing. Paper presented at the annual meeting of the American Educational Research Association, New Orleans

Baethge, M., Baethge-Kinsky, V. (2002): Arbeit – die zweite Chance. Zum Verhältnis von Arbeitserfahrungen und lebenslangem Lernen. In: Kompetenzentwicklung 2002, – Auf dem Weg zu einer neuen Lernkultur (Hrsg.): Arbeitsgemeinschaft Betriebliche Weiterbildungsforschung, Münster 2002, S. 69–136

CEDEFOP (Hrsg.) (2003): Lebenslanges Lernen: die Einstellungen der Bürger, Thessaloniki

Collison, C., Parcell, G. (2001): Learning to Fly - Practical Knowledge Management from Leading and Lerning Organisations by Chris Collison and Geoff Parcell. Capstone Publishing

Common Knowledge (2007): Online: http://www.commonknowledge.org/userimages/resources_peer_assist_guidellines+.pdf

Cross, Jay (2003): Informal Learning - the other 80%. Internet Time Group. Online: http://www.internettime.com/Learning/The%20Other%2080%25.htm

Ditton, H. (2000): Qualitätskontrolle und -sicherung in Schule und Unterricht. Ein Überblick zum Stand der empirischen Forschung. In: Helmke, A., Hornstein, W. und Terhart, E. (Hrsg.): Qualität und Qualitätssicherung im Bildungsbereich. Weinheim

Dohmen, G. (2001): Das informelle Lernen. Die internationale Erschließung einer bisher vernachlässigten Grundform menschlichen Lernens für das lebenslange Lernen aller. Bonn: Bundesministerium für Bildung und Forschung

Don Tapscott, Anthony D. Williams: Wikinomics: How Mass Collaboration Changes Everything, B&T, New York 2006

Downes, S. (2005b): E-Learning 2.0. eLearn Magazine, Online: http://elearnmag.org/subpage.cfm?section=articles&article=29-1 (11.11.2007)

Downes, S. (2007): E-Learning 2.0. In development. Online: http://www.slideshare.net/Downes/elearning-20-in-development

Downes, Stephen (2005a): The economy of E-Learning. Stephen's Web, Online: http://www.downes.ca/cgi-bin/page.cgi?post=5 (17.07.2006).

Drucker, P. (1999): Management im 21. Jahrhundert. 2. Auflage, München: Econ

Duval, E. (2006). LearnRank: Towards a real quality measure for Learning. In: Ehlers, U.-D., Pawlowski, J.M. (2006): Handbook. of Quality and Standardisation in E-Learning. Springer Verlag. Heidelberg

Escher, C. (2007): Was ist das Web 2.0? – Und was können Marktforscher damit machen? In: http://www.bvm.org/user/neon/2007/Vortrag_NEON_Christian_Escher.pdf

Häcker, T. (2005): Mit der Portfoliomethode den Unterricht verändern. In: Pädagogik, 57 (3), 13–18.

Harvey, L., Green, D. (2000): Qualität definieren - Fünf unterschiedliche Ansätze. In: Helmke, A., Hornstein, W. & Terhart, E. (Hrsg.) (2000): Qualität und Qualitätssicherung im Bildungsbereich: Schule, Sozialpädagogik, Hochschule. Zeitschrift für Pädagogik. 41.Beiheft. Weinheim, Basel, S.17–40

Heid, H., 2000: Qualität: Überlegungen zur Begründung einer pädagogischen Beurteilungskategorie. In: Helmke, A./Hornstein, W./Terhart, E. (Hrsg.): Qualität und Qualitätssicherung im Bildungsbereich: Schule, Sozialpädagogik, Hochschule. Weinheim und Basel

Henry, D. (1994): Whole Language Students with Low Self-direction: A self-assessment tool, ERIC ED 372 359 (Virginia, University of Virginia).

Holzkamp, K. (1993): Lernen. Subjektwissenschaftliche Grundlegung. Frankfurt a. M., New York.

Hornung-Prähauser, Geser, G., Hilzensauer, W., Schaffert, S. (2007): Didaktische, organisatorische und technologische Grundlagen von E-Portfolios und Analyse internationaler Beispiele und Erfahrungen mit E-Portfolio-Implementierungen an Hochschulen StudienautorInnen. Salzburg

Hughes M, Ribbins P and Thomas H (Hrsg.) (1985): Managing Education: the system and the institution London: Holt, Rinehart and Winston

Kerres, M. (2001). Multimediale und telemediale Lernumgebungen. Konzeption und Entwicklung (2. Aufl.). München: Oldenbourg

Kerres, M. (2006): Potenziale von Web 2.0 nutzen. In: Andreas Hohenstein & Karl Wilbers (Hrsg.) Handbuch E-Learning, München: DWD – vorläufige Fassung, 5. August 2006 [PDF] http://mediendidaktik.uni-duisburg-essen.de/files/web20-a.pdf [Zugriff am 20.10.2006]

Maehr, M. & Stallings, R. (1972). Freedom from external evaluation, Child Development, 43, 177–185.

O'Reily, T. (2005): What is Web 2.0? Online: http://www.oreilly.de/artikel/web20.html

Overwien, Bernd: Befreiungspädagogik und informelles Lernen – eine Verbindung für globales Lernen? In: Scheunpflug, Annette; Hirsch, Klaus: Globalisierung als Herausforderung für die Pädagogik. Frankfurt/Main 2000, S. 137–155

Posch, P., Altrichter, H. (1997): Möglichkeiten und Grenzen der Qualitätsevaluation und Qualitätsentwicklung im Schulwesen. StudienVerlag: Innsbruck

Richardson, Will (2005): New Internet Literacies in the Classroom. Weblogg-ed Online: http://static.hcrhs.k12.nj.us/gems/edtech/blcliteracies.ppt (17.07.2006)

Rolheiser, C., Ross, J. A. (2001): Student self-evaluation: What research says and what practice shows. In R. D. Small & A. Thomas (Eds.), Plain talk about kids (pp. 43–57). Covington, LA: Center for Development and Learning

Schön, D. (1983): The Reflective Practitioner. How professionals think in action, London

Siemens, G. (2004): Connectivism. Online: http://www.elearnspace.org/Articles/connectivism.htm

Surowiecki, J. (2004): The Wisdom of Crowds: Why the Many Are Smarter Than the Few and How Collective Wisdom Shapes Business, Economies, Societies and Nations Little

Van Harmelen, M. (2006): Personal Learning Environments Online: http://octette.cs.man.ac.uk/jitt/index.php/Personal_Learning_Environments (10.11.2007)

Wagner, A. C. (2006): Überlegungen zu Open Learning [Video-Podcast] Online: http://edufuture.de/2006/12/22/ueberlegungen-zu-elearning-20/ (10.11.2007)

Watkins, K., Marsick, V. (1992): Towards a Theory of Informal and Incidental Learning. In: International Journal of Lifelong Education, Vol. 11, Nr. 4 (oct-dec 1992), S. 287–300

Wenger, E. (1998): Communities of practice: learning, meaning, and identity. By Etienne Wenger, Cambridge University Press.

# Perspektive Wissenschaft & Politik

Kapitel 6 **Akademisierung der Pflege – Umsetzung an den Hochschulen in Baden-Württemberg – 81**
*Dr. Wolf Dieter Heinbach, Dr. Daniela Koch, Hartmut Römpp*

Kapitel 7 **Akademisierung der Pflege – Evidenz und Wirksamkeitsforschung – 85**
*Maria Schubert, Luzia Herrmann, Elisabeth Spichiger*

Kapitel 8 **Stand der Pflegeforschung in Deutschland – ein Überblick – 101**
*Christian Teubner, Ralf Suhr*

# Akademisierung der Pflege – Umsetzung an den Hochschulen in Baden-Württemberg

*Dr. Wolf Dieter Heinbach, Dr. Daniela Koch, Hartmut Römpp*

6.1 Das Programm „Akademisierung der Gesundheitsfachberufe" – 82

6.2 Konzeption des Programms entlang der Empfehlungen des Wissenschaftsrates – 82

6.3 Zielsetzung des Programms – 83

6.4 Ausblick – 84

Literatur – 84


A. Simon (Hrsg.), *Akademisch ausgebildetes Pflegefachpersonal*,
https://doi.org/10.1007/978-3-662-54887-5_6

Um die Empfehlungen des Wissenschaftsrates umzusetzen, zehn bis zwanzig Prozent der Auszubildenden in den Gesundheitsfachberufen zu akademisieren, hat das Land Baden-Württemberg für das Programm „Akademisierung der Gesundheitsfachberufe" zusätzliche Mittel und Stellen zur Verfügung gestellt. Der nachfolgende Beitrag beschreibt die Entstehung und die Zielsetzungen des Programms, wesentliche Umsetzungsschritte und gibt Ausblick auf notwendige zukünftige wissenschaftspolitische Maßnahmen.

## 6.1 Das Programm „Akademisierung der Gesundheitsfachberufe"

Das Programm wurde durch das Wissenschaftsministerium am 11. März 2015 ausgeschrieben. Teilnahmeberechtigt waren alle staatlichen und staatlich anerkannten Hochschulen des Landes Baden-Württemberg. Wesentlicher Eckpunkt der Ausschreibung war ein zweistufiges Antragsverfahren mit Begutachtungsprozess. Die Hochschulen konnten sich mit Bachelor- und Masterstudiengängen in den Bereichen Pflege, Physiotherapie und Hebammenwesen für eine Förderung bewerben. Frist für die Einreichung der Antragsskizzen war der 30. April 2015, für die Vollanträge der 30. September 2015, sofern die Skizze in der ersten Begutachtungsrunde ein positives Votum erhalten hat. Auf die Ausschreibung vom 11. März 2015 reichten zwölf Hochschulen des Landes – vier Universitäten, sechs Hochschulen für angewandte Wissenschaften, eine Pädagogische Hochschule und die Duale Hochschule Baden-Württemberg – Anträge für Bachelor- und Masterstudiengänge in den Bereichen Pflege, Physiotherapie und Hebammenwesen ein. Für die Begutachtung der Anträge wurden vier externe Expertinnen und Experten aus den genannten Fachdisziplinen gewonnen, die in einem zweistufigen Verfahren die eingegangenen Anträge bewerteten.

Zentrale Kriterien bei der Bewertung und Auswahl der Anträge waren:

- Erreichen einer fachspezifischen Akademisierung der Gesundheitsfachberufe
- Einrichtung fachspezifischer Professuren
- Interdisziplinarität
- Berücksichtigung arbeitsmarktbezogener Aspekte
- Vereinbarkeit des Studienangebots mit dem Struktur- und Entwicklungsplan der Hochschule
- Forschungsbezug
- Kooperationspartner
- Einbeziehung der medizinischen Fakultäten, z. B. im Rahmen eines Gesundheitscampus

Die Entscheidung über die Antragsskizzen wurde den antragstellenden Hochschulen mitgeteilt und die Empfehlungen der Gutachtergruppe in Einzelgesprächen zwischen Hochschulen und dem Wissenschaftsministerium vertieft.

Nach der endgültigen Auswahl der zu fördernden Studiengänge erfolgte die Umsetzung schrittweise. Zum Wintersemester 2015/16 wurden bereits vorhandene Studienangebote ausgebaut. Es wurden 145 zusätzliche Studienanfängerplätze im Bereich Pflege und Physiotherapie eingerichtet. Beginnend mit dem Wintersemester 2015/16 werden sukzessive zusätzlich 735 weitere Studienanfängerplätze in zum Teil neuen und zum Teil bestehenden Studiengängen gefördert, darunter 655 in Bachelor- und 80 in Masterstudiengängen.

## 6.2 Konzeption des Programms entlang der Empfehlungen des Wissenschaftsrates

Wesentlicher Ausgangspunkt für die Gestaltung des vom Land Baden-Württemberg finanzierten Programms „Akademisierung der Gesundheitsfachberufe" sind die vom Wissenschaftsrat am 13. Juli 2012 vorgelegten „Empfehlungen zu hochschulischen Qualifikationen für das Gesundheitswesen" (Wissenschaftsrat 2012). Darin empfiehlt dieser eine Teil-Akademisierung der Gesundheitsfachberufe mit einer Akademisierungsquote von 10 % bis 20 % der Auszubildenden-Jahrgänge in den Bereichen Pflege, Therapie und Hebammenwesen. Diese Quote beruht auf der Annahme, dass einem typisch multi-disziplinären Team im Gesundheitsbereich, das i. d. R. aus 5 bis 10 Personen besteht, eine höher qualifizierte Fachkraft angehören sollte. Konkret ergibt sich ein bundesweiter Bedarf von 3.875 bis 7.725 Studienanfängerplätzen, von denen rund 1.800 bereits vorhanden sind. Von den 2.700 bis 5.400 bundesweit benötigten Studienanfängerplätzen in Pflege-Studiengängen waren im Jahr 2010 rund 600 vorhanden.

Zur Erreichung der weiteren Ausbauziele – neben der rein quantitativen auch ein Ausbau im Bereich Forschung und wissenschaftlicher Nachwuchs – sollen laut Wissenschaftsrat an Universitäten diesbezügliche Studiengänge unter dem Dach eines Departments für Gesundheitswissenschaften eingerichtet werden (Wissenschaftsrat 2012). An Fachhochschulen (inkludiert ist dabei auch die DHBW) sollen solche Studiengänge unter dem Dach einer Fakultät für Gesundheitswissenschaften eingerichtet werden, die eng mit einer Universität mit Medizinischer Fakultät kooperiert. Konkret empfiehlt der Wissenschaftsrat zur Umsetzung einer hochschul- bzw. fakultätenübergreifenden Lehre die Einrichtung eines Gesundheitscampus (Wissenschaftsrat 2012).

Das Land Baden-Württemberg hat zur Deckung des Akademisierungsbedarfs im Bereich der Gesundheitsfachberufe das Programm „Akademisierung der Gesundheitsfachberufe" entwickelt. Durch das Programm wird der Aufbau und Ausbau von Studiengängen an Hochschulen in den Bereichen Pflege/Pflegewissenschaft, Physiotherapie und Hebammenwesen gefördert. Das Wissenschaftsministerium orientiert sich an den vom Wissenschaftsrat verabschiedeten „Empfehlungen zu hochschulischen Qualifikationen für das Gesundheitswesen" und geht bei der Akademisierung schrittweise vor. Die vom Wissenschaftsrat empfohlene Akademisierungsquote für den Bereich der Gesundheitsfachberufe ergibt für Baden-Württemberg einen Bedarf von 580 bis 1.160 Studienanfängerplätzen. Dabei wird in Anlehnung an die Ausbildungsquote im Bereich Humanmedizin (15 % der bundesweit angebotenen Studienplätze in Humanmedizin werden in Baden-Württemberg bereitgestellt) davon ausgegangen, dass 15 % der bundesweit angebotenen Studienkapazitäten im Bereich Gesundheitsfachberufe in Baden-Württemberg bereitgestellt werden. Im Studienjahr 2013/14 standen rund 530 Studienanfängerplätze zur Verfügung (Landtag 2014). Die finanziellen Mittel und Stellen für das Programm werden im Staatshaushalt im Ausbauprogramm „Hochschule 2012" bereitgestellt (Heinbach/Kühnle 2012). Es stehen insgesamt ca. 40 bis 45 Mio. EUR bis 2020 für den Ausbau und Aufbau von Studiengängen im Bereich der Gesundheitsfachberufe zur Verfügung.

Um der Vielfalt an Berufs- und Bildungsbiographien in den Gesundheitsfachberufen gerecht zu werden und verschiedene Karrierewege zu unterstützen, werden im Rahmen des Programms verschiedene Studienmodelle gefördert. Die geförderten Studienmodelle reichen von primärqualifizierenden Modellen, über ausbildungsintegrierende Modelle bis hin zu einem Studienmodell, das bereits examinierten Pflegefachkräften die Möglichkeit bietet, sich über ein Anrechnungsverfahren für einen berufsbegleitenden Bachelorstudiengang zu bewerben, der nicht auf eine Zusatzqualifikation im Bereich Pflegepädagogik oder Pflegemanagement zielt, sondern auf eine fachspezifische Erweiterung der klinischen Expertise. Gefördert werden bewusst auch Studienmodelle unterschiedlicher Hochschularten – von den Universitäten, Hochschulen für angewandte Wissenschaften über die Duale Hochschule Baden-Württemberg bis hin zu einer Pädagogischen Hochschule.

Mit dem Programm soll erreicht werden, zeitnah qualifiziertes Pflegepersonal zu gewinnen, um Versorgungslücken vorzubeugen und eine qualitativ hochwertige Versorgung der Patientinnen und Patienten zu gewährleisten. Darüber hinaus hat die Förderung des wissenschaftlichen Nachwuchses hohe Priorität, um die Besetzung der pflegewissenschaftlichen Professuren, die im Zuge der Akademisierung der Pflege eingerichtet werden sollen, zukünftig zu gewährleisten. Der Weg in die Promotion und in eine wissenschaftliche Karriere wird im Rahmen des Programms durch die Förderung von Masterstudiengängen eröffnet.

## 6.3 Zielsetzung des Programms

Durch die Erweiterung des Qualifizierungsangebotes werden in Baden-Württemberg im Bereich der Gesundheitsfachberufe neue Karrierewege eröffnet. Das vom Land aufgelegte Programm trägt dadurch zu einer Steigerung der Attraktivität dieser Berufe bei. Unmittelbar wird damit auch ein Beitrag zur Qualitätssicherung in der Gesundheitsversorgung der Bevölkerung geleistet und gleichzeitig dem wachsenden Fachkräftemangel entgegengewirkt.

**Die Akademisierung fokussiert insbesondere die direkte Arbeit im Dienste der Patientinnen und Patienten. Akademische Fachkräfte sollen hochkomplexe Pflegeprozesse übernehmen, die angesichts der stark steigenden Zahl hochbetagter und mehrfach chronisch kranker Menschen zunehmen.**

Des Weiteren können diese Fachkräfte als „reflektierende Praktiker" evidenzbasierte und innovative Konzepte in den Praxisalltag in Krankenhäusern, Pflegeeinrichtungen und Physiotherapiepraxen einbringen. Hebammen sollen sowohl in Kliniken als auch bei ihrer freiberuflichen Tätigkeit von einem gesteigerten, wissenschaftsfundierten Praxis-Theorie-Praxis-Transfer profitieren. Mit dem Aufbau einer wissenschaftlichen Infrastruktur an den Hochschulen im Bereich Pflege und Therapie werden diese zu Wissenschaften weiterentwickelt im Sinne eigenständiger Disziplinen. Dies impliziert autonome Forschung und die Ausbildung des wissenschaftlichen Nachwuchses und verbessert damit auch die Möglichkeiten qualitativ hochwertiger Besetzungen fachaffiner Professuren in Studiengängen dieser Gesundheitsfachberufe.

Letztlich soll mit der Akademisierung auch einer z. B. im Bereich der Pflege im Klinikalltag bereits bestehenden Praxis bei der Aufgabenübertragung, Rechnung getragen werden. Vielerorts wird das Pflegepersonal im Wege der Delegation schon bisher mit komplexen Aufgaben betraut, für die eine höherwertige, akademisch fundierte Qualifizierung Grundlage sein sollte.

## 6.4 Ausblick

Das Angebot an Studienorganisationsmodellen, Studienkapazitäten und Curricula sollte sich am Bedarf sowohl im Bereich der Versorgung als auch auf der Seite der Hochschulen orientieren und im zeitlichen Verlauf immer wieder angepasst werden.

Die zentrale Aufgabe des Wissenschaftsministeriums ist es, den Hochschulen die zum Aufbau der Studiengänge notwendigen sachlichen und personellen Ressourcen zur Verfügung zu stellen. Darüber hinaus pflegt das Wissenschaftsministerium einen intensiven Austausch mit den Hochschulen, Universitätskliniken sowie mit Verbänden und Fachgesellschaften aus dem Bereich der Gesundheitsfachberufe.

Begleitend zur Förderung der Studiengänge soll spätestens nach den ersten Absolventenjahrgängen eine Evaluation der Ziele und Studienangebote der im Rahmen des Programms „Akademisierung der Gesundheitsfachberufe" geförderten Studiengänge erfolgen. Dem Land ist es wichtig, zunächst fundierte Erfahrungen mit den geförderten Studienangeboten zu sammeln, um auf dieser Grundlage dann im Dialog mit den Hochschulen und Fachverbänden über weitere Schritte der Akademisierung entscheiden zu können. Vor diesem Hintergrund wurde zunächst auch die Förderung der Akademisierung anderer Gesundheitsfachberufe (z. B. Logopädie und Ergotherapie) zurückgestellt.

### Literatur

Heinbach, W.D., Kühnle, S. (2012): Überschwemmt der doppelte Abiturjahrgang die Hochschulen? Auswirkungen der verkürzten gymnasialen Schulzeit auf den Hochschulbereich – Ein Vergleich zwischen Baden-Württemberg und Bayern. In: Beiträge zur Hochschulforschung 34/4, S. 54–76.

Landtag (2014): Studiengänge in Gesundheitsfachberufen in Baden-Württemberg – Update 2014. 15. Landtag von Baden-Württemberg, Drucksache 15/6306, Stuttgart.

Wissenschaftsrat (2012): Empfehlungen zu hochschulischen Qualifikationen für das Gesundheitswesen, WR-Drs. 2411–12, Köln.

# Akademisierung der Pflege – Evidenz und Wirksamkeitsforschung

*Maria Schubert, Luzia Herrmann, Elisabeth Spichiger*

**7.1 Einleitung – Hintergrund – 86**

**7.2 Akademisierung der Pflege – 86**
7.2.1 USA und Europa – 86
7.2.2 Deutschsprachiger Raum – 87

**7.3 Rollen und Funktionen akademischer Pflegefachpersonen – 90**
7.3.1 International – 90
7.3.2 Deutschsprachiger Raum – 91

**7.4 Wirksamkeitsforschung – 92**
7.4.1 Akademisch ausgebildetes Pflegefachpersonal und Patientenergebnisse – 93
7.4.2 ANP-Angebote und Patientenergebnisse – 93

**Literatur – 97**


A. Simon (Hrsg.), *Akademisch ausgebildetes Pflegefachpersonal*,
https://doi.org/10.1007/978-3-662-54887-5_7

Die Akademisierung in der Pflege begann in den USA ab 1909 mit ersten Studiengängen zur Erreichung eines Bachelor-, Master- oder Doktorgrades. Hiernach folgten erste Forschungsprojekte, Leitlinien für die Forschung und Errichtung von Forschungszentren. In den 1950er Jahren begann die Akademisierung auch in Europa, zunächst in den englischsprachigen, zuletzt in den deutschsprachigen Ländern. Mit dem Fortschreiten der Akademisierung wurden für die akademischen Pflegefachpersonen Rollen und Funktionen geschaffen, wiederum zunächst in den USA dann in Europa. Die deutschsprachigen Länder befinden sich zum Teil noch in den Anfängen. Pflegefachpersonen mit einem Bachelor werden im klinischen Bereich in der Regel in der direkten Pflege eingesetzt; Pflegende mit einem Master sowie Doktorat mehrheitlich unter dem breiten Schirm erweiterter Pflegepraxis. Bisherige Forschungsergebnisse weisen darauf hin, dass akademisches Pflegepersonal wesentlich zu guten Behandlungsergebnissen beiträgt.

## 7.1 Einleitung – Hintergrund

Fortschritte in Medizin und Medizintechnik, Forderungen nach evidenzbasierten Leistungen, der steigende Betreuungsbedarf durch den Anstieg an chronisch kranken Menschen mit multimorbiden und/oder Demenzerkrankungen erfordern bei anhaltendem Kostendruck im Gesundheitswesen Anpassungen auf allen Ebenen. Um diesen gesundheitspolitischen Herausforderungen zu begegnen, sind akademisch ausgebildete Pflegefachpersonen erforderlich, welche aufgrund ihrer Ausbildung fähig sind, evidenzbasiertes Wissen zu entwickeln, zu implementieren, zu evaluieren und somit wissenschaftliche Erkenntnisse für die Betreuung der Patienten in der klinischen Pflegepraxis verfügbar zu machen. Akademisch ausgebildete Pflegefachpersonen können zudem Versorgungsangebote und neue Versorgungsmodelle entwickeln, implementieren und evaluieren.

Dieses Kapitel thematisiert die Akademisierung in der Pflege, den Einsatz von und die Wirksamkeitsforschung zu akademisch ausgebildetem Pflegepersonal, die in der klinischen Pflegepraxis tätig sind. Akademisches Pflegepersonal, welches im Pflegemanagement oder in der Lehre an Universitäten und Fachhochschulen tätig ist, wurde hierbei nicht berücksichtigt. Der Fokus liegt auf dem deutschsprachigen Raum.

## 7.2 Akademisierung der Pflege

Die deutschsprachigen Länder folgten in der Akademisierung den Entwicklungen in den USA sowie weiteren Ländern wie Großbritannien. Die Unterkapitel zur Akademisierung sind deshalb so gestaltet, dass zu Beginn eines jeden Unterkapitels die internationalen Entwicklungen jeweils kurz zusammengefasst sind, danach werden die Entwicklungen bezogen auf den deutschsprachigen Raum dargestellt. Dabei werden, wenn keine deutsche Bezeichnung verfügbar ist, die englischen Begriffe für Studiengänge und Funktionen verwendet.

### 7.2.1 USA und Europa

In den USA wurden neben Diplomlehrgängen ab 1909 erste Studiengänge für Postgraduierte sowie zur Erreichung eines Bachelor-, Master- und Doktorgrades angeboten. Das Studienangebot wurde 1940 und 1960 jeweils erweitert und beispielsweise ein Programm zur Erreichung eines Doctor of Nursing Practice (DNP) hinzugefügt (LoBiondo und Huber 1996, Scheckel 2009). Parallel zu den ersten Studiengängen wurden auch Pflegeforschungskurse und erste Forschungsprojekte durchgeführt. Ab 1936 wurden erste Institute zur Förderung der Forschung gegründet (z. B. Sigma Theta Tau) sowie Leitfäden für die Pflegeforschung und Forschungsagenden festgelegt. Inzwischen gibt es in den USA weit mehr als 100 klinische Forschungszentren, die auch am Transfer von Forschungsergebnissen in die klinische Pflegepraxis arbeiten (LoBiondo und Huber 1996).

Die frühe Akademisierung der Pflege wurde durch verschiedene Studienberichte (z. B. Goldmark Report 1920, Brown Report 1948) stark beeinflusst, welche bereits zu Beginn des 20. Jahrhunderts Standards für die Pflegeausbildung und deren Verlagerung an die Hochschulen empfahlen. Spätere Berichte, wie z. B. Pew Health Profession Support 1988, zeigten auf, welche Kompetenzen

Pflegefachpersonen für das 21. Jahrhundert benötigen (Scheckel 2009). Diese lange Tradition zeigt sich auch in der Anzahl graduierter Pflegender, die bezogen auf alle Stufen stetig weiter ansteigt. Wie diesbezüglich verfügbare Daten zeigen, sind in den USA aktuell rund 2.901.628 Personen als registrierte Pflegende (RN) tätig, hiervon arbeiteten 1.863.316 RN in Krankenhäusern (Zensusdaten Jahre 2010–2014) (HRSA 2013, HRSA und Workforce 2016). Von den registrierten Pflegenden verfügten 116.161 über einen Bachelorabschluss (HRSA 2013, HRSA und Workforce 2016).

Obwohl schon Florence Nightingale im Krimkrieg 1854–1856 erste Statistiken zum Aufzeigen von Patientenergebnissen nutzte und somit Pflegeforschung betrieb, begann die Akademisierung in Europa erst in den 1950er Jahren, zunächst in den englischsprachigen, dann in den flämischen und nordischen und zuletzt in den deutschsprachigen Ländern (Laiho 2010, Orischnig 2011, GDK 2004). Die Akademisierung in Europa wurde durch die 1999 verabschiedete „Erklärung von Bologna" unterstützt. Im Rahmen dieser Reform wurden für das Hochschulstudium die drei Stufen 1. Bachelorstudium, 2. Masterstudium und 3. Doktoratsstudium festgelegt (Richtlinie UH 414.205.1) (Europäische Bildungsminister 1999). Diese Reform veranlasste auch, bezogen auf die pflegerische Ausbildung, eine Verlagerung der Ausbildung an die Hochschulen. In den deutschsprachigen Ländern wurde dieser Verlagerungsprozess bezogen auf die pflegerische Ausbildung inzwischen überall in die Wege geleitet, respektive in der Schweiz bereits vollumfänglich umgesetzt.

## 7.2.2 Deutschsprachiger Raum

Die Akademisierung in der Pflege folgte in allen deutschsprachigen Ländern einem ähnlichen Muster: Leitenden Persönlichkeiten in Berufsverbänden, Weiterbildungsinstitutionen und Spitälern bzw. Krankenhäusern war der Entwicklungsbedarf hin zur Akademisierung bewusst. Sie förderten Forschungskurse, ermöglichten erste Forschungsprojekte und -kongresse. Einige Pionierinnen promovierten entweder in anderen Studienfächern (z. B. Pädagogik, Soziologie) oder im Ausland. Sie waren danach maßgeblich am Aufbau und an der Leitung erster Studiengänge beteiligt, die sich bezüglich Fokus und Inhalt unterschieden. ◘ Abb. 7.1 zeigt anhand der Studienabschlüsse die fortschreitende Akademisierung.

### Deutschschweiz

In der Schweiz konnten sich Pflegefachpersonen seit 1950 in Pflegemanagement und als Lehrerinnen weiterbilden, in den 1980er Jahren folgten die Höheren Fachausbildungen in Pflege Stufe 1 und Stufe 2 (HöFa 1, HöFa 2). HöFa 2-Absolventinnen besuchten eine vierjährige berufsbegleitende Weiterbildung (2 Jahre Höfa 1, 2 Jahre Höfa 2), die mit einer kleineren wissenschaftlichen Untersuchung abschloss. Diese Weiterbildung wurde von verschiedenen Universitäten als äquivalent zum Bachelor anerkannt. Erst 1996 wurde durch das Weiterbildungszentrum für Gesundheitsberufe in Aarau in Kooperation mit der Universität Maastricht erstmals ein Master of Nursing Science Studiengang angeboten (Kaeppeli 2010, Kuebler et al. 2010). Im Jahr 2000 folgte der erste universitäre Masterstudiengang in Nursing Science an der Universität Basel mit dem Fokus erweiterte Pflegepraxis (Advanced Nursing Practice = ANP). Seit 2006 bieten auch vier deutschschweizer Fachhochschulen Studiengänge mit dem Abschluss Bachelor of Science (als Grundausbildung) bzw. Master of Science an. Daneben besteht weiterhin die Möglichkeit, ein Diplom als Pflegefachperson zu erwerben, seit 2008 an einer der 13 höheren Fachschulen (diplomierte Pflegefachperson HF), zuvor an den Krankenpflegeschulen. Ein Doktorat in Nursing Science ist seit 2005 an der Universität Basel möglich (Oertle Bürki 2009, Schaefer et al. 2013).

Die Deutschschweizer Pionierinnen studierten mehrheitlich entweder in England oder in den USA. Dies prägte insbesondere den späteren Studiengang an der Universität Basel. Parallel zur jahrelangen Vorarbeit für diesen Studiengang leiteten diese promovierten Pflegewissenschaftlerinnen z. B. das erste 1991 durch den Schweizer Berufsverband der Pflegefachfrauen und -fachmänner gegründete Forschungsinstitut sowie das Zentrum für Entwicklung und Forschung in der Pflege an einem Universitätsspital. Der Akademisierungsprozess wurde unter anderem auch durch das 2004/2005 in Kraft getretene Berufsbildungs- und Fachhochschulgesetz

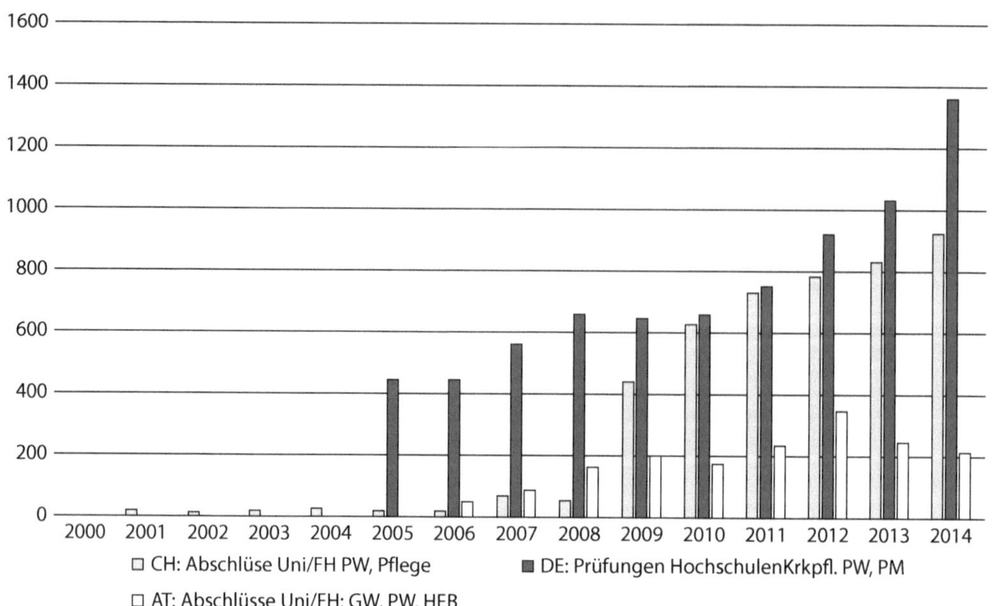


**Abb. 7.1** Anzahl Abschlüsse Diplome, Bachelor, Master, Doktorat an Fachhochschulen, universitären Hochschulen, Universitäten in der Schweiz, Deutschland, Österreich (**CH=Schweiz** Abschlüsse FH/UniHS=Fachhochschule/Universitäre Hochschulen; Studiengang: FH: P=Pflege, P/GE=Pflege/Gesundheitserziehung; UniHS: PW=Pflegewissenschaft. **DE=Deutschland**: Prüfungen: HS=Hochschulen; Studiengang/-fach HS: KrpfA= Krankenpflegeausbildung bis 2004, GW/GM=Gesundheitswissenschaften/Gesundheitsmanagement, PW/PM=Pflegewissenschaft/Pflegemanagement. **AT=Österreich** Abschlüsse: FH=Fachhochschulen, Uni=Universitäten öffentlich, privat; Studiengang/-fach FH: KrpfHeb=Krankenpflege & Hebammen; Uni öffentlich: GW/PW=Gesundheitswissenschaft/Pflegewissenschaft, Uni privat: PW=Pflegewissenschaft. In die Auswertung wurden alle verfügbaren Daten zu den oben aufgeführten Studiengängen/-fächern mit Abschluss respektive Prüfung Diplom, Bachelor, Master, Doktorat eingeschlossen (Datenquelle: Bundesamt für Statistik Schweiz, 2016 Statistisches Bundesamt Deutschland, 2016; Bundesanstalt Statistik Österreich, 2016)

stark beeinflusst, in dessen Rahmen die pflegerische Grundausbildung auf „Tertiär Stufe A: Universität/Fachhochschule: Bachelor, Master, Doktorat" sowie „Tertiär Stufe B: Höhere Fachschule" angehoben wurde (GDK 2004, Oertle Bürki 2009, Schaefer et al. 2013).

## Deutschland

In Deutschland wurden ab 1983 im Bereich Pädagogik und Lehramt Pflegewissenschaft erste Studiengänge an der Universität Osnabrück und der Humboldt-Universität Berlin angeboten, gefolgt von weiteren Studiengängen in diesem Bereich an anderen Universitäten und Fachhochschulen (Oelke 1994). Ab 1991 wurden dann auch Studiengänge im Bereich Pflegemanagement oder Pflegedienstleitung eingerichtet. Der erste dieser Studiengänge erfolgte an der Fachhochschule Osnabrück (Oelke 1994), 1993 folgten schließlich Studiengänge im Bereich „Pflege" und „Pflegewissenschaft" an der Evangelischen Fachhochschule Darmstadt und weiteren Fachhochschulen und Universitäten. Seit 1996 kann an der Humboldt-Universität in Berlin ein Doktorat (PhD in Pflegewissenschaft) absolviert werden, inzwischen bieten weitere Universitäten Doktoratsprogramme an.

**Bei den Studiengängen kann grundsätzlich unterschieden werden zwischen Studiengängen an Fachhochschulen mit Diplomabschluss, Studiengängen auf Bachelor- und Masterebene, die nicht zu einer Berufszulassung führen und zum Teil**

**als Voraussetzung eine abgeschlossene dreijährige Berufsausbildung erfordern, sowie Management-Studiengänge.**

Seit dem Jahr 2000 werden auch duale Bachelorstudiengänge angeboten, die zur Berufsausübung berechtigen (Stöcker und Reinhart 2012). Erste statistische Daten zu den Bildungsabschlüssen Pflege sind seit 2005 verfügbar. Inzwischen werden um die 149 Bachelor- und Masterstudiengänge im Bereich Pflegemanagement und Pädagogik, Pflegewissenschaft sowie Pflege zur Vertiefung der Pflegepraxis angeboten (Friesacher 2014, Klepser 2016). Die Abschlüsse erfolgen mehrheitlich auf Bachelor-, teilweise auch auf Masterebene.

Der erste Lehrstuhl für Pflege- und Sozialwissenschaften wurde 1987 an der Fachhochschule Osnabrück eingerichtet. 2007 wurde dann an der Philosophisch-Theologischen Hochschule in Vallendar (PTHV) die bisher erste und einzige Pflegewissenschaftliche Fakultät an einer deutschen Hochschule eröffnet.

Auf die Akademisierung unterstützend und fördernd ausgewirkt haben sich unter anderem die 1981 gegründete Agnes-Karl-Stiftung für Pflegeforschung sowie vor allem auch die von der Robert Bosch Stiftung herausgegebene Denkschrift „Pflege braucht Eliten" zur Hochschulausbildung für Lehr- und Leitungskräfte in der Pflege, Gerlingen 1992 und die weiteren forschungsfördernden Initiativen dieser Stiftung (Robert Bosch Stiftung 1993). Die Akademisierung in der Pflege wurde zusätzlich durch verschiedene Krankenpflegegesetze gefördert.

### Österreich

In Österreich wurde zunächst 1969 ein Lehrkurs für Stationsschwestern an der Universität Innsbruck angeboten, dem 1981 Studiengänge im Bereich Pädagogik und Lehramt an der Medizinischen Universität Wien in Kooperation mit der Niederösterreichischen Landesakademie für höhere Fortbildung in der Pflege und weiteren Universitäten folgten (Orischnig 2011). Nachdem 1999 an der Universität Graz zunächst ein Diplomstudium in Pflegewissenschaft eingerichtet wurde, konnte dieses 2004 in das erste Bachelorstudium überführt werden. Diesem folgten weitere Bachelor- und Magisterstudiengänge in Pflegewissenschaft an privaten und öffentlichen Universitäten und Fachhochschulen, die jedoch nicht zur Berufsausübung berechtigten. Im Jahr 2007 wurde dann das erste „duale" Studium (Pflegewissenschaft, Pflegegrundausbildung) an der Paracelsius Universität Salzburg eingerichtet, welches zur direkten Ausübung des Berufes berechtigt (Mayer 2007, Rappold 2009). Inzwischen bietet auch die Fachhochschule Krems einen dualen Bachelorstudiengang an.

Möglichkeiten für ein Doktoratsstudium in Pflegewissenschaft bestehen seit 2005, zunächst an der Universität für Gesundheitswissenschaften, Informatik und Technik (UMIT) in Hall/Tirol, seit 2009 auch an den Universitäten Wien und Graz in Kooperation mit der Humboldt-Universität in Berlin (Lohrmann 2016, Rappold 2009). Inzwischen werden in Österreich rund 36 Studiengänge im Bereich Management, Pädagogik, Pflege und Pflegewissenschaft, auf Bachelor- und/oder Masterebene angeboten (http://www.fachhochschulen.ac.at/de/faq; Friesacher 2014). Daneben wird auch die dreijährige Diplomausbildung weitergeführt (Stöhr et al. 2015).

### Südtirol

Im italienischen Südtirol besteht seit 1996 die Möglichkeit, an der einzigen deutschsprachigen Landesfachhochschule für Gesundheitsberufe, der Claudiana in Bozen, ein Bachelorpflegestudium zu absolvieren. Das Bachelordiplom wird durch die Konvention mit der Universität Verona verliehen. Seit 2000 besteht zudem die Möglichkeit, einen in Italien sogenannten Spezialisierungs-Master 1. Grades zu absolvieren, z. B. einen „Master in Fortgeschrittenem Pädiatrischen Nursing". Seit 2004 wird neben diesem an verschiedenen italienischen Universitäten ein „Laurea magistrale" (Master of Nursing Science) Studiengang angeboten. An der Claudiana ist derzeit ein vollwertiges Masterstudium noch nicht möglich. Ein Forschungsdoktorat in Pflegewissenschaft („Scienze Infermieristiche") ist aktuell ebenfalls nur an italienisch-sprachigen Universitäten möglich (Ausserhofer und Mantovan 2016).

Der Akademisierungsprozess wurde vor allem durch das 1994 verabschiedete Ministerialdekret (739/94) unterstützt, mittels dessen das Berufsbild der Krankenpflegerin und deren Verantwortungsbereich neu definiert und für die Ausbildung ein

Hochschulabschluss festgelegt wurde. Ein weiterer wichtiger Schritt war im Jahr 1999 die Änderung der Berufsbezeichnung von Hilfskrankenpfleger zu Sanitätsberuf (Mantovan 2015).

## 7.3 Rollen und Funktionen akademischer Pflegefachpersonen

### 7.3.1 International

Die Rollen und Funktionen, in denen das akademisch ausgebildete Pflegepersonal derzeitig in der klinischen Pflegepraxis tätig ist, hängen von dem erreichten akademischen Grad sowie vom jeweiligen Land ab, in dem diese ausgeübt werden. Nachfolgend werden jeweils Rollen und Funktionen für Pflegefachpersonen mit einem Bachelor, Master und Doktorat beschrieben.

Akademisch ausgebildete Pflegefachpersonen mit einem Bachelorabschluss sind international in der klinischen Pflegepraxis meist in der direkten Pflege tätig. Da sie aufgrund ihrer Ausbildung über einige Kenntnisse im wissenschaftlichen Arbeiten verfügen, werden sie zum Teil mit Zusatzaufgaben beauftragt.

Akademisch ausgebildete Pflegefachpersonen mit einem Masterabschluss arbeiten am häufigsten in einer Rolle, die unter den breiten Schirm Advanced Nursing Practice (ANP) fällt. Diese Rollen und deren Bezeichnungen sowie die hiermit verbundenen Ausbildungen und Kompetenzen sind international nicht einheitlich geregelt und variieren von Land zu Land. Daten einer vom International Council of Nurses (ICN) 2008 in 36 Länder durchgeführten Befragung zeigen, dass Pflegefachpersonen in 18 Ländern als Clinical Nurse Specialist (CNS), in 16 als Nurse Practitioner (NP), in 15 als Nurse Specialist (NS), in 12 als Advanced Practice Nurse (APN), in je zwei Ländern als Certified Nurse Midwife (CNM), Certified Registered Nurse Anaesthetist (CRNA) sowie in einem Land als Clinical Nurse Consultant (CNC) tätig waren. Vier Länder verfügten über keine entsprechende Rolle (Pulcini et al. 2010, Pulcini et al. 2008).

Am häufigsten, insbesondere in den USA, werden CNSs und NPs eingesetzt. CNSs arbeiten als klinische Expertinnen, fördern systemische Veränderungen und die Pflegequalität. NPs fokussieren auf ein klinisches, evidenzbasiertes Management von spezifischen Gesundheitsproblemen für bestimmte Patientengruppen und übernehmen damit zum Teil bisher ärztliche Aufgaben (Hamric 2014). Für die ANP-Rolle und die hiermit verbundene vertiefte Pflegepraxis ist gemäß ICN mindestens ein Masterabschluss erforderlich. Weil höher ausgebildetes Pflegepersonal fehlt, wird dies jedoch noch nicht in allen Ländern umgesetzt (Pulcini et al. 2010).

Die im Begriff ANP beinhaltete vertiefte und erweiterte Pflegepraxis bezieht sich vor allem auf die fünf Bereiche:

1. Nutzung einer ganzheitlichen Sicht auf Patient und Angehörige in ihrem alltäglichen Umfeld und im Gesundheitssystem,
2. Aufbau einer therapeutischen Beziehung zum Patienten und seinen Angehörigen sowie einer partnerschaftlichen Zusammenarbeit,
3. ethische Entscheidungsfindung, gestützt auf fundiertes theoretisches Wissen, klinische Expertise und Kenntnisse,
4. Gewährleisten einer evidenzbasierten Pflege und
5. Einsatz unterschiedlicher Methoden entsprechend des Bedarfs (Hamric et al. 2014).

Akademisch ausgebildete Pflegefachpersonen mit Doktorat sind im klinischen Bereich ebenfalls in Rollen und Positionen tätig, die unter den ANP-Schirm fallen. DNPs, die im Studium primär ihre klinischen Kenntnisse evidenzbasiert vertiefen, werden aufgrund ihres ANP-Fokus vor allem für den Transfer von neuen Forschungsergebnissen in die klinische Pflegepraxis, die Verbesserung der Betreuungsqualität und klinische Führungsaufgaben eingesetzt (AACN 2016). Pflegefachpersonen mit einem PhD, deren Studium auf die Vertiefung und Erweiterung der wissenschaftlichen Fähigkeiten ausgerichtet ist, werden im klinischen Bereich häufiger in wissenschaftlichen Positionen, z. B. als klinische Pflegewissenschaftler eingesetzt und tragen so zur Entwicklung neuer Forschungsergebnisse, Überprüfung der Wirksamkeit von Behandlungen sowie zum Transfer von Forschungsergebnissen in die klinische Praxis bei (AACN 2010). Zudem sind Pflegefachpersonen mit einem Doktorat (PhD, DNP) in der klinischen Ausbildung tätig (AACN 2010, AACN 2014).

### 7.3.2 Deutschsprachiger Raum

Im deutschsprachigen Raum ist einerseits die Anzahl der akademisch ausgebildeten Pflegefachpersonen, die im klinischen Bereich arbeiten, noch klein. Andererseits befindet sich die Rollenentwicklung in den Anfängen, wodurch die Rollen und deren Benennung noch uneinheitlich sind. Die deutschen, schweizerischen und österreichischen Berufsverbände haben sich bezüglich der ANP, in deren Kontext akademische Pflegefachpersonen vor allem eingesetzt werden, in einem Positionspapier auf die Definition von ANP des ICN (Barry 2013) sowie das Rollenmodell von Hamric et al. (2014) berufen und als Rollenbezeichnung Pflegeexpertin APN vorgeschlagen (DBFK, ÖGKV, SBK 2013). Im weiteren Text wird deshalb für Pflegefachpersonen mit Master, die eine erweiterte, vertiefte Pflegepraxis ausüben, dieser Begriff verwendet.

Unter dem Überbegriff Pflegeexpertinnen APN arbeiten im deutschsprachigen Raum Pflegefachpersonen mit Master primär in zwei Rollen:

1. als sogenannte Pflege- oder Fachexpertin in einer CNS-Rolle oder
2. als sogenannte APN in einer Rolle, die sich mehr oder weniger stark an eine NP-Rolle anlehnt.

Eine Hürde bei der NP-Rolle sind die im deutschsprachigen Raum fehlenden gesetzlichen Regelungen zur Übernahme ärztlicher Tätigkeiten. Wie den nachfolgenden Abschnitten entnommen werden kann, ist die Rollenentwicklung für Pflegeexpertinnen APN in der Schweiz weiter fortgeschritten als in Deutschland und Österreich. Neben diesen APN-Rollen sind Pflegefachpersonen mit einem Master oder Doktorat häufig auch in der klinischen Ausbildung tätig.

#### Deutschschweiz

In der Schweiz ist der Einsatz von akademisch ausgebildeten Pflegefachpersonen im klinischen Bereich nicht einheitlich geregelt. Pflegefachpersonen mit einem Bachelor werden in der direkten Pflege eingesetzt. Aufgrund ihrer akademischen Ausbildung erhalten sie häufig Zusatzaufgaben, z. B. im Bereich evidenzbasierter Pflege.

Pflegefachpersonen mit einem Masterabschluss werden mehrheitlich als Pflege- oder Fachexpertin eingesetzt. Der Einsatz von Pflegeexpertinnen hat in der Schweiz eine lange Tradition. Seit den 1980er Jahren arbeiten Absolventinnen der HöFa 2 in der klinischen Pflegepraxis als Pflegeexpertinnen in einer an die CNS angelehnten Rolle. Seit Einführung der Masterstudiengänge übernehmen zunehmend Pflegefachpersonen mit Master diese Rollen.

APNs werden aktuell vor allem in der onkologischen Pflege, der Geriatrie, der Pädiatrie und vereinzelt in weiteren Spezialgebieten in den größeren Krankenhäusern eingesetzt (Schwendimann und Koch 2013, Ullmann et al. 2015). Als Spezialistinnen betreuen sie im Rahmen ihres ANP-Angebots eine spezifische Patientengruppe und deren Angehörigen, z. B. Patienten mit einer Sarkomerkrankung oder Patienten mit einem Tracheostoma. Teilweise leiten APNs auch ein ANP-Team, d. h., sie setzen ein ANP-Angebot in Zusammenarbeit mit weiteren spezifisch geschulten Pflegefachpersonen um (Ullmann-Bremi et al. 2011). Einige APNs verfügen zusätzlich zum Master über ein Diploma of Advanced Studies (DAS) (INS 2016). Dieses DAS vermittelt vertiefte Kenntnisse vor allem im Bereich des klinischen Assessments. In wenigen Pilotprojekten werden APNs in Hausarztpraxen wie NPs eingesetzt (Künzi et al. 2012).

Schließlich werden Pflegefachpersonen mit Masterabschluss oder Doktorat auch als wissenschaftliche Mitarbeitende eingesetzt, z. B. in den Universitätsspitälern als (Mit)Verantwortliche für die Entwicklung der Pflege. In dieser Funktion führen sie zum Teil auch Forschungsprojekte durch. Erste Pflegeexpertinnen APN haben inzwischen promoviert (Ullmann et al. 2015).

#### Deutschland

Der Einsatz von akademisch ausgebildeten Pflegefachpersonen ist auch in Deutschland nicht einheitlich geregelt. Bezüglich ihres Einsatzes bestehen im klinischen Bereich noch viele Unklarheiten. Häufig fehlt eine klare Rollendifferenzierung zwischen Pflegefachpersonen mit und ohne Bachelor, diese werden deshalb vergleichbar eingesetzt. Teilweise werden jedoch Pflegefachpersonen mit Bachelorabschluss auch in Stabstellen, z. B. zur Qualitätsentwicklung, oder in Führungspositionen oder als APN eingesetzt (DBFK 2013).

Erste Stellen für Pflegexpertinnen mit Master, die als Generalistinnen ähnlich wie CNS arbeiten, wurden im Jahr 2000 in einem Universitätsklinikum geschaffen. Seit 2010 werden dort auch APNs eingesetzt, z. B. in den Bereichen Tumorschmerzen, Herzinsuffizienz oder Delirprävention (Mendel und Feuchtinger 2009).In den letzten Jahren sind in weiteren Krankenhäusern Stellen für Pflegeexpertinnen APN geschaffen worden (Ullmann 2015, Ullmann et al. 2015). In einzelnen Krankenhäusern arbeiten auch Pflegefachperson mit Doktorat im klinischen Bereich, z. B. als Leiterin im Bereich Qualität und Entwicklung oder auf der Führungsebene in der Direktion.

### Österreich

Für den Einsatz von akademisch ausgebildeten Pflegefachpersonen mit Bachelor- oder Masterabschluss oder Doktorat im klinischen Bereich gibt es ebenfalls in Österreich keine einheitlichen Regelungen. Aufgrund einer fehlenden Registrierungspflicht sind aktuell keine Angaben zu ihrem Einsatz im klinischen Bereich verfügbar (ÖGKV 2016). Die Etablierung von Pflegefachpersonen mit einem Masterabschluss als Pflegeexpertin APN befindet sich in den frühen Anfängen. Durch die Beteiligung am gemeinsamen Positionspapier (DBFK, ÖGKV, SBK 2013), die Gründung der ersten Academic-Practice Partnerships zwischen einer Privatklinik und der Universität Wien (Institut für Pflegewissenschaft) im Jahr 2005 sind hierfür erste wichtige Grundlagen geschaffen.

### Südtirol

Für den Einsatz von akademisch ausgebildeten Pflegefachpersonen mit Bachelor- oder Mastergrad oder Doktorat fehlen auch in Südtirol einheitliche Regelungen. Pflegefachpersonen mit Bachelorabschluss, eine Gruppe, die es in Südtirol/Italien seit fast 20 Jahren gibt, werden im klinischen Alltag eingesetzt, wie Pflegefachpersonen ohne Bachelor. ANP und die hiermit verbundenen APN-Rollen werden in Südtirol, z. B. durch Pflegefachpersonen mit einem Mastergrad, noch nicht umgesetzt. ANP ist jedoch in Italien ein aktuelles Thema, zu dem im italienischsprachigen Teil erste Modellprojekte umgesetzt werden. In Südtirol ist eine erste Pflegefachperson mit Doktorat im klinischen Feld als Tutor eingesetzt und begleitet die Bachelor-Studierenden im Praktikum (Ausserhofer und Mantovan 2016, Mantovan 2015).

## 7.4 Wirksamkeitsforschung

Bezüglich der Wirksamkeitsforschung zu akademisch ausgebildetem Pflegefachpersonal in der klinischen Pflegepraxis lassen sich primär zwei Gruppen von Studien unterscheiden. In der einen Gruppe von Studien wird der Zusammenhang zwischen Pflegepersonalbestand und Patientenergebnissen untersucht. Dies sind in der Regel große nationale oder internationale Beobachtungsstudien. In der anderen Gruppe von Studien werden die Effekte spezifischer ANP-Angebote auf die Patientenergebnisse evaluiert. Dies sind in der Regel kleine Einzelzentrumsstudien. Für die Ermittlung der Evidenz zu diesen Studienrichtungen wurde ein Scoping Review durchgeführt.

Bezogen auf die erste Gruppe von Studien erfolgte die bisherige Wirksamkeitsforschung weitgehend international, in Form von großen Beobachtungsstudien, mehrheitlich mit einem Querschnittsstudiendesign, an denen verschiedene Krankenhäuser und Länder beteiligt waren. An der bisher hierzu durchgeführten größten europäischen Studie RN4CAST (Registered Nurse Forecasting) waren neun Länder, 300 Krankenhäuser, 422.730 Patienten/Patientendaten und 26.516 Pflegefachpersonen beteiligt (Aiken et al. 2014). International wurden in den letzten Jahren auch vermehrt systematische Reviews und Metaanalysen zu dieser Thematik veröffentlicht.

Im deutschsprachigen Raum wurden bisher nur einzelne Forschungsprojekte hierzu publiziert. Diese waren entweder Teil einer größeren europäischen Studie, wie die RN4CAST, oder es handelte sich um kleinere Evaluationsstudien, die in einer einzelnen Institution durchgeführt wurden. Eine Ausnahme stellt die aktuell in der Schweiz laufende longitudinale Studie „Matching Registered Nurse services with changing care demands (Match$^{RN}$)“ dar, welche auf die bisherigen Forschungsergebnissen aufbaut und u. a. auch die Zusammenhänge zwischen Stellenbesetzung, Skill Mix, Ausbildung des Pflegefachpersonals und den Ergebnissen untersucht (Bachnick et al. 2017).

### 7.4.1 Akademisch ausgebildetes Pflegefachpersonal und Patientenergebnisse

Ausgelöst durch den 1999 vom Institute of Medicine herausgegebenen Report „To err is human: building a safer healthcare system", der aufzeigte, dass jedes Jahr in den USA bis 98.000 Patienten aufgrund eines Behandlungsfehlers oder potenziell nachteiligen, negativen Ereignissen starben (Kohn et al. 2000), wurden zahlreiche Studien durchgeführt, die vor allem den Zusammenhang zwischen der Pflegepersonalbelegschaft (Skill Grade Mix, Ausbildungsniveau, Stellenbesetzung) und ausgewählten Behandlungsergebnissen bei Patienten untersuchten.

Bei der Interpretation der Ergebnisse dieser Studien ist zu berücksichtigen, dass es sich hierbei in der Regel um Beobachtungsstudien handelt, mittels derer keine Aussagen zu kausalen Zusammenhänge möglich sind. Im Weiteren, dass in einigen Studien, in denen der Zusammenhang zwischen Skill-Mix, Ratio Patienten/Pflegefachpersonen und ausgewählten Patientenergebnissen untersucht wurde, keine genauen Angaben bezüglich Anteil Bachelor und Master gegeben werden. Daher sind die Ergebnisse nicht immer explizit auf die Akademisierung, sondern zum Teil nur auf den Anteil an Pflegefachpersonen respektive RN rückführbar.

In verschiedenen dieser Studien zeigte sich ein signifikanter Zusammenhang zwischen einem höheren Anteil an registrierten Pflegefachpersonen und niedrigeren Todesfallraten, respektive einem geringeren Sterberisiko für Patienten während des Spitalaufenthalts (Cho et al. 2015, Aiken et al.2014, 2011, 2009 und 2003, Griffiths et al. 2014, Blegen et al. 2013, Estabrooks et al. 2005, Friese et al. 2008, Kelly et al. 2014, Kutney-Lee et al. 2013, Tourangeau et al. 2007, Yakusheva et al. 2014). In einigen Studien wurde auch ein signifikanter Zusammenhang nachgewiesen zwischen einem höheren Anteil an Pflegefachpersonen und niedrigeren Raten an „failure-to-rescue" (Griffiths et al. 2014, Aiken et al. 2003, Kane et al. 2007), Dekubitalulcera (Blegen et al. 2013), postoperativen tiefen Beinvenenthrombosen oder pulmonalen Embolien (Blegen et al. 2013), Pneumonien (Kane et al. 2007), nosokomialen Infektionen (Griffiths et al. 2014), Krankenhauswiedereintritten (Yakusheva et al. 2014), sowie einer kürzeren Krankenhaus-Verweildauer (Blegen et al. 2013, Yakusheva et al. 2014, Kane et al. 2007).

Im deutschsprachigen Raum wurden bisher keine vergleichbaren Studien durchgeführt. Dies ist – neben der noch eher kleinen Anzahl von Forschungsprojekten – auch auf die späte Akademisierung und die noch entsprechend geringe Anzahl an Pflegefachpersonen mit Bachelor- oder Masterabschluss oder Doktorat im klinischen Bereich zurückzuführen.

### 7.4.2 ANP-Angebote und Patientenergebnisse

Bezogen auf die Studien zu den ANP-Angeboten und den Patientenergebnissen wurden vor allem Studien durchgeführt, in denen der Einsatz von APNs anstelle von Ärzten, zusätzlich zu den Ärzten oder zusätzlich zur Standardbetreuung bei bestimmten Patientengruppen untersucht und verglichen wurde. In einigen Studien wurde die Wirksamkeit eines spezifischen ANP-Angebots untersucht. Hier ist zu berücksichtigen, dass die Studien sich zum Teil auf sehr kleine Stichproben beziehen.

Mehrere systematische Reviews, in denen der Einsatz von Nursing Practice (NPs) anstelle eines Arztes bzw. der Einsatz von NPs in Zusammenarbeit mit einem Arzt im Akut- und Langzeitpflegebereich untersucht wurde, zeigen durchwegs, dass durch den Einsatz von NPs bezogen auf Indikatoren, wie z. B. Überlebenszeit nach einer Erkrankung, Gesundheitszustand, Lebensqualität, funktioneller Status, Krankenhauswiedereintritte, Patientenzufriedenheit oder Kosten, gleich gute, zum Teil sogar, je nach Patientengruppe, bessere Behandlungsergebnisse erzielt werden (Martin-Misener et al. 2015, McCleery et al. 2011, Newhouse et al. 2011).

Auch bezogen auf die durch NPs durchgeführten Abklärungen und Behandlungen, z. B. bei Hypercholesterinämie oder Blutdruckkontrollen, zeigten sich jeweils zwischen NPs und Ärzten keine großen

Unterschiede oder bei den durch NPs betreuten Patienten sogar bessere Ergebnisse (Newhouse et al. 2011).

Bei gewissen Patientengruppen, wie Patienten nach Organtransplantation oder Patienten mit Herzinsuffizienz, bei welchen eine Verhaltensveränderung bzw. eine Verbesserung der Einhaltung der medikamentösen Behandlung notwendig ist, zeigte sich die gemeinsame interprofessionelle Behandlung des Patienten, durch eine APN und einen Arzt, am effektivsten (Bryant-Lukosius et al. 2015).

Beim Vergleich der Betreuung durch eine CNM oder einen Gynäkologen zeigte sich bezogen auf die untersuchten Indikatoren, wie z. B. Kaiserschnittraten, vergleichbare Ergebnisse (Newhouse et al. 2011). Auch die Studien, in denen die CNS- Betreuung oder CNS-Betreuung plus Standardbetreuung mit reiner Standardbetreuung verglichen wurde, weisen darauf hin, dass durch eine CNS-Betreuung bessere Ergebnisse, wie geringere Sterberate und/oder Krankenhauswiedereintrittsraten, kürzere stationäre Aufenthaltsdauer und geringere Kosten erzielt werden können (Bryant-Lukosius et al. 2015).

Die Ergebnisse einiger weniger Studien, in denen untersucht wurde, wie sich der CNS oder NP Einsatz im Langzeitpflegebereich auf die Ergebnisse auswirkt, deuten auf einen Zusammenhang hin zwischen z. B. dem Einsatz von ANPs und einer Senkung der Depressions-, Harninkontinenz-, Dekubitusraten sowie einer geringeren Anzahl an freiheitsbeschränkenden Maßnahmenraten (Donald et al. 2014)

Für den deutschsprachigen Raum konnten nur einzelne Publikationen, vor allem aus der Schweiz, zu Evaluationsstudien gefunden werden. Die meisten dieser Artikel beziehen sich auf erste Ergebnisse zur Entwicklung neuer APN-Rollen, die oft auf qualitativen Daten basieren. In der Pädiatrie eines Universitätsspitals entwickelte eine Pflegeexpertin APN und ihr Team ein Betreuungsangebot für Familien von Kindern mit einer Lippen-Kiefer-Gaumenspalte. Im Rahmen eines ersten Aktionsforschungszyklus zeigte sich, dass durch den Einsatz von APNs die Kompetenzen der Mitarbeitenden verbessert und das Angebot auf die Bedürfnisse der Familien ausgerichtet werden konnte (Ullmann-Bremi et al. 2004). In der gleichen Institution erzielten zwei spezialisierte Pflegeexpertinnen APN, gemäß Angaben einer interprofessionellen Gruppe von Fachpersonen, bezüglich Kontinenz und Wundpflege eine Qualitätsverbesserung sowie eine bessere Betreuung für Kinder und ihre Familien und einen Gewinn für die Fachpersonen (Waldboth et al. 2013).

Auf einer neu gegründeten Akutgeriatrie wurde zwecks Förderung einer personenzentrierten, geriatrisch-spezialisierten Pflege unter der Leitung einer Pflegeexpertin APN ein Praxisentwicklungsprojekt durchgeführt. Die ersten Auswertungsergebnisse zeigten, dass die Mitarbeitenden im Vergleich zu vorher zufriedener, kompetenter, motivierter und überzeugter von ihrer Arbeit waren und dass die Patienten bessere Behandlungsergebnisse aufwiesen (Ulrich et al. 2010).

In Zusammenarbeit mit Hausarztpraxen wurde das ANP LEILA Dienstleistungsangebot für chronisch erkrankte Menschen entwickelt, die zusätzlich zu einer Langzeiterkrankung noch einen erschwerenden Faktor aufwiesen. Mittels qualitativer Interviews wurde untersucht, wie die betroffenen Personen, die dieses Angebot erhielten, und die beteiligten Professionellen dies erlebten. Seitens der Betroffenen zeigten sich die Hauptkategorien„ umsorgt werden und umsorgen", „auf den Patienten eingehen", „den Alltag gestalten" und „alle Ressourcen nutzen" als zentral. Seitens der Zuweisenden und Pflegeexpertinnen APN waren die Zusammenarbeit und das Rollenverständnis zentrale Themen (Muller-Staub et al. 2015).

In einer randomisierten kontrollierten Studie wurde der Effekt eines für über achtzigjährige, zu Hause lebende chronisch-kranke Personen entwickelten APN Gesundheitsberatungsprogramms untersucht. Bei den Personen der Interventionsgruppe kamen im Vergleich zu jenen der Kontrollgruppe seltener Stürze und akute Ereignisse, wie akute kardiovaskuläre oder neurologische Ereignisse, sowie seltener eine stationäre Einweisung vor (Imhof et al. 2012).

In einem deutschen Universitätsklinikum zeigten erste Erfahrungen mit einer Pflegeexpertin APN, welche kardiologisch erkrankte Kinder und ihre Familien in der Ambulanz, auf der Kinder- und der Intensivstation betreute, dass hierdurch eine bessere Pflegequalität und interprofessionelle Zusammenarbeit erreicht wurden. Auch die Rückmeldungen der Eltern waren durchwegs positiv (Spitz-Koberich und Steinle-Feser 2010).

**Tab. 7.1** Akademisierung in der Pflege in den USA und deutschsprachigem Raum

| | USA | Schweiz* | Deutschland* | Österreich* | Südtirol* |
|---|---|---|---|---|---|
| 1900 -1920 | 1909 erste Pflegeprogramme (Post-Graduierungs-Ausbildung), Diploma Schools | | | | |
| 1921-1940 | 1920 Studiengang BSN<br>1936 Studiengang DNE Universität Columbia, Teacher College, edD Studiengänge | | | | |
| 1941-1960 | 1948 und 1960 weitere Studiengänge ADN, MNS, CNL, PhD, DNSc, DNP, ND, NP | | 1953 Eröffnung der Schwesternschule Universität Heidelberg, Med. Fakultät | | |
| 1961-1980 | | | 1963 Studiengang „Diplommedizinpädagogik", HU Berlin | 1969 Lehrkurses für Stationsschwestern Universität Innsbruck | |
| 1981-2000 | 1 | 1982 HöFa 1 Weiterbildung<br>1987 HöFa 2, Weiterbildung jeweils für ausgebildetes Pflegefachpersonal | 1980 Studiengang „Weiterbildung für Lehrpersonen Schulen des Gesundheitswesens" Universität Osnabrück | 1981 Universitätslehrgang für lehrendes Krankenpflegepersonal Medizin. Universität Wien NÖ LAK höhere Fortbildung in der Pflege | |
| 1991-2000 | | 1996 MNS Studiengang am WEG Aarau in Kooperation mit der Universität Maastricht, NL<br>2000 Studiengang MNS, Fokus ANP INS, Universität Basel | 1991 Studiengang „Krankenpflegemanagement" FH Osnabrück,<br>1993 Studiengang „Pflegewissenschaft" Evangelische FH Darmstadt, FH Frankfurt a. M.<br>1996 Promotionsmöglichkeit Dr. rer cur. / Dr. rer. medic, Medizinische Fakultät, HU | 1999 IDS Pflegewissenschaft, Universität Wien, befähigt nicht zur Berufsausübung | 1996 Studiengang BNS, Südtirol Landesfachhochschule für Gesundheitsberufe Claudiana<br>Ab 2000 dreier Spezialisierungs-Master z. B. „Master in Fortgeschritt. Pädiatrischen Nursing" |

**Tab. 7.1** Fortsetzung

| | USA | Schweiz* | Deutschland* | Österreich* | Südtirol* |
|---|---|---|---|---|---|
| 2001-2010 | | 2005 Promotionsprogramm PhD Medical Sciences -– Nursing (Pflege), INS; Universität Basel | Ab 2003 Einrichtung dualer Studiengänge mit Beruf- u. Hochschulabschluss, B.S.c Gesundheitspfleger/in an verschiedenen FH | 2004 Universitätslehrgang „Nursing Science" Schwerpunkt Lehraufgaben, Universität für Weiterbildung Krems | Ab 2004 Studiengänge MNS im italienisch-sprachigen Teil |
| | | 2006 Studiengänge BScN Pflegefachfrau/-mann FH mit Beruf- und Hochschulabschluss an verschiedenen FH | Einrichtung weiterer Studiengänge Diplom, BScN, BA, MScN, Doktorate an HS, FH und Universitäten | 2004 Bakkalaureat Pflegewissenschaft Medizinische Universität Graz, Karl Franzens Universität | |
| | | 2008 Ausbildung Pflege Dipl. Pflegefachfrau/-mann HF, an verschiedenen HF | 2008 Promotionsprogramm Dr. rer. cur., Philosophisch-Theologischen Hochschule (PTHV), Vallendar | 2005 Bakkalaureat und Magister-, Doktoratsstudium Pflegewissenschaft UMIT, Hall Tirol | |
| | | 2009 Studiengang MScN | | Ab 2007 Einrichtung weiterer BScN, MScN Studiengänge in Pflegewissenschaft sowie eines dualen Studiengangs und Doktoratsstudiums an verschiedenen FH und Universitäten | |
| 2011-2020 | | 2013 postgradualer DAS ANP-Plus INS, Universität Basel | 2013 PhD Programm, Department Pflegewissenschaft UW/H | | |

Legende und Abkürzungen (* aus Platzgründen ist jeweils nur der erste Studiengang im jeweiligem Bereich detailliert aufgeführt)

> **Zusammenfassend lässt sich sagen, dass die verfügbaren Studienergebnisse darauf hindeuten, dass der Einsatz von akademischen Pflegenden in der klinischen Pflegepraxis zu besseren Patientenergebnisse beiträgt.**

Diesbezüglich zentrale Aspekte sind die Rolle/Rollenentwicklung, die Ausbildung sowie die Erfahrung der jeweiligen APN, aber auch die Rahmenbedingungen, unter denen sie eingesetzt wird. Zur Unterstützung der Entwicklung und Evaluierung der APN-Rollen empfiehlt sich das „The Participatory Evidence-Informed Patient-Centred Process (PEPPA) Framework" (Bryant-Lukosius und DiCenso 2004) und der hierzu gehörende, international entwickelte Evaluationsrahmen (Bryant-Lukosius et al. 2015). Um die vor allem durch die APNs erbrachte Behandlung noch spezifischer zu evaluieren und zukünftig auch abrechnen zu können, müssen weitere geeignete Indikatoren und entsprechende Erfassungsinstrumente festgelegt, respektive entwickelt werden (■ Tab. 7.1).

## Literatur

Aiken, L. H., Sloane, D. M., Bruyneel, L., Van den Heede, K., Griffiths, P., Busse, R., Diomidous, M. Kinnunen, J., Kozka, M., Lesaffre, E., McHugh, M. D., Moreno-Casbas, M. T., Rafferty, A. M., Schwendimann, R., Scott, P. A., Tishelman, C., van Achterberg, T., Sermeus, W., Rn Cast consortium. (2014). Nurse staffing and education and hospital mortality in nine European countries: a retrospective observational study. Lancet, 383(9931), 1824–1830. doi:S0140-6736(13)62631-8 [pii], 10.1016/S0140-6736(13)62631-8 [doi].

Aiken L H, Cimiotti J P, Sloane D M, Smith H L, Flynn L, & Neff D F (2011) Effects of nurse staffing and nurse education on patient deaths in hospitals with different nurse work environments. Med Care, 49(12), 1047–1053. doi:10.1097/MLR.0b013e3182330b6e [doi].

Aiken L H, Clarke S P, Sloane D M, Lake E T, & Cheney T (2009) Effects of hospital care environment on patient mortality and nurse outcomes. J Nurs Adm, 39(7–8 Suppl), S45–51. doi:10.1097/NNA.0b013e3181aeb4cf [doi], 00005110-200907001-00006 [pii].

Aiken L H, Clarke S P, Cheung R B, Sloane D M & Silber J H (2003) Educational levels of hospital nurses and surgical patient mortality. JAMA, 290(12), 1617–1623.

AACN (American Association of Colleges of Nursing). (2010). The research-focused doctoral program in nursing - pathways to excellence. Zugegriffen August 2016 http://www.aacn.nche.edu/education-resources/PhDPosition.pdf.

AACN (American Association of Colleges of Nursing). (2014). Key Differences between DNP and PhD/DNS Programs. Zugegriffen August 2016 http://www.aacn.nche.edu/dnp/ContrastGrid.pdf.

AACN (American Association of Colleges of Nursing). (2016). The Doctor of Nursing Practice (DNP) Factsheet 09.09.2016. Zugegriffen August 2016 http://www.aacn.nche.edu/media-relations/fact-sheets/DNPFactSheet.pdf.

Ausserhofer, D., & Mantovan, F. (2016). Persönliche Kommunikation.

Bachnick, S., Ausserhofer, D., Januel, J. M., Schubert, M., Schwendimann, R., De Geest, S., & Simon, M. (2017). Matching Registered Nurse services with changing care demands (MatchRN): Study protocol of a natural experiment multi-center study. J Adv Nurs. doi:10.1111/jan.13287

Barry, J. (2013). Advanced Practice Nursing – International Trends in Regulation and Scope of Practice (Präsentation). ICN.ch- Zugegriffen August 2016 http://www.swiss-anp.ch/fileadmin/2_ANP-Wissen_Forschung/ASI_advanced_practice_May_2013_draft.pdf.

Blegen, M. A., Goode, C. J., Park, S. H., Vaughn, T., & Spetz, J. (2013). Baccalaureate education in nursing and patient outcomes. J Nurs Adm, 43(2), 89–94. doi:10.1097/NNA.0b013e31827f2028.

Bryant-Lukosius, D., Carter, N., Reid, K., Donald, F., Martin-Misener, R., Kilpatrick, K., Harbman, P., Kaasalainen, S., Marshall, D., Charbonneau-Smith, R., DiCenso, A. (2015). The clinical effectiveness and cost-effectiveness of clinical nurse specialist-led hospital to home transitional care: a systematic review. J Eval Clin Pract, 21(5), 763–781. doi:10.1111/jep.12401.

Bryant-Lukosius, D. & DiCenso, A. (2004). A framework for the introduction and evaluation of advanced practice nursing roles. Journal of Advanced Nursing, 48(5), 530–540.

Bryant-Lukosius, D., Spichiger, E., Martin, J., Stoll, H., Kellerhals, S. D., Fliedner, M., Grossmann, F., Henry, M., Herrmann, L., Koller, A., Schwendimann, R., Ulrich, A., Weibel, L., Callens, B., De Geest, S. (2016). Framework for Evaluating the Impact of Advanced Practice Nursing Roles. J Nurs Scholarsh, 48(2), 201–209. doi:10.1111/jnu.12199.

Bundesamt für Statistik. Schweiz. (2016). Studierende und Abschluesse der Hochschulen. In B. P. BFS, S. (Ed.), Studierende und Abschluesse der Hochschulen. Neuchatel: Bundesamt für Statistik. Zugegriffen August, 2016 https://www.pxweb.bfs.admin.ch/Selection.aspx?px_language=de&px_db=px-x-1503040400_101&px_tableid=px-x-1503040400_101\px-x-1503040400_101.px&px_type=PX.

Bundesanstalt Statistik Österreich (2016). STATcube – Statistische Datenbank von STATISTIK AUSTRIA, Formales Bildungswesen. In G. Sommer-Binder (Ed.): Bundesanstalt Statistik Österreich. Zugegriffen August 2016 http://www.statistik.at/web_de/statistiken/menschen_und_gesellschaft/bildung_und_kultur/formales_bildungswesen/index.html.

Cho, E., Sloane, D. M., Kim, E. Y., Kim, S., Choi, M., Yoo, I. Y., Lee, H. S., & Aiken, L. H. (2015). Effects of nurse staffing, work environments, and education on patient mortality: an observational study. Int J Nurs Stud, 52(2), 535–542. doi:10.1016/j.ijnurstu.2014.08.006.

DBFK (Deutscher Berufsverband für Pflegeberufe). (2013). Position des DBfK zum Einsatz von primärqualifizierten Bachelor of Nursing in der Pflegepraxis (pp. 1–2). Berlin: DBFK. Zugegriffen August 2016 https://www.dbfk.de/media/docs/download/DBfK-Positionen/Position-BSN-Einsatz-in-Praxis_2016-07-26final.pdf.

DBFK (Deutscher Berufsverband für Pflegeberufe); ÖGKV (Österreichischer Gesundheits- und Krankenpflege Verband); SBK (Schweizer Berufsverband der Pflegefachfrauen und Pflegefachmänner). (2013). Advanced Nursing Practice in Deutschland, Österreich und der Schweiz Eine Positionierung von DBfK, ÖGKV und SBK Positionspapier (pp. 4): Deutscher Berufsverband für Pflegeberufe DBFK, Österreichischer Gesundheits- und Krankenpflege Verband ÖGKV, Schweizer Berufsverband der Pflegefachfrauen und Pflegefachmänner SBK, (S. 4). Zugegriffen Juni 2016 https://www.dbfk.de/media/docs/download/DBfK-Positionen/ANP-DBfK-OeGKV-SBK_2013.pdf.

Donald, F., Kilpatrick, K., Reid, K., Carter, N., Martin-Misener, R., Bryant-Lukosius, D.,… DiCenso, A. (2014). A systematic review of the cost-effectiveness of nurse practitioners and clinical nurse specialists: what is the quality of the evidence? Nurs Res Pract, 2014, 896587. doi:10.1155/2014/896587.

Estabrooks, C. A., Midodzi, W. K., Cummings, G. G., Ricker, K. L., & Giovannetti, P. (2005). The impact of hospital nursing characteristics on 30-day mortality. Nurs Res, 54(2), 74–84.

Europäische Bildungsminister. (1999). Der Europäische Hochschulraum, Gemeinsame Erklärung der Europäischen Bildungsminister, 19. Juni 1999. Bern: Staatsekretariat für Bildung, Forschung und Innovation SBFI. Zugegriffen August 2016 https://www.sbfi.admin.ch/sbfi/de/home/themen/hochschulen/bologna-prozess.html.

FH Guide Das österreichische Fachhochschulportal. Zugegriffen Sept 2016 http://www.fachhochschulen.ac.at/de/studienangebot.

Friesacher, H. (2014). Studienmöglichkeiten in der Pflege. Georg Thieme Verlag KG, Stuttgart New York, Management Pflegestudiengänge, 34, 3–11. doi:10.1055/s-0033-1363323.

Friese, C. R., Lake, E. T., Aiken, L. H., Silber, J. H., & Sochalski, J. (2008). Hospital nurse practice environments and outcomes for surgical oncology patients. Health Serv Res, 43(4), 1145–1163. doi:HESR825 [pii], 10.1111/j.1475-6773.2007.00825.x [doi].

GDK (Schweizerische Konferenz der kantonalen Gesundheitsdirektorinnen und –direktoren). (2004). Fachhochschulen Gesundheit, Warum es sie braucht. M. A. Herzig, C. Salami, & H. P. Jaun (Eds.), (S. 1-44). Zugegriffen Juli 2016 http://www.gdk-cds.ch/fileadmin/pdf/Themen/Bildung/Allgemeines/B-FH-Gesundheit-_d-_2004-.pdf.

Griffiths, P., Ball, J., Drennan, J., James, L., Jones, J., Recio, A., Simon, M. (2014). The association between patient safety outcomes and nurse/healthcare assistant skill mix and staffing levels and factors that may influence staffing requirements. Retrieved from http://eprints.soton.ac.uk/367526/.

Hamric, A. B. (2014). A Definition of Advanced Nursing Practice In A. B. Hamric, C. M. Hanson, M. F. Tracy, & E. T. O' Grady (Eds.), Advanced Nursing Practice - An Integrative Approach (5 ed., Vol. 5, pp. 67–85). U.S.: Elsevier Saunders.

Hamric, A. B., Hanson, C. M., Tracy, M. F., & O'Grady, E. T. (2014). Advanced Nursing Practice - An Integrative Approach (5 ed. Vol. 5). U.S.: Elsevier Saunders.

HRSA (2013) The U.S. Nursing Workforce: Trends in Supply and Education. https://bhw.hrsa.gov/health-workforce-analysis, Zugegriffen: 15 August 2016.

HRSA,H R a S A. & Workforce B o H (2016) Health Workforce Data - Health Resources Files AHRF, (Database, data 2010-2014, 2015). Zugegriffen August 2016 https://bhw.hrsa.gov/health-workforce-analysis/data.

Imhof, L., Naef, R., Wallhagen, M. I., Schwarz, J., & Mahrer-Imhof, R. (2012). Effects of an advanced practice nurse in-home health consultation program for community-dwelling persons aged 80 and older. J Am Geriatr Soc, 60(12), 2223–2231. doi:10.1111/jgs.12026.

INS (Institut für Pflegewissenschaft). (2016). Advanced Nursing Practice - plus Diploma of Advanced Studies (DAS ANP-plus). Zugegriffen Juli 2016 https://nursing.unibas.ch/fileadmin/pflege/redaktion/Weiterbildung/ANP_plus/Flyer_DAS_ANPplusProgrammWebsite.pdf.

Kaeppeli, S. (2010). 20 Jahre Pflegewissenschaft in der Praxis. In S. Kuebler, C. Riner, & C. Stoll (Eds.), Unterwegs sein - 60 Jahre WE'G / Kaderschule (pp. 30-37). Aarau: WE'G Weierbildungszentrum für Gesundheitsberufe. Zugegriffen Juni 2016 http://www.careum-weiterbildung.ch/angebot/pdf/17Jun10_60_Jahre_WEG.pdf.

Kane, R. L., Shamliyan, T. A., Mueller, C., Duval, S., & Wilt, T. J. (2007). The association of registered nurse staffing levels and patient outcomes: systematic review and meta-analysis. Med Care, 45(12), 1195–1204.

Kelly, D. M., Kutney-Lee, A., McHugh, M. D., Sloane, D. M., & Aiken, L. H. (2014). Impact of critical care nursing on 30-day mortality of mechanically ventilated older adults. Crit Care Med, 42(5), 1089–1095. doi:10.1097/CCM.0000000000000127 [doi]

Klepser, M. (2016). Pflege-Studiengänge in Deutschland 2016. Zugegriffen Mai, 2016, from Pflegestudium.de – ein Portal der TarGroup Media GmbH & Co. KG https://www.pflegestudium.de/fileadmin/user_upload/Inhalte/pflegestudium.de/Pflege-Studieng%C3%A4nge_Deutschland_2016.pdf

Kohn, L. T., Corrigan, J., Donaldson, M., & America, C. o. Q. o. H. C. i. (2000). To Err is Human: Building a Safer Health System Washington DC 20001: Institute of Medicine.

Kuebler, S., Riner, C., & Stoll, C. (2010). Unterwegs sein - 60 Jahre WE'G / Kaderschule. Aarau: WE'G Weierbildungszentrum für Gesundheitsberufe. Zugegriffen Juni 2016 http://www.careum-weiterbildung.ch/angebot/pdf/17Jun10_60_Jahre_WEG.pdf

Künzi, K., Jäggi, J., & Dutoit, L. (2012). Aktueller Stand der schweizerischen Diskussion über den Einbezug von hoch ausgebildeten nichtärztlichen Berufsleuten in der medizinischen Grundversorgung - Aktualisierung des Obsan Arbeitsdokuments 27 - Schlussbericht. Zugegriffen August 2016: http://www.buerobass.ch/pdf/2013/BAG_2013_UpdateNichtaerzte_Bericht_de.pdf

Kutney-Lee, A., Sloane, D. M., & Aiken, L. H. (2013). An increase in the number of nurses with baccalaureate degrees is linked to lower rates of postsurgery mortality. Health Aff (Millwood), 32(3), 579–586. doi:10.1377/hlthaff.2012.0504.

Laiho, A. (2010). Academisation of nursing education in the Nordic Countries. Higher Education, 60(6), 641–656. doi:10.1007/s10734-010-9321-y.

LoBiondo G. & Huber J (1996) Die Rolle der Forschung in der Pflege (H. Boerger, Trans.). In: A. D. A. Zeglin (Hsrg.), Pflegeforschung Methoden - Kritische Einschätzung – Anwendung. Bd. 1, S 5–37, Ullstein Mosby GmbH & Co. KG, Berlin, Wiesbaden.

Lohrmann, C. (2016). Lehre Institut für Pflegewissenschaft Medizinische Universität Graz - 10 Jahres- Bericht (pp. 41–59). Graz: Institut für Pflegewissenschaft, Graz 2016.

Mantovan, F. (2015). Editorial. Pflegewissenschaft(7-8), 375–376.

Martin-Misener, R., Harbman, P., Donald, F., Reid, K., Kilpatrick, K., Carter, N., Bryant-Lukosius, D., Kaasalainen, S., Marshall, D. A., Charbonneau-Smith, R., DiCenso, A. (2015). Cost-effectiveness of nurse practitioners in primary and specialised ambulatory care: systematic review. BMJ Open, 5(6), e007167. doi:10.1136/bmjopen-2014-007167.

Mayer, H. (2007). Pflegeforschung kennenlernen: Elemente und Basiswissen für die Grundausbildung. Wien: Facultas Verlags- und Buchhandel AG.

McCleery, E., Christensen, V., Peterson, K., Humphrey, L., & Helfand, M. (2011). VA Evidence-based Synthesis Program Reports, Evidence Brief: The Quality of Care Provided by Advanced Practice Nurses VA Evidence-based Synthesis Program Evidence Briefs. Washington (DC): Department of Veterans Affairs (US).

Mendel, S., & Feuchtinger, J. (2009). Aufgabengebiete klinisch tätiger Pflegeexperten in Deutschland und deren Verortung in der internationalen Advanced Nursing Practice [Domains in the clinical practice of Clinical Nursing Experts in Germany and their correspondence with the internationally described "Advanced Nursing Practice"]. Pflege, 22(3), 208–216. doi:10.1024/1012-5302.22.3.208.

Muller-Staub, M., Zigan, N., Handler-Schuster, D., Probst, S., Monego, R., & Imhof, L. (2015). Umsorgt werden und umsorgen: Leben mit mehreren Langzeiterkrankungen (Leila) – Eine qualitative Studie zum Beitrag von APN in integrierter Versorgung [Being cared for and caring: living with multiple chronic diseases (Leila)-a qualitative study about APN contributions to integrated care]. Pflege, 28(2), 79–91. doi:10.1024/1012-5302/a000410.

Newhouse, R. P., Stanik-Hutt, J., White, K. M., Johantgen, M., Bass, E. B., Zangaro, G.,Wilson, R. F., Fountain, L., Steinwachs, D. M., Heindel, L., Weiner, J. P. (2011). Advanced practice nurse outcomes 1990-2008: a systematic review. Nurs Econ, 29(5), 230–250; quiz 251.

Oelke, U. (1994). Projektbericht Akademisierung von Pflege. Göttingen. Zugegriffen Juli, 2016 http://docplayer.org/10265245-Projektbericht-akademisierung-von-pflege.html.

Oertle Bürki, C. (2009). Bildungsreformen in den nichtärztlichen Gesundheitsberufen. Schweizerische Ärztezeitung, 90(44), 4.

ÖGKV (Österreichischer Gesundheits- und Krankenpflegeverband). (2016), September 2016. Persönliche Kommunikation.

Orischnig, N. (2011). Akademisierung der Pflege in Österreich. (Magistra (Mag.), Univeristät Wien. (A 057/122, Magistra (Mag.) Arbeit) Zugegriffen August 2016 http://othes.univie.ac.at/14882/.

Pulcini, J., Jelic, M., Gul, R., & Loke, A. Y. (2010). An International Survey on Advanced Practice Nursing Education, Practice, and Regulation. Journal of Nursing Scholarship, 42(1), 31–39. doi:10.1111/j.1547-5069.2009.01322.x.

Pulcini, J., Yuen Loke, A., Gul, R., Jelic, M., & Carroll, K. (2008). An International Survey on Advanced Practice Nursing: Education, Practice and Regulatory Issues: 2008. from The International Council of Nurses (ICN).

Rappold, E. (2009). Pflegewissenschaft in Österreich - Eine Standortbestimmung. In H. Maier (Ed.), Pflegewissenschaft - von der Ausnahme zur Realität (1 ed., Vol. 1, S. 10–25). Wien: Facultas Verlas- und Buchandels AG.

Robert Bosch Stiftung Kommission zur Hochschulausbildung für Lehr- und Leitungskräfte in der Pflege. (1992). Pflege braucht Eliten: Denkschrift der Kommission der Robert Bosch Stiftung zur Hochschulausbildung für Lehr- und Leitungskräfte in der Pflege; mit systematischer Begründung und Materialien; (3. ed, Vol. 3, S: 1–327). Gerlingen: Bleicher Verlag.

Schaefer, M., Scherrer, A., & Burla, L. (2013). Bildungsabschlüsse im Bereich Pflege und Betreuung - Systematische Übersichtsarbeit. Neuchâtel: Schweizerisches Gesundheitsobservatorium (Obsan). Zugegriffen Juli 2016 http://www.obsan.admin.ch/de/publikationen/bildungsabschluesse-im-bereich-pflege-und-betreuung.

Scheckel, M. (2009). Nursing education: Past, present, future Understanding nursing education programs (pp. 27–61). Sudbury, MA: Jones and Bartlett Puolisher, LLC. Zugegriffen Juli 2016 http://www.jblearning.com/samples/0763752258/52258_CH02_Roux.pdf.

Schwendimann, R., & Koch, R. (2013). Masterumfrage 2013. Zugefriffen Juli 2016 : https://europa.unibas.ch/fileadmin/pflege/redaktion/News/2013_05_20_Masterumfrage_2013_Bericht_4S_final.pdf.

Spitz-Koberich, C., & Steinle-Feser, B. (2010). Ein Jahr Advanced Nursing Practice in der Kinderkardiologie – ein erster Rückblick [One year Advanced Nursing Practice in pediatric cardiology - a first review]. Pflege, 23(6), 411–416. doi:10.1024/1012-5302/a000080.

Statitische Bundesamt Deutschland. (2016). Bildung, Sozialleistungen, Gesundheit, Recht. In S. B. D_STATIS (Ed.). Wiesbaden. Zugegriffen August 2016 https://www-genesis.destatis.de/genesis/online/logon?language=de&sequenz=tabellen&selectionname=21311*.

Stöcker, G., & Reinhart, M. (2012). Grundständig pflegeberufsausbildende Studiengänge in Deutschland, 1–12. Zugegriffen Juli 2016 http://www.dbfk-pflege-als-beruf.de/downloads/Synopse_grundst__ndig.pdf.

Stöhr, D., Raphaelis, S., & Mayer, H. (2015). Zwei Stufen zum ANP Onkologie. ProCare, 20(6), 44–49. doi:10.1007/s00735-015-0534-2.

Tourangeau, A. E., Doran, D. M., McGillis Hall, L., O'Brien Pallas, L., Pringle, D., Tu, J. V., & Cranley, L. A. (2007). Impact of hospital nursing care on 30-day mortality for acute medical patients. J Adv Nurs, 57(1), 32–44. doi:JAN4084 [pii], 10.1111/j.1365-2648.2006.04084.x [doi].

Ullmann-Bremi, A., Schluer, A. B., Finkbeiner, G., & Huber, Y. (2011). Wie ein ANP-Team laufen lernt» –Herausforderungen und Chancen von ANP-Teams am Universitätskinderspital Zürich [The first steps of an ANP-team - challenges and chances of ANP-teams at the Children's University Hospital Zurich]. Pflege, 24(1), 21–28. doi:10.1024/1012-5302/a000088.

Ullmann-Bremi, A., Spirig, R., Gehring, T. M., & Gobet, R. (2004). Die Arbeit mit Familien von Kindern mit Lippen-Kiefer-Gaumenspalte: Erste Ergebnisse betreffend Evaluation eines Praxisentwicklungsprojektes aus dem Kinderspital Zürich [Outcomes and experiences of caring for families with children with cleft lip and palate at the Children's Hospital of Zurich]. Pflege, 17(4), 243–251. doi:10.1024/1012-5302.17.4.243.

Ullmann, P. (2015). Zwischen Wunsch und Wirklichkeit Im Spannungsfeld aktueller APN-Entwicklungen im deutschsprachigen Raum. Power Point Präsentation. Zugegriffen Juli 2016 https://www.luks.ch/fileadmin/user_upload/Dateien/Standorte/Luzern/Pflege_Soziales/Events/Zentralschweizer_Pflegesymposien/ANP/2015/Z-CH_Pflegesymposium_ANP_2015_Peter_Ullmann_-_Wunsch_und__Wirklichkeit.pdf.

Ullmann, P., Schwendimann, R., Keinath, E., Eder, K., Henry, M., Thissen, K., Schoenthaler, A., Mauthner, O., Freyer, S., Fierz, K., Gantschnig, G., Stoll, H., Nicca, D., Lehwalds, D., Ullmann, B. (2015). Visionen und Realitäten in der Entwicklung von APN & ANP. Advanced Practice Nurse Magazin. Zugegriffen Juli 2016 https://nursing.unibas.ch/fileadmin/pflege/redaktion/Weiterbildung/ANP_plus/APN_Magazin_-_Visionen_und_Realit%C3%A4ten_in_der_Entwicklung_von_APN___ANP.pdf.

Ulrich, A., Hellstern, P., Kressig, R. W., Eze, G., & Spirig, R. (2010). Advanced Nursing Practice (ANP) im direkten Pflegealltag: Die pflegerische Praxisentwicklung eines akutgeriatrischen ANP-Teams [Advanced Nursing Practice in daily nursing care: practice development of an acute geriatric Advanced Nursing Practice team]. Pflege, 23(6), 403–410. doi:10.1024/1012-5302/a000079.

Waldboth, V., Schluer, A. B., & Muller-Staub, M. (2013). Evaluation pädiatrischer Advanced Practice Nurses: Qualität und Nutzen für die Schweiz? [Evaluation of pediatric Advanced Practice Nurse: quality and benefit for Switzerland?]. Pflege, 26(6), 421–430. doi:10.1024/1012-5302/a000330.

Yakusheva, O., Lindrooth, R., & Weiss, M. (2014). Economic evaluation of the 80% baccalaureate nurse workforce recommendation: a patient-level analysis. Med Care, 52(10), 864–869. doi:10.1097/mlr.0000000000000189.

# Stand der Pflegeforschung in Deutschland – ein Überblick

*Christian Teubner, Ralf Suhr*


8.1 Entwicklung der Pflegeforschung in Deutschland – 102

8.2 Altersbezogene Pflegeforschung – die ZQP-Forschungsdatenbank – 104

8.3 Schwerpunkte der altersbezogenen Pflegeforschung – 104

8.4 Übersicht über die forschenden Institutionen – 106

8.5 Verteilung der Forschungsaktivität nach Bundesland – 107

8.6 Förderung der altersbezogenen Pflegeforschung – 109

8.7 Publikation der Forschungsergebnisse – 109

8.8 Fazit – 110

Literatur – 110



A. Simon (Hrsg.), *Akademisch ausgebildetes Pflegefachpersonal*,
https://doi.org/10.1007/978-3-662-54887-5_8

Die Pflegeforschung in Deutschland hat sich seit 2005 rasant entwickelt. Den mit Abstand größten thematischen Schwerpunkt stellt dabei – gemessen an der Zahl der Fachpublikationen – die „Pflege und Pflegebedürftigkeit alter und hochaltriger Menschen" dar. Mit diesem Themenbereich befassen sich – mit steigender Tendenz – mehr als ein Drittel der Publikationen. Die Universitäten/Universitätsklinika sind innerhalb der altersbezogenen Pflegeforschung am häufigsten (rd. 45 %) beteiligt, aber auch die übrigen Hochschulen sind mit ca. 30 % stark vertreten. Kooperationen zwischen wissenschaftlichen Einrichtungen finden nur in rund einem Drittel der Projekte statt. Thematisch liegt der Schwerpunkt hier auf der Versorgungsforschung (rd. 57 %), gefolgt von der pflegerischen Bildungs- und Berufsfeldforschung (rd. 21 %). Weniger als die Hälfte der Projekte veröffentlicht ihre Ergebnisse in der Fachliteratur, in rd. einem Fünftel der Fälle erfolgt keinerlei Publikation.

## 8.1 Entwicklung der Pflegeforschung in Deutschland

Die Pflegeforschung hat sich im internationalen Vergleich als Forschungsfeld in Deutschland relativ spät entwickelt: Während in der DDR seit 1963 die Möglichkeit zur akademischen Ausbildung in der Pflege bestand und insgesamt 35 Studierende eine Promotion abschlossen, begann dieser Prozess in Westdeutschland erst in den 1980er Jahren (Hackmann 2000). Mit der Einrichtung des ersten Lehrstuhls für „Pflege- und Sozialwissenschaften" an der Fachhochschule Osnabrück 1987 und dem ersten öffentlich geförderten pflegewissenschaftlichen Projekt (von 1988 bis 1991) fallen zwei Meilensteine in diese Dekade. Seither sind an vielen Universitäten und Hochschulen Lehrstühle und Institute entstanden, die zu pflegerischen Fragestellungen forschen. Ein weiterer wesentlicher Schritt in der Förderung der Pflegeforschung wurde von 2004 bis 2011 durch das Bundesministerium für Bildung und Forschung (BMBF) umgesetzt mit der Förderung von zunächst vier, später drei Pflegeforschungsverbünden (Schaeffer und Ewers 2014).

Der vorliegende Überblick über den Stand und die Entwicklung der Pflegeforschung setzt zeitlich direkt nach Etablierung der Pflegeforschungsverbünde ein und stützt sich methodisch auf zwei Ansätze: Der erste bezieht sich auf die Fachpublikationen zum Thema Pflegeforschung allgemein als Ergebnis eines Rapid Review (Gannan et al. 2010) auf Basis einer systematischen Recherche der Literaturdatenbanken CINAHL (Cumulative Index to Nursing and Allied Health Literature), PubMed und Cochrane. Der zweite Ansatz untersucht detaillierter für den Bereich der altersbezogenen Pflegeforschung die abgeschlossenen und laufenden Forschungsprojekte mit den beteiligten wissenschaftlichen Einrichtungen, den thematischen Schwerpunkten, den aus den Projekten resultierenden Publikationen und den fördernden Institutionen auf Basis der ZQP-Forschungsdatenbank (die genauere Beschreibung der Datenbank folgt ▸ Abschn. 8.2).

Der betrachtete Zeitraum umfasst die Projekte, die zwischen 2005 und 2014 abgeschlossen wurden (bzw. die beiden Fünfjahreszeiträume 2005 bis 2009 und 2010 bis 2014 zur Darstellung der Entwicklung) sowie die Publikationen aus den Jahren 2006 bis 2015, da von einem sogenannten „publication lag", d. h. einer Verzögerung zwischen Projektabschluss und Erscheinen der Publikation von einem Jahr ausgegangen wird. Dies entspricht in etwa dem Mittelwert der Verzögerung zwischen Einreichung und Veröffentlichung von 2.700 untersuchten Fachartikeln von 12,2 Monaten (Björk und Solomon 2013).

Die rasante Entwicklung der Pflegeforschung spiegelt sich in den Fachpublikationen zum Thema wider: Der Rapid Review liefert, nach Bereinigung um Dopplungen, insgesamt 1.026 Publikationen aus dem Themenbereich der Pflegeforschung, an denen deutsche Wissenschaftler zwischen 2006 und 2015 beteiligt waren. Die Entwicklung zeigt mit einer jährlichen durchschnittlichen Wachstumsrate der Veröffentlichungen von 11,1 % eine deutlich höhere Dynamik im Vergleich zum medizinischen Bereich (Wachstumsrate der Veröffentlichungen in PubMed von 4,1 %).

Im Bestreben, die hohe Dynamik in der Pflegeforschung strategisch auszurichten, wurde 2012 die „Agenda Pflegeforschung" veröffentlicht, die zehn Schwerpunktthemen für die Pflegeforschung in der darauffolgenden Dekade identifiziert (Behrens et al. 2012). Nach Zuordnung der relevanten Fachpublikationen aus dem Rapid Review zu den prioritären

Forschungsthemen zeigt sich ein ausgeprägter Fokus in der „Pflege und Pflegebedürftigkeit alter und hochaltriger Menschen", die über ein Drittel (38,3 %) der Veröffentlichungen auf sich vereint (◘ Abb. 8.1). Der zeitliche Verlauf weist dabei für dieses Forschungsthema eine steigende Tendenz auf. Jeweils ungefähr ein Siebtel der Publikationen widmet sich der „Pflege in akuten Krankheitssituationen" (14,7 %) und dem „Leben mit chronischer Erkrankung" (12,6 %).

Als Querschnittsthemen sind „Bildung in der Pflege" (7,8 %), „Pflegesysteme im Umbruch" (7,1 %) und „Prävention und Gesundheitsförderung in der Pflege" (5,8 %) seltener als eigenständiger Themenschwerpunkt vertreten, ebenso weisen spezialisierte Themen wie die „Pflege von Kindern und Jugendlichen" (5,6 %) und die „Pflege von Menschen mit Behinderung" (1,9 %) geringe Anteile auf.

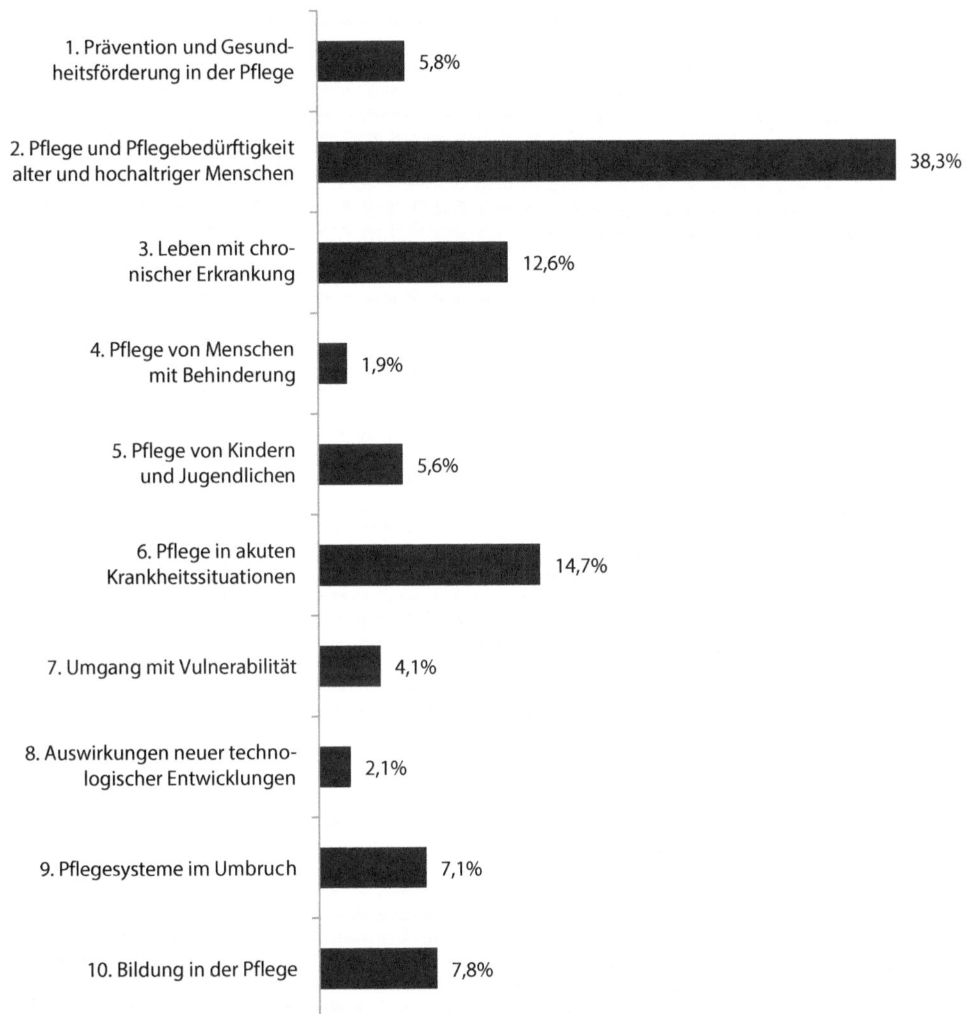


◘ **Abb. 8.1** Anteil der Fachpublikationen zur Pflegeforschung (Erscheinungsjahre 2006 bis 2015) nach prioritären Forschungsfeldern gemäß „Agenda Pflegeforschung für Deutschland". Quelle: Rapid Review CINAHL, PubMed und Cochrane vom 21.07.2016; Query: (nurs* OR (care AND („long-term" OR home OR elder* OR palliative)); n = 1.026.

## 8.2 Altersbezogene Pflegeforschung – die ZQP-Forschungsdatenbank

Um einen aktuellen und systematischen Überblick über altersbezogene Pflegeforschung in Deutschland zu gewinnen, hat das Zentrum für Qualität in der Pflege (ZQP) eine frei zugängliche Forschungsdatenbank etabliert (unter http://dbf.zqp.de/ abrufbar). Sie erfasst Studien und Projekte aus unterschiedlichen Wissenschaftsbereichen ab dem Projektabschlussjahr 2005, sofern sie einen Bezug zu Alter und Pflege aufweisen. Damit fokussiert sie die Schnittstelle zwischen Wissenschaft, Pflege und Alter.

Ein weiteres Abgrenzungskriterium der ZQP-Forschungsdatenbank ist der Bezug zu Deutschland, d. h., es werden Projekte und Studien eingeschlossen, die unter Beteiligung deutscher Einrichtungen und mit inhaltlichem Bezug zu Deutschland durchgeführt werden. Als Projektinformationen werden sowohl die Forschungsfelder, die beteiligten Institutionen und projektverantwortlichen Forscher als auch die aus der Forschung resultierenden Veröffentlichungen (vom einfachen Projektbericht bis hin zur Publikation in Zeitschriften mit Peer Review-Verfahren) und die fördernden Einrichtungen erfasst.

Neben dem Vorteil einer aktuellen und umfassenden Darstellung der laufenden Forschungsaktivität – auch der Projekte, die ihre Ergebnisse nicht oder noch nicht publiziert haben – weist der gewählte Ansatz auch Limitationen auf. Für Projekte, die auf der Projektseite nicht auf die resultierenden Publikationen verweisen, wird auf die parallel durchgeführte Recherche von Literaturdatenbanken zurückgegriffen. Da die eindeutige Zuordnung der Publikationen zu den Projekten häufig schwierig ist, kann es hier vereinzelt zu Lücken in der Erfassung der Publikationen kommen.

Mit Stand vom 30.06.2016 umfasst die ZQP-Forschungsdatenbank insgesamt 786 Projekte (abgeschlossene und laufende). Bei einer mittleren Projektlaufzeit von zweieinhalb Jahren (Median ebenfalls 2,5 Jahre) streut die Projektlaufzeit erheblich (Standardabweichung von 1,4 Jahren) und bewegt sich zwischen einem Vierteljahr und 11,6 Jahren.

## 8.3 Schwerpunkte der altersbezogenen Pflegeforschung

Die Pflegerische Versorgungsforschung untersucht die Krankheits- und Gesundheitsversorgung einzelner Personen oder Bevölkerungsgruppen und nimmt dabei Fragen zu Zugangsmöglichkeiten, Verteilung, Nutzung und Wirksamkeit von Versorgungsleistungen unter Alltagsbedingungen in den Blick. Sie bildet mit einem Anteil von 56,9 % das mit Abstand größte Forschungsfeld innerhalb der altersbezogenen Pflegeforschung in Deutschland (◘ Tab. 8.1). Im Vergleich der beiden Fünfjahreszeiträume 2005 bis 2009 und 2010 bis 2014 wird zudem deutlich, dass die Versorgungsforschung in den letzten Jahren nochmals stark an Gewicht gewonnen hat.

Beim zweitgrößten Forschungsfeld, der „Pflegerischen Bildungs- und Berufsfeldforschung“, die ein gutes Fünftel (20,5 %) der Projekte der Datenbank auf sich vereint, läuft die Entwicklung entgegengesetzt. Hier sinkt der Anteil in den genannten Fünfjahreszeiträumen von 30,5 % auf 18,0 %. Pflegerische Bildungsforschung beschäftigt sich mit der Weiterentwicklung und Modernisierung von curricularen Anforderungen in der Pflegeausbildung und Weiterbildung sowie der Identifikation von beruflichen Qualifikationsbedarfen. Die Berufsfeldforschung setzt sich mit praxisrelevanten und politischen Thematiken auseinander, welche die Professionen unmittelbar betreffen und beeinflussen (z. B. Berufspolitik, Qualifikationsrahmen, Weiterentwicklung).

Die „Allgemeine Pflegeforschung“ umfasst überwiegend Projekte, die nicht eindeutig einem der spezifischeren Forschungsfelder zuzuordnen sind und bewegt sich um einen Anteilwert von gut einem Zehntel der Projekte. Die „Klinische (Pflege-)Forschung“ hält sich relativ stabil auf einem Anteilswert von ca. 4 %, was in dem dynamischen Gesamtumfeld absolut gesehen eine deutliche Zunahme in der Zahl der Projekte bedeutet. Die „Pflegeberichterstattung“ und „Epidemiologische Forschung“ spielen dem gegenüber eine untergeordnete Rolle.

Einen genaueren Einblick in die thematischen und methodischen Schwerpunkte der altersbezogenen Pflegeforschung liefert die Verschlagwortung der erfassten Projekte. Die ZQP-Forschungsdatenbank

**Tab. 8.1** Altersbezogene Pflegeforschung nach Forschungsfeldern. Quelle: ZQP-Forschungsdatenbank (http://dbf.zqp.de/ abgerufen am 30.06.2016)

| Forschungsfeld | Alle erfassten Projekte | | Abschlussjahr 2005–2009 | | Abschlussjahr 2010–2014 | | Veränderung |
|---|---|---|---|---|---|---|---|
| | Anzahl | Anteil | Anzahl | Anteil | Anzahl | Anteil | |
| Pflegerische Versorgungsforschung | 447 | 56,9 % | 86 | 48,6 % | 222 | 60,7 % | ↑ |
| Pflegerische Bildungs- und Berufsfeldforschung | 161 | 20,5 % | 54 | 30,5 % | 66 | 18,0 % | ↓ |
| Allgemeine Pflegeforschung | 93 | 11,8 % | 24 | 13,6 % | 33 | 9,0 % | ↓ |
| Klinische (Pflege-) Forschung | 32 | 4,1 % | 8 | 4,5 % | 15 | 4,1 % | → |
| Pflegeberichterstattung | 16 | 2,0 % | 4 | 2,3 % | 8 | 2,2 % | → |
| Epidemiologische Forschung | 6 | 0,8 % | | | 3 | 0,8 % | ↑ |
| Sonstige | 31 | 3,9 % | 1 | 0,6 % | 19 | 5,2 % | ↑ |
| Gesamt | 786 | 100 % | 177 | 100 % | 366 | 100 % | |

nutzt einen themenspezifischen Schlagwortkatalog mit drei Oberkategorien – „Forschungsinhalt", „Forschungsdurchführung", „Personen und Zielgruppen" – aus denen jeweils mindestens ein Schlagwort zu vergeben ist. Im Durchschnitt werden hierbei fast zehn Schlagwörter pro Projekt vergeben. Die Verschlagwortung beinhaltet folgende Angaben:

- „**Forschungsinhalt**": Die Verschlagwortung gibt wieder, womit sich die Projekte beschäftigen, z. B. ob bestimmte Pflegephänomene und Erkrankungen oder das berufliche Umfeld im Zentrum der Untersuchungen stehen. Insgesamt über zwei Fünftel der Projekte behandeln Qualitätsaspekte, vorwiegend mit den Schlagwörtern „Lebensqualität", „Qualitätsverbesserung/Qualitätssicherung" und „Qualifikation". Ein gutes Fünftel befasst sich mit „Demenz", welches damit das mit Abstand am stärksten beforschte Krankheits-/Pflegephänomen in der altersbezogenen Pflegeforschung ist. Auch auf der Detailebene spiegelt sich der in ◘ Tab. 8.1 genannte Schwerpunkt in der Versorgungsforschung wider: So wurden die Schlagworte „Planung und Steuerung der Pflegeversorgung", „Häusliche Versorgung/Wohnen Zuhause", „Versorgungsmanagement" sowie „Pflegerische Versorgung und Interventionen" in 42,5 % aller Projekte vergeben.
- „**Forschungsdurchführung**": Hier werden Angaben zur Methodik, zum Forschungsdesign und zum Forschungsbereich gemacht. Dabei sind „Konzept- und Instrumentenentwicklung" bei gut einem Drittel aller Projekte ein zentraler Bestandteil. Weiterhin wird ein knappes Drittel der Projekte als Evaluationsprojekte qualifiziert. Das „Mixed Methods Forschungsdesign" wird explizit in 6,6 % der Projekte genannt. Interventionsstudien sind in der altersbezogenen Pflegeforschung mit einem Anteil von 4,6 % eher selten. Gleiches gilt für den „Theorie-Praxis-Transfer inkl. Translation evidenzbasierten Wissens" bzw." Implementierung von Interventionen". Diese Themen spielen in insgesamt ca. 6 % der Projekte eine Rolle. Ein ausgeprägter Praxisbezug der altersbezogenen Pflegeforschung wird durch den relativ hohen Anteil „wissenschaftlich begleiteter Projekte" (12,3 %) deutlich.
- „**Personen und Zielgruppen**": Hier wird gegebenenfalls spezifiziert, welche

Personengruppen Gegenstand der Untersuchung waren oder für welche Zielgruppe die Ergebnisse relevant sind.Erwartungsgemäß sind „Pflegebedürftige Personen" in einem guten Viertel der Projekte und damit am häufigsten genannt. Aber auch „Pflegepersonal" und „(Pflegende) Familienangehörige" sind in jeweils knapp einem Viertel der in der Forschungsdatenbank erfassten Projekte und Studien die Personen- bzw. Zielgruppe.

## 8.4 Übersicht über die forschenden Institutionen

Die universitären Einrichtungen – Universitäten und Universitätsklinika – sind am stärksten in die altersbezogene Pflegeforschung eingebunden. Ihr Anteil an den forschenden Institutionen liegt zusammen bei 44,6 % (◘ Tab. 8.2). Die Beteiligung der Universitätsklinika an den abgeschlossenen Projekten hat sich von 10,0 % zwischen 2005 und 2009 auf 13,8 % von 2010 bis 2014 deutlich erhöht.

Die Fachhochschulen machen in der altersbezogenen Pflegeforschung über ein Viertel (27,8 %) der forschenden Einrichtungen aus und nehmen damit eine im Vergleich zur Forschungsleistung insgesamt bedeutende Rolle ein; für das Jahr 2013 weist das Statistische Bundesamt einen Anteil der Fachhochschulen an den eingeworbenen Drittmitteln aller Hochschulen von lediglich 7,2 % aus (Statistisches Bundesamt 2015). Hier machen sich auch die Förderprogramme des Bundes zur Stärkung der Forschung an Fachhochschulen bemerkbar (Wissenschaftsrat 2010): Beispielsweise sind durch die Förderlinie „Soziale Innovationen für Lebensqualität im Alter (SILQUA-FH)" insgesamt 46 Projekte zur altersbezogenen Pflegeforschung finanziert worden bzw. werden aktuell finanziert.

Wird die absolute Entwicklung der Forschungsaktivität von Fachhochschulen betrachtet, so zeigt sich im Vergleich der Zeiträume 2005 bis 2009 mit 71 abgeschlossenen Projekten und 2010 bis 2014 mit 151 Projekten mehr als eine Verdopplung der Projektaktivität. Allerdings führt dies vor dem Hintergrund der rasanten Gesamtentwicklung altersbezogener Pflegeforschung dennoch zu einem Rückgang des Anteils der Fachhochschulen von 32,1 % auf 27,1 %. Dieser bestätigt sich auch für die noch laufenden Projekte.

Interessant ist auch, wie stark die einzelnen Einrichtungsarten in den jeweiligen Forschungsfeldern

◘ **Tab. 8.2** Altersbezogene Pflegeforschung nach Einrichtungsarten. Quelle: ZQP-Forschungsdatenbank (http://dbf.zqp.de/ abgerufen am 30.06.2016)

| **Einrichtungsart** | **Alle erfassten Projekte** | | **Abschlussjahr 2005–2009** | | **Abschlussjahr 2010–2014** | | **Veränderung** |
|---|---|---|---|---|---|---|---|
| | **Projekte** | **Anteil** | **Projekte** | **Anteil** | **Projekte** | **Anteil** | |
| Universität | 379 | 31,7 % | 74 | 33,5 % | 158 | 28,3 % | ↓ |
| Universitätsklinikum | 154 | 12,9 % | 22 | 10,0 % | 77 | 13,8 % | ↑ |
| Fachhochschule | 330 | 27,6 % | 71 | 32,1 % | 151 | 27,1 % | ↓ |
| Sonstige Hochschule/ Bildungseinrichtung | 26 | 2,2 % | 4 | 1,8 % | 15 | 2,7 % | ↑ |
| Forschungseinrichtung | 160 | 13,4 % | 29 | 13,1 % | 84 | 15,1 % | ↑ |
| Versorgungseinrichtung | 19 | 1,6 % | 6 | 2,7 % | 5 | 0,9 % | ↓ |
| Stiftung | 31 | 2,6 % | | | 15 | 2,7 % | ↑ |
| Sonstige | 97 | 8,1 % | 15 | 6,8 % | 53 | 9,5 % | ↑ |
| Gesamt | 1.196 | 100 % | 221 | 100 % | 558 | 100 % | |

aktiv sind. Für das größte Forschungsfeld, die „Versorgungsforschung", zeigt sich eine relativ ähnliche Verteilung wie für die altersbezogene Pflegeforschung insgesamt, wobei die Universitäten etwas weniger (27,2 % der Projekte in der Versorgungsforschung), die Forschungseinrichtungen (15,3 %) – darunter fallen Institute, die mit Hochschulen assoziiert, aber rechtlich selbstständig sind, beispielsweise das *Hessische Institut für Pflegeforschung (HessIP)*, oder Forschungsgesellschaften wie die *Fraunhofer-Gesellschaft zur Förderung angewandten Forschung e. V.* – dafür stärker aktiv sind.

Anders stellt sich die Situation in der „Pflegerischen Bildungs- und Berufsfeldforschung" dar: Hier sind die Fachhochschulen mit knapp zwei Fünfteln (39,4 %) der Projekte die wichtigsten Forschungsstätten, gefolgt von den Universitäten mit 30,9 %. Für die „Allgemeine Pflegeforschung", unter die komplexere Projekte mit keinem eindeutigen inhaltlichen Schwerpunkt fallen, ist die Beteiligung der Universitäten (35,5 %) überdurchschnittlich, die der Fachhochschulen geringer (22,0 %). Nicht unerwartet ist die dominante Rolle der Universitäten (43,1 %) und Universitätsklinika (36,9 %) in der „Klinischen (Pflege-)Forschung".

**Ein wichtiges Instrument zur Sicherstellung der Innovationsfähigkeit und Qualität der Forschung ist die interdisziplinäre Zusammenarbeit bzw. die Vernetzung spezifischen Wissens – durch Kooperation oder die Bildung von Forschungsclustern (Schröder et al. 2014).**

Wie stellt sich diesbezüglich die Situation in der altersbezogenen Pflegeforschung dar? Gibt es Kooperationen und wenn ja, wer kooperiert mit wem? Insgesamt finden Forschungskooperationen in der altersbezogenen Pflegeforschung eher selten statt: Über zwei Drittel (67,0 %) der Forschungsprojekte werden ohne Kooperation mit einer anderen wissenschaftlichen Institution durchgeführt (◘ Abb. 8.2).

Die Zahl der wissenschaftlichen Kooperationspartner schwankt zwischen null und sieben Institutionen. In der Mehrzahl der von ihnen durchgeführten Projekte kooperieren die Universitätsklinika, die sonstigen Hochschulen und Stiftungen, wobei jeweils die Kooperation mit Institutionen derselben

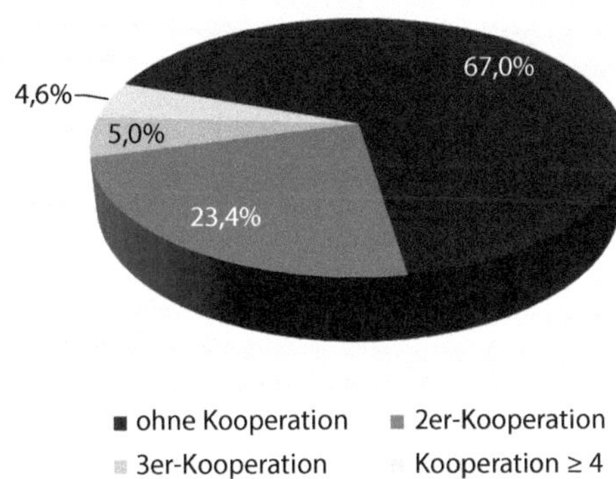


◘ **Abb. 8.2** Anteil der Projekte seit 2005 nach Zahl der kooperierenden Einrichtungen. Quelle: ZQP-Forschungsdatenbank(http://dbf.zqp.de/ abgerufen am 30.06.2016)

Einrichtungsart (z. B. Universitäten mit Universitäten) eher selten stattfinden. Am wenigsten ausgeprägt zeigt sich die Kooperationsneigung bei den Fachhochschulen.

## 8.5 Verteilung der Forschungsaktivität nach Bundesland

Neben der Frage nach den Forschungsinhalten und den Forschungsakteuren kann anhand der Daten der ZQP-Forschungsdatenbank auch untersucht werden, wie sich die Forschungsaktivität geographisch aufgliedert. Zur Erläuterung: Gezählt werden hier für jedes Forschungsprojekt die beteiligten wissenschaftlichen Institutionen nach Bundesland. Besonders auffallend ist das große Gewicht von Nordrhein-Westfalen, wo fast zwei Drittel (32,0 %) der beteiligten Forschungsinstitutionen beheimatet sind (◘ Abb. 8.3). Zum Vergleich soll hier nochmals die Verteilung der Drittmittel von Hochschulen über alle Forschungsbereiche herangezogen werden. Auch hier hat Nordrhein-Westfalen mit 19,6 % der Drittmittel (Statistisches Bundesamt 2015; eigene Berechnungen) das größte Gewicht, aber mit deutlich geringerem Abstand gegenüber den übrigen Bundesländern. In diesem Vergleich überrepräsentiert sind ebenfalls die Stadtstaaten Berlin (13,6 % vs. 8,0 %) und Bremen (7,0 % vs. 1,7 %).

Stark unterrepräsentiert sind dem gegenüber die Bundesländer Bayern (6,0 % vs. 14,8 %),

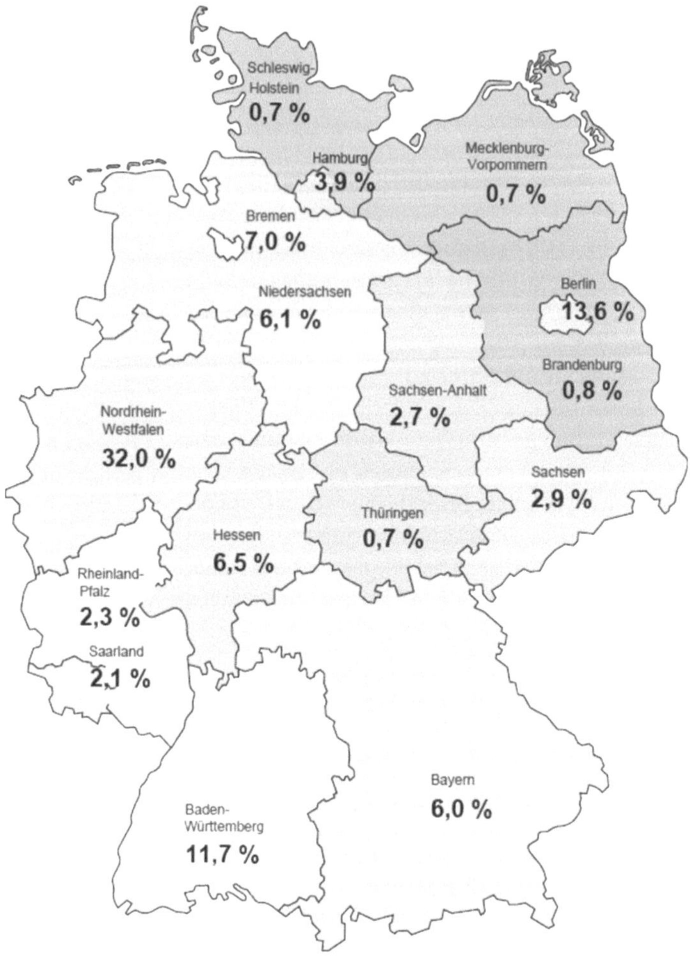


**Abb. 8.3** Anteil der forschenden Einrichtungen seit 2005 nach Bundesland. Quelle: ZQP-Forschungsdatenbank (http://dbf.zqp.de/ abgerufen am 30.06.2016); (© Kartografie: Kober-Kümmerly+Frey, Köln)

Baden-Württemberg (11,7 % vs. 16,8 %) und Sachsen (2,9 % vs. 7,6 %). Wie kommt diese Verteilung zustande? Eine Ursache dürfte in den Bestrebungen zur Bündelung der Forschungsaktivitäten liegen, wie sie beispielsweise in den drei vom Bundesministerium für Bildung und Forschung (BMBF) von 2004 bis 2011 geförderten Pflegeforschungsverbünden – Nord, Mitte-Süd und NRW – zum Ausdruck kommt. Insgesamt waren 18 Hochschulen und Institute an den Projekten der drei Pflegeforschungsverbünde beteiligt, darunter ein knappes Viertel der geförderten Einrichtungen aus Nordrhein-Westfalen, ein Fünftel aus Bremen, aber keine Einrichtung aus Bayern (Quelle: Förderkatalog der Bundesregierung – abgerufen am 30.06.2016 unter http://foerderportal.bund.de/foekat/jsp/SucheAction.do).

Auch in der Detailbetrachtung auf Einrichtungsebene für die ZQP-Forschungsdatenbank zeigt sich diese Konzentration: die Top 10 Einrichtungen stellen knapp ein Drittel aller an der Projektdurchführung beteiligten Einrichtungen. Was lässt sich aus diesem Ergebnis schließen?

Dazu ist zunächst hervorzuheben, was sich daraus nicht ableiten lässt. Aus der dargestellten geographischen Konzentration kann insbesondere nicht geschlossen werden, dass eine Angleichung an die allgemeine Drittmittelverteilung der Hochschulen anzustreben wäre. Denn einerseits unterscheidet sich die Verteilung der Drittmittel für Teilbereiche der Forschung erheblich; beispielsweise weist Sachsen in 2013 einen Anteil an den Drittmitteln für den Forschungsbereich „Ingenieurwissenschaften" von 14,7 % auf gegenüber 7,6 % für alle Drittmittel (Statistisches Bundesamt 2015, eigene Berechnungen).

Andererseits sind die Fokussierung und Konzentration von Forschungsressourcen auf spezialisierte

Zentren ein etabliertes Instrument in der Forschungsförderung, z. B. in den Förderschwerpunkten des BMBF. Zu berücksichtigen ist die dargestellte Konzentration vielmehr im Hinblick auf den Theorie-Praxis-Transfer bzw. die Translation und Implementierung von forschungsrelevanten Ergebnissen in die Praxis.

Zur Erläuterung: Die National Institutes of Health (NIH) definieren translationale Forschung als Forschung, welche die Integration von Grundlagenforschung, patientenorientierter Forschung und bevölkerungsbezogener Forschung fördert, mit dem langfristigen Ziel, die Volksgesundheit zu verbessern (Rubio et al. 2010), während sich die Implementierung in der Pflegeforschung überwiegend mit der Umsetzung von Interventionen, deren Wirksamkeit wissenschaftlich belegt ist, in die pflegerische Praxis beschäftigt (Meyer und Vollmar 2013). Projekte in diesem Bereich werden häufig mit regionalen Praxispartnern durchgeführt, weshalb für einen effektiven flächendeckenden Transfer darauf zu achten ist, dass auch Regionen ohne spezialisierte Zentren in die entsprechenden Projekte einbezogen werden.

## 8.6 Förderung der altersbezogenen Pflegeforschung

Die altersbezogene Pflegeforschung wird zu zwei Dritteln rein durch öffentliche Drittmittel finanziert, 16,7 % sind durch private Drittmittel, 8,9 % durch Eigenmittel finanzierte Projekte und bei ungefähr 4,7 % der Projekte liegt eine kombinierte Förderung vor. Innerhalb der Mittelgeber sind die Bundes- und Landesministerien mit über der Hälfte aller fördernden Einrichtungen die wichtigsten Förderer, allen voran das BMBF mit einem Anteil von 21,6 % gefolgt vom Bundesministerium für Gesundheit (BMG mit 7,8 %).

Die nächstwichtigste Fördererkategorie in der altersbezogenen Pflegeforschung sind Stiftungen mit einem Anteil von 12,7 %. Besonders zu erwähnen ist auch der GKV-Spitzenverband als fördernde Institution, der u. a. über das „Modellprojekt zur Weiterentwicklung der Pflegeversicherung nach § 8 Abs. 3 SGB XI" und das „Modellprogramm zur Weiterentwicklung neuer Wohnformen nach § 45f SGB XI" Projekte zur altersbezogenen Pflegeforschung finanziert.

**Nicht alle in diesem Rahmen geförderten Projekte qualifizieren sich als Forschungsprojekte; hier erfolgt eine strikte Abgrenzung gegenüber den als Praxisprojekte einzustufenden Projekten.**

Die Deutsche Forschungsgemeinschaft (DFG), die in der gesamten Drittmittelfinanzierung der Hochschulen in 2013 für über 30 % des Mittelaufkommens verantwortlich ist (Statistisches Bundesamt 2015; eigene Berechnungen), spielt für die Finanzierung der altersbezogenen Pflegeforschung kaum eine Rolle; in lediglich fünf Projekten tritt sie als fördernde Institution in Erscheinung. Auch die EU-Institutionen, mit ihren relativ komplexen Voraussetzungen im Bewerbungsprozess, sind mit einem Anteil von 8,1 % eher schwach vertreten.

## 8.7 Publikation der Forschungsergebnisse

In der ZQP-Forschungsdatenbank werden bis zu fünf aus den Projekten resultierende Publikationen bzw. über das Internet abrufbare Ergebnisse erfasst. Betrachtet werden hier die bis 2014 abgeschlossenen Projekte, da von einem „publication lag", d. h. einer Verzögerung zwischen Projektabschluss und Erscheinen der Publikation von ungefähr einem Jahr auszugehen ist (Björk und Solomon 2013). Für rund ein Fünftel (20,7 %) der Projekte waren keinerlei aussagekräftige Informationen über deren Ergebnisse abrufbar.

Werden die Publikationen hierarchisch von der „ranghöchsten" Veröffentlichung in einer Fachzeitschrift mit Peer Review Verfahren über einfache Artikel und Buchpublikationen bis hin zur „Sonstigen Veröffentlichung" (z. B. Projektpräsentationen) gegliedert, so ergibt sich folgendes Bild:

- 11,9 % der Projekte wurden in einer Fachzeitschrift mit Peer Review Verfahren veröffentlicht.
- 15,2 % wurden in Fachzeitschriften ohne Peer Review veröffentlicht.
- Mit 14,4 % ist die Veröffentlichung von Projektergebnissen in Büchern – als eigenes Buch oder als Buchkapitel – relativ verbreitet.
- 23,0 % werden als ausführliche, meist direkt über das Internet abrufbare Projektbericht veröffentlicht

- 12,0 % der Projekte weisen lediglich sonstige Veröffentlichungen, zumeist ausführlichere Projektergebnispräsentationen, als „ranghöchste“ Publikation auf.

Diese Auswertung verdeutlicht die Unschärfe der Begutachtung der Forschungsaktivität auf Grundlage der Auswertung von Literaturdatenbanken, wie sie zu Beginn dieses Beitrags exemplarisch mit dem Rapid Review für die Pflegeforschung vorgenommen wurde. Da Bücher und Buchbeiträge sowie die Projektberichte in diesen Datenbanken nicht auftauchen, werden lediglich die Artikel, Leitlinien und Abstracts erfasst. Diese Art der Veröffentlichung weisen aber nur knapp 30 % der altersbezogenen Pflegeforschungsprojekte auf. So bleibt einerseits die Darstellung der Forschungslandschaft auf dieser Grundlage sehr lückenhaft. Andererseits jedoch bleiben die Ergebnisse der Pflegeforschung aus der großen Mehrheit der Projekte, insbesondere für die internationale Fachöffentlichkeit „unsichtbar“.

## 8.8 Fazit

Für die Pflegeforschung allgemein wurde das große Gewicht des Forschungsthemas „Pflege und Pflegebedürftigkeit alter und hochaltriger Menschen“ aufgezeigt; die vertiefende Betrachtung der altersbezogenen Pflegeforschung zielt demnach auf einen Kernbereich der Pflegeforschung. Für die altersbezogene Pflegeforschung wurden die inhaltlichen Schwerpunkte, die an der Forschung beteiligten Institutionen, die räumliche Verteilung der Forschungsaktivität, die Förderlandschaft sowie die Publikationstätigkeit detailliert untersucht. Angesichts der wichtigen Rolle der häuslichen Pflege – über 70 % der Pflegebedürftigen werden zu Hause versorgt, davon zwei Drittel ohne Unterstützung durch ambulante Pflegedienste (Statistisches Bundesamt 2017) – erscheint etwas mehr Gewicht auf epidemiologischen Fragestellungen wünschenswert. Denn zur Prävalenz von pflegerelevanten Krankheits- und Pflegephänomenen im häuslichen Bereich ist die Datenlage noch lückenhaft; so werden z. B. Fallzahlen zum Dekubitus für die von ambulanten Pflegediensten versorgten Pflegebedürftigen in verschiedenen Erhebungen ermittelt (MDS 2014), zu den Fallzahlen in der übrigen häuslichen Pflege gibt es jedoch nur vorsichtige Schätzungen (Leffmann et al. 2003). Durch die systematische Erfassung dieser Phänomene lassen sich wichtige Rückschlüsse auf Handlungsbedarfe ziehen. Ebenfalls mehr Bedeutung sollte in diesem Zusammenhang dem Theorie-Praxis-Transfer eingeräumt werden, um gesichertes Wissen aus der Forschung in die flächendeckende praktische Anwendung, auch in der nicht-professionellen Pflege zu bringen.

**Weiterhin deutet sich Potenzial an, die Finanzierung der Pflegeforschung auf eine breitere Basis zu stellen.**

Dies zeigt sich beispielsweise im verschwindend geringen Anteil der DFG als fördernde Institution in den Projekten der altersbezogenen Pflegeforschung oder auch in der geringen Bewilligungsquote der Fachhochschulen – diese sind in der altersbezogenen Pflegeforschung stark vertreten – bei der Beantragung von DFG-Fördermitteln (Wissenschaftsrat 2010). Bestehende Hürden können durch gezielte Unterstützung und Förderung in der Antragstellung abgebaut werden.

Die Bündelung der wissenschaftlichen Expertise in einzelnen Projekten lässt sich sehr flexibel durch die Kooperation der Experten bzw. ihrer Einrichtungen gewährleisten. Für die altersbezogene Pflegeforschung zeigt sich ein hohes Potenzial für mehr Kooperation. Um die Sichtbarkeit der Pflegeforschung in Deutschland international zu erhöhen, sollte schließlich mehr Gewicht auf die Publikation der Forschungsergebnisse in Fachzeitschriften gelegt werden.

### Literatur

Behrens J, Görres S, Schaeffer D, Bartholomeyczik S, Stemmer R (2012) Agenda Pflegeforschung für Deutschland, Druckerei Lewerenz: Coswig (Anhalt).

Björk B-C, Solomon D C (2013) The publishing delay in scholarly peer-reviewed journals. Journal of Infometrics 7(4): 914–923.

Gannan R, Ciliska D, Thomas H (2010) Expedeting systematic reviews: methods and implications of rapid reviews. Implementation Science, 5: 56.

Hackmann M (2000) Development of nursing research in Germany in the European context. International Journal of Nursing Practice, 6(5): 222–228.

Leffmann C, Anders J, Heinemann A, Leutenegger M, Pröfener F (2003). Dekubitus. Robert Koch-Institut (Hrsg.) Gesundheitsberichterstattung des Bundes, Heft 12. Oberdruck: Berlin.

MDS - Medizinischer Dienst des Spitzenverbandes Bund der Krankenkassen e.V. (Hrsg.) (2014). Qualität in der ambulanten und stationären Pflege. 4. Pflege-Qualitätsbericht des MDS nach §114A Abs.6 SGB XI. Köln: asmuth druck + crossmedia gmbh & co. kg

Meyer G, Vollmar H C (2013) Die Gretchenfrage – Implementierung von Ergebnissen der Gesundheits- und Pflegeforschung. Pflege 26(3): 161–162.

Rubio D, Schoenbaum E E, Lee L S, Schteingart D E, Marantz P R, Anderson K E, Platt L D, Baez A, Esposito K (2010) Defining translational research: implications for training. Acad med 85(3): 470–475.

Schaeffer D, Ewers M (2014). Agenda Pflegeforschung für Deutschland. Plädoyer für eine kontinuierliche themenzentrierte Förderung von Pflegeforschung. Pflegezeitschrift. 67(7): 424–428.

Schröder S, Welter F, Leisten I, Richert A & Jeschke S (2014) Research performance and evaluation – Empirical results from collaborative research centers and clusters of excellence in Germany. Research Evaluation 23: 221–232.

Statistisches Bundesamt (Hrsg) (2015) Finanzen der Hochschulen 2013. Bildung und Kultur. Fachserie 11 Reihe 4.5. Wiesbaden.

Statistisches Bundesamt (Hrsg) (2017) Pflegestatistik 2015. Pflege im Rahmen der Pflegeversicherung - Deutschlandergebnisse. Wiesbaden.

Wissenschaftsrat (Hrsg) (2010) Empfehlungen zur Rolle der Fachhochschulen im Hochschulsystem. Köln: Moeker Merkur Druck GmbH.

# Perspektive Arbeitgeber

Kapitel 9 **Personalgewinnung und -bindung im Wandel – 115**
*Ursula Matzke*

Kapitel 10 **Innovative Modelle des Care-Mixes – Pflegewissenschaft am UK Essen – 137**
*Irene Maier*

Kapitel 11 **Interprofessionelles Lernen als Voraussetzung für interprofessionelle Zusammenarbeit – 145**
*Maud Partecke, Ulrike Heß, Christoph Schäper, Konrad Meissner*

Kapitel 12 **Magnetkrankenhaus – Qualifikation und Versorgungsqualität – 155**
*Helene Maucher*

Kapitel 13 **Qualifikationsanforderungen in der Altenpflege aus Sicht der betrieblichen Praxis – 181**
*Ingrid Hastedt*

Kapitel 14 **Neue Gesundheitsfachberufe im ambulanten Sektor – 197**
*Johannes Fechner*

# Personalgewinnung und -bindung im Wandel

*Ursula Matzke*


**9.1 Aktuelle Herausforderungen der Pflegeberufe – 116**

**9.2 Konsequenzen des Fachkräftemangels – 118**

**9.3 High Potentials für eine neue Generation – 119**

**9.4 Strategien einer generationsgerechten Personalgewinnung und -bindung – 121**

**9.5 Aktionsfelder für eine hohe Arbeitgeberattraktivität – 124**

9.5.1 Führung – 125
9.5.2 Kommunikation und Kooperation – 126
9.5.3 Lernen, Entwicklung, Innovation und Wissensmanagement – 128
9.5.4 Gesundheit, Sozial- und Konfliktmanagement – 130
9.5.5 Professionelle Pflegepraxis und Ergebnisqualität – 133

**Literatur – 134**



A. Simon (Hrsg.), *Akademisch ausgebildetes Pflegefachpersonal*,
https://doi.org/10.1007/978-3-662-54887-5_9

In keiner Zeit standen die Pflegeberufe vor so tiefgreifenden strukturellen Veränderungen wie heute. Bereits gegenwärtig zeigen sich die Auswirkungen des demographischen Wandels als *Slow Motion Disaster*, auf die Politik und *Health Professionals* ungenügend vorbereitet sind. Mehr vulnerable Bevölkerungsgruppen wie Demenzerkrankte, Hochaltrige, chronisch erkrankte Menschen, ältere Menschen mit Migrationshintergrund oder ältere Menschen mit einer Behinderung zeigen unterschiedlichste Bedürfnis-, Lebens- und Problemlagen im Rahmen einer notwendigen Gesundheitsversorgung auf. Das parallel strukturierte Gesundheitssystem mit geringer Durchlässigkeit zwischen den Sektoren ist für diese Bevölkerungsgruppen längst nicht mehr passend. Dieser Beitrag bietet Einrichtungen des Gesundheitswesens konkrete Praxistipps für die Personalgewinnung und -bindung, bereichert durch Best Practice Beispiele des Robert-Bosch-Krankenhauses in Stuttgart.

## 9.1 Aktuelle Herausforderungen der Pflegeberufe

Seit Jahren wird in der Öffentlichkeit und der Fachliteratur der „Pflegenotstand“ beklagt. Dieser Beitrag bietet einen Überblick über vergangene Trends des Personalmanagements deutscher Krankenhäuser, strategische Ansatzpunkte und konkrete Lösungen für die Personalbeschaffung und -bindung im Klinikalltag. Vor dem Hintergrund der demographischen Entwicklungen und der speziellen Rahmenbedingungen des Gesundheitswesens werden zunächst Themen erörtert, die grundsätzlich für die Personalgewinnung und -bindung von Angehörigen der Pflegeberufe wichtig sind. Näher beleuchtet werden vor allem die speziellen Bedürfnisse und Anforderungen von zwei Mitarbeiter-Zielgruppen: junge Nachwuchskräfte der sogenannten Generation Y und erfahrene, ältere Pflegende. Reichhaltige Praxiserfahrungen der Autorin als Führungskraft in einem etablierten südwestdeutschen Krankenhaus bieten den Leser/-innen durch eigene Praxistipps konkrete und konstruktive Ansatzpunkte, um die aktuellen Herausforderungen zu meistern, Employer Branding oder andere Instrumente in der eigenen Praxis einzusetzen und existierende Chancen auf allen Hierarchieebenen proaktiv zu nutzen.

Seit mehr als 25 Jahren gibt es zahlreiche Initiativen und wegweisende Beiträge zu notwendigen Reformen in der Pflege und den anderen Gesundheitsberufen. So leistete die Robert Bosch Stiftung mit vielfältigen Förder- und Begleitprogrammen einen immensen Beitrag für die Professionalisierung der Pflege in Deutschland. Die Denkschrift „Pflege braucht Eliten: Zur Hochschulqualifikation von Lehr- und Leitungskräften“ (Robert Bosch Stiftung 1992) beschleunigte die bundesweite Etablierung erster akademischer Studiengänge für Pflegemanager und Pflegepädagogen. Neben der Förderung vielfältiger Praxisprojekte zu den Schwerpunkten Häusliche Krankenpflege, Palliative Praxis, Gemeindenahe Psychiatrie oder Demenz widmete sich die Robert Bosch Stiftung Ende der 1990er intensiv der Reform der Pflegeausbildung.

Die Denkschrift „Pflege neu denken – zur Zukunft der Pflegeausbildung“ (Robert Bosch Stiftung 2000) fand vielseitige Beachtung, sie leistete ihren Beitrag bei der Novellierung der Berufsgesetze in der Kranken- und Altenpflege und gab für zahlreiche nachfolgende Modellprojekte in der pflegeberuflichen Ausbildung wichtige Impulse. Das BMFSFJ unterstützte mit der Initiative „Pflegeausbildung in Bewegung“, zwischen 2004 und 2008, acht Modellprojekte, die eine generalistische Pflegeausbildung erprobten und durch das Deutsche Institut für angewandte Pflegewissenschaft (dip) sowie durch das Wissenschaftliche Institut der Ärzte Deutschlands (WIAD) umfassend evaluiert wurden. Es irritiert, auch im Kontext internationaler Gegebenheiten, dass kurz vor Abschluss des neuen Pflegeberufegesetzes im Jahr 2016 die vielfältig diskutierte, erprobte und wissenschaftlich mehrfach evaluierte Generalistik grundsätzlich, nicht zuletzt von Berufsangehörigen selbst, in Frage gestellt wird.

Die jüngsten Denkschrift der Robert Bosch Stiftung „Gesundheitsberufe neu denken, Gesundheitsberufe neu regeln“ (Robert Bosch Stiftung 2013) richtete sich vor allem an die Politik, um künftig medizinische und pflegerische Leistungsangebote besser zu verzahnen, die interdisziplinäre Kooperation zu fördern und die Gesundheitsversorgung stärker am regionalen Bedarf auszurichten. Seit 2013 fördert die Robert Bosch Stiftung Initiativen zum interprofessionellen Lernen, wie beispielsweise „Operation Team – Interprofessionelles Lernen in den Gesundheitsberufen“. Damit wird hervorgehoben, dass die Verzahnung medizinischen und pflegerischen Handelns bereits in der Berufsausbildung anzulegen ist.

Zahlreiche weitere gesetzgeberische Initiativen haben unmittelbaren Einfluss auf Strukturveränderungen der Pflege, wie z. B. die Reformen der Kranken- und Pflegeversicherung mit Änderung des SGB V § 11 Abs. 4 (01.04.2014) zum Versorgungs- und Entlassmanagement; Änderung des SGB V § 63 (01.04.2014) Abs. 3b und 3c zu Modellvorhaben zur Übernahme heilkundlicher Tätigkeiten oder die Änderung des Krankenpflegegesetzes § 4 Abs. 7 (01.07.2008) zu zeitlich befristeten Ausbildungsangeboten nach SGB V § 63 Abs. 3c oder Modellvorhaben, die erstmals auch an Hochschulen stattfinden können; das Erste Pflegestärkungsgesetz (PSG I, 01.01.2015) mit Ausweitung der Leistungen der Pflegeversicherung sowie das Zweite Pflegestärkungsgesetz (PSG II, 01.01.2016) mit Einführung des neuen Pflegebedürftigkeitsbegriffs.

Die vom Gesetzgeber durch Modellvorhaben geöffnete Tür für die hochschulische Erstqualifikation in den Pflegeberufen hat in den letzten Jahren zu einem rasanten Auf- und Ausbau primärqualifizierender Studienangebote in den Pflege- und Therapieberufen geführt. Gemeinsame Zielrichtung ist die Qualifikation für eine kompetente Pflege, die wissenschaftsfundiert, methodenbasiert und personenorientiert handeln kann.

Die ersten akademischen Pflegekräfte gelangen aktuell auf den Arbeitsmarkt, doch die Gesundheitseinrichtungen sind auf den anstehenden Grade- und Skills-Mix noch nicht vorbereitet. Mit dem Projekt „360° Pflege – Qualifikationsmix für den Patienten" initiierte die Robert Bosch Stiftung eine sektorenübergreifende Expertengruppe, die Strategien und Lösungsansätze für ein sinnvolles Zusammenwirken aller am Patientenprozess Beteiligten entwickelt (Robert Bosch Stiftung 2016).

Neue Herausforderungen ergeben sich auch aus dem Krankenhausstrukturgesetz (KHSG 2016). Der Gesetzgeber legt hier einen besonderen Fokus auf die Qualität der Krankenhausversorgung. Qualität wird als Kriterium bei der Krankenhausplanung eingeführt. Die Verbindlichkeit der Qualitätssicherungsrichtlinien des Gemeinsamen Bundesausschusses (G-BA) wird gestärkt. Künftig wird die Krankenhausvergütung mit Zuschlägen und Abschlägen an Qualitätsaspekte geknüpft. Die Qualitätsberichte der Krankenhäuser werden noch patientenfreundlicher gestaltet, damit Patienten leichter nutzbare Informationen zur Verfügung stehen. Zudem wird erprobt, ob durch einzelvertragliche Regelungen zwischen den Krankenkassen und Krankenhäusern eine weitere Verbesserung der Qualität der Krankenhausversorgung möglich ist.

Mit dem neuen Krankenhausstrukturgesetz soll die Pflege in den Krankenhäusern gestärkt werden, wenn der Gesetzgeber anerkennt, dass eine gute Patientenversorgung nur mit ausreichend Personal am Patienten gelingen kann. Eine bereits eingerichtete Expertenkommission aus Praxis, Wissenschaft und Selbstverwaltung soll bis spätestens Ende 2017 prüfen, ob im DRG-System oder über Zusatzentgelte ein erhöhter Pflegebedarf von demenzerkrankten, komplex pflegebedürftigen oder behinderten Patienten und der allgemeine Pflegebedarf in Krankenhäusern sachgerecht abgebildet werden und Vorschläge erarbeiten. Es stellt sich die Frage, in welcher Weise die Praxisfelder darauf vorbereitet sind oder sich abwartend verhalten. Gesundheitsökonomische Kompetenz und notwendige Steuerungskompetenz sind im professionellen Pflegehandeln bisher kaum verankert.

Während die politische Einflussnahme der größten Berufsgruppe im Gesundheitswesen in der Vergangenheit eher weniger wahrzunehmen war, ist in den letzten Jahren, u. a. durch das proaktive und souveräne Wirken des Deutschen Pflegerates (DPR) in die Gesundheitspolitik hinein, Bewegung entstanden. Die Gründung der ersten Pflegekammer in Rheinland-Pfalz im Januar 2016 ist ein wichtiger Meilenstein, erstmalig wird in einem Bundesland die Selbstverwaltung der Berufsgruppe Pflege anerkannt. Jahrzehntelange Bemühungen sind dem vorangegangen, die Berufsgruppe gewinnt hiermit an Macht und Einflussnahme im Gesundheitssystem. Und dennoch steht die größte Berufsgruppe im Gesundheitswesen nicht geschlossen hinter diesen Errungenschaften, das Ausrollen in weiteren Bundesländern gelingt nur mühsam. Die Pflege selbst ist aufgefordert, mit starker Stimme aufzutreten und ihren Beitrag für eine zukunftssichere Gesundheitsversorgung der Bevölkerung transparent zu machen.

Eines scheint dahingegen in den Praxisfeldern uneingeschränkt angekommen zu sein: Die Auswirkungen der demographischen Entwicklung treffen die Pflegeberufe in doppelter Hinsicht (u. a. Bechtel und Smerdka-Arhelger 2012). Der Anteil pflegebedürftiger hochaltriger Menschen steigt bei gleichzeitiger Abnahme des Fachkräftenachwuchses. Insbesondere in spezialisierten Bereichen, wie der Intensiv- und OP-Fachpflege, ist der Fachkräftemangel bereits bundesweit wahrzunehmen. Aber auch darüber hinaus beklagen die Pflegenden die Personalnot flächendeckend in ähnlicher Weise, wie es bereits Anfang der 1980er Jahre des letzten Jahrhunderts geschah. Die Situation ist heute verschärfter, denn die Wucht der demographischen Entwicklung rollt erst noch an und (An-)Klagen werden keine Lösungen hervorbringen.

## 9.2 Konsequenzen des Fachkräftemangels

Die Gesundheitswirtschaft ist in Deutschland längst ein wichtiger Wachstumsmotor geworden. Als Kern ist sie die Basis einer soliden Grundversorgung der Bevölkerung mit dem Gut „Gesundheit". Langfristig ist die hohe Qualität der deutschen Gesundheitsversorgung nur zu sichern, wenn auch in der Zukunft genügend Personal bzw. hoch qualifizierte Fachkräfte zur Verfügung stehen. Verschiedene Studien, u. a. PricewaterhouseCoopers in Zusammenarbeit mit dem Darmstädter Forschungsinstitut WifOR (2010) oder das jüngst erschienene RWI Gutachten „Die Zukunft im Krankenhaus", Forschungsprojekt im Auftrag der Techniker Krankenkasse (Augursky et al. 2016), zeigen auf, dass der Fachkräftemangel in den ärztlichen und nicht-ärztlichen Berufen bereits heute spürbar ist und bis zum Jahr 2020 stetig zunehmen wird.

Im Jahr 2030 wird es, insbesondere aufgrund des Renteneintrittsalters der dann gleichzeitig in Rente gehenden Generation zu einem gravierenden Personalmangel kommen, sowohl im stationären wie im ambulanten Bereich. Die größten Engpässe sind zukünftig bei den Gesundheits- und Krankenpflegerinnen und Hebammen zu erwarten. Es ist davon auszugehen, dass im Jahr 2030 über 350.000 Vollzeitstellen in diesen Berufsgruppen allein in den Krankenhäusern nicht besetzt werden können. Ein weiterer Trend in diesen Berufsgruppen ist die überproportional hohe und wachsende Teilzeitquote (Augursky et al. 2016).

Es ist höchste Zeit, dass Politik, Wirtschaft und alle weiteren Arbeitsmarktakteure bereits heute dagegensteuern, anderenfalls droht dem Gesundheitssystem ein nicht zu beherrschender Fachkräftemangel. Die konkrete Herausforderung besteht für alle darin, eine finanzierbare und qualitativ hochwertige Gesundheitsversorgung in allen Sektoren sicherzustellen. Das Fachkräfteangebot ist dabei zu steigern und gleichermaßen der Fachkräftebedarf durch Erschließung von Effizienzpotenzialen zu senken.

Zunehmend wichtiger werden Initiativen, die die Arbeitsfähigkeit bis ins Rentenalter gewährleisten und Personal binden. Hierbei sind altersgerechte Arbeitsplätze zu schaffen und neue Modelle einer lebensphasenorientierten Flexibilisierung von Arbeitszeiten zu entwickeln. Die bereits weit fortgeschrittenen Ausbildungsreformen bis hin zur Akademisierung der Pflegeberufe sind zügig gesetzlich zu verankern, die Entwicklung neuer bedarfsgerechter Berufsbilder im Gesundheitssystem sollte gefördert werden. Es ist davon auszugehen, dass der Wettbewerb um qualifizierte Fachkräfte im Gesundheitswesen künftig international ausgetragen wird. Auch hier sind Politik, Wirtschaft und Arbeitgeber gefragt, eine gezielte Zuwanderung und Integration zu ermöglichen.

Neue Technologien und die Digitalisierung sind in der Gesundheitsversorgung bereits angekommen und werden zukünftig die Möglichkeiten von Diagnose, Behandlung und Kommunikation verändern. Die sich rasant entwickelnde Telemedizin zeigt das bereits heute. Noch verhalten sich die Pflegeberufe diesem Trend gegenüber zurückhaltend. Auch wenn die direkte Patientenversorgung nicht ohne eine zugewandte Pflegeperson zu denken ist, so erschließen sich sowohl im Assessment, in der Pflegediagnostik, der Intervention sowie in der Steuerung und Administration neue Potenziale.

Die in den vergangenen zehn Jahren in den Gesundheitseinrichtungen bereits intensiv betriebenen Bestrebungen in Hinblick auf Optimierung von Prozessen und Neuverteilung der Aufgaben zwischen den Berufsgruppen sind weiter zu verfolgen (Daahlgard und Stratmeyer, 2005). Hier liegt die eigentliche Ressource aber heute nicht mehr in weiterer Fraktionierung und Umverteilung, sondern vielmehr in einer Neuausrichtung aller am Behandlungsprozess beteiligten Berufsgruppen hin zu einem Gesundheitsteam, das die

Gesundheitsbedarfe des Patienten gemeinsam erhebt und notwendige Interventionen zielgerichtet plant, umsetzt und evaluiert.

Die Parallelität der Mediziner und Pflegenden im Patientenprozess muss hierbei von beiden Seiten überwunden werden und in einem multiprofessionellen Team mit größtmöglichem Nutzen für den Patienten aufgehen. Hierbei sind beide Berufsgruppen neben ihrer jeweiligen fachlichen Expertise gefordert, künftig gemeinsam fallbezogen mit Kenntnissen des DRG-Systems zu steuern. Professionelles Handeln allein ist per se nicht gut, es muss bedarfsgerecht sein und in einem richtigen Kosten-Nutzen-Verhältnis für den Patienten stehen.

Der drohende Fachkräftemangel darf heute nicht mehr beklagt werden, vielmehr erfordert er ein proaktives, konzertiertes und konsequentes Handeln aller Akteure.

## 9.3 High Potentials für eine neue Generation

Im Umbruch des Gesundheitssystems und der Gesundheitsberufe kommt eine neue Talentgeneration in die Gesundheitseinrichtungen. Sie sind gut ausgebildet, bestens informiert, *social-media*-affin und mit einem ausgeprägten Selbstbewusstsein. Durch den drohenden Fachkräftemangel und die demographische Entwicklung werden sie gestärkt. Sie scheinen gänzlich andere Vorstellungen vom Arbeitsleben und ihrer beruflichen Entwicklung zu haben als vorherige Generationen.

Viele von ihnen entscheiden sich für den Gesundheitssektor. Doch es stellt sich die Frage, ob die Führungskräfte und das Personalmanagement der Einrichtungen ausreichend gerüstet sind, ihre Potenziale auch für die übrige Belegschaft und eine neue Unternehmenskultur zu nutzen. Die demographischen Entwicklungen, der damit einhergehende Wertewandel sowie die zunehmende Digitalisierung und Virtualisierung der Arbeit sind die Megatrends, die erhebliche Auswirkungen auf die Personalarbeit haben und durch die Generation Y mitgestaltet werden.

In Anlehnung an die von der Deutschen Gesellschaft für Personalführung e.V. (DGFP) veröffentlichte Studie „Zwischen Anspruch und Wirklichkeit: Generation Y finden, fördern und binden" (DGFP 2011) lässt sich diese Generation wie folgt typisieren:

1. Es ist eine Generation, die in einer behüteten und kinderzentrierten Gesellschaft aufgewachsen ist, der es selten an etwas gemangelt hat. Meist in Ein- oder Zweikinderfamilien lebend, erfuhren sie besondere Beachtung. Individualität und Autonomie sind sorgfältig gepflegte Werte ihrer Elterngeneration, Konsum und monetäre Anreize waren selbstverständlich. Die Generation hat in Zeiten knapper Personalressourcen eine bessere Ausgangssituation als noch ihre vorherige Generation. Ihr selbstbewusstes Auftreten wird bisweilen mit Selbstüberschätzung und Arroganz bewertet. Sie sind insgesamt kommunikativ und aufgeschlossen und haben in hierarchischen Gefügen weniger Berührungsängste gegenüber Autoritäten. Für klassische Werte wie Ordnung, Pünktlichkeit und Qualität fehlt ihnen oftmals das Gespür.
2. Die enorm schnelllebigen wirtschaftlichen, gesellschaftlichen und globalen Entwicklungen führen mit ihren unzähligen Wahlmöglichkeiten auch zu Orientierungslosigkeit und Sprunghaftigkeit. Klare Entscheidungen werden oft hinausgezögert auf der Suche nach dem perfekten, besseren Weg. Die Wechselbereitschaft ist groß, wenn einmal etwas nicht so läuft, wie man es sich vorgestellt hat. Das geht u. U. schneller als ausgefeilte Mitarbeiterbindungsprogramme überhaupt greifen können. Eine Rückkehr ins vorherige Unternehmen ist dabei auch nicht ausgeschlossen, wenn es am anderen Platz nicht gepasst hat. Die Treue zum Arbeitgeber heißt für diese Generation „just in time Loyalität".
3. Die Generation ist mit ständigen immer schneller werdenden Veränderungen aufgewachsen, dies führt auf der einen Seite zu einer hohen Veränderungsbereitschaft, andererseits strebt diese Generation gleichzeitig nach Sicherheit, Struktur und Stabilität im Leben.
4. „Wollen die auch arbeiten?" fragte eine der großen Wochenzeitschriften 2013 provokant in einer Bestandaufnahme zur Generation Y (Bund et al. 2013). Dahinter verbirgt sich ein Vorurteil „ die jungen Beschäftigten

haben hohe Ansprüche, wollen aber nichts leisten und haben keine Ausdauer." Eine Trendstudie des Zukunftsinstituts im Auftrag von Signum International (2013) kommt mit einer repräsentativen Umfrage zu einem differenzierteren Ergebnis: Über drei Viertel (77 %) der Befragten wollen einen Job machen, der ihnen Spaß macht und sinnvoll ist. Dann sind sie auch bereit, alles zu geben. 66 % sagen, dass ihnen ein hohes Arbeitspensum nichts ausmacht, wenn sie für ihre Leistung anerkannt werden. Die bisherige Ideologie der klassischen Karriereleiter hat für sie ausgedient, dennoch haben 55 % der Befragten durchaus Karriereambitionen. Die Zugkraft der materiellen Anerkennung lässt erkennbar nach, es geht den heute 20–35-Jährigen vielmehr darum, tatsächlich etwas gestalten, bewirken und verändern zu können. Die Zeit der „Selbstaufgabe für den Beruf" ist allerdings auch vorbei. „Mein Beruf ist mein Leben" sagt nur noch eine Minderheit, das Leistungsdenken der vergangenen Jahrzehnte wandelt sich. So gilt es, neue Anreizprinzipien in einer sich wandelnden Arbeitswelt zu entwickeln. Hierbei können diese sowohl auf Leistungsprinzipien wie auf dem Ziel der Talent- und Persönlichkeitsentwicklung und der Schaffung von gestalterischen Freiräumen basieren. Eine gute Vereinbarkeit von Arbeit, Familie und Freizeit hat in diese Generation einen hohen Wert. Eine strikte Trennung von Work-Life-Balance wird von einem Aufweichen der Grenzen und einem Agieren in fließenden Übergängen („Work Life Blend") abgelöst. Hiermit steht die Generation für hohe selbstbestimmte Flexibilität.

5. Die Generation Y fordert stetige Entwicklung und Kommunikation. Aufgewachsen in einer Zeit der Individualisierung der Gesellschaft, stellen sie die eigenen Interessen über die des Kollektivs. Dies hat auch entscheidende Auswirkungen bei der Arbeitgeberwahl. Es wird gefragt, ob der Arbeitgeber zu den persönlichen Plänen und dem eigenen Leben passt und nicht umgekehrt. Bewerber dieser Generation haben ein genaues Gespür, in welcher Weise es der Arbeitgeber konkret und ehrlich meint. Lippenbekenntnisse zu möglichen Entwicklungsperspektiven werden nicht hingenommen, sondern vielmehr auf den Prüfstand gestellt. Diese Generation ist sensibel hinsichtlich der knappen Ressource Zeit, sie möchte gleich durchstarten und anspruchsvolle Aufgaben bekommen. Sie hat nicht das Selbstverständnis, sich etwas „hart erarbeiten zu müssen" oder „sich die Sporen zu verdienen". Ist sie unterfordert, so führt das schnell zu Unzufriedenheit und Resignation. Gleichermaßen werden Qualifikationen, Praktika oder Zertifikate häufig ziellos und maßlos gesammelt, um das eigene Portfolio möglichst bunt anzureichern. Eine zielgerichtete Feedbackkultur, Transparenz und Kommunikation nehmen einen wichtigen Stellenwert ein. Man möchte seinen Beitrag am Projekt-, Team- und Unternehmenserfolg kennen und immer wissen, wo man selbst gerade steht. Weitaus häufiger als ihre Vorgänger erwarten sie eine hohe Aufmerksamkeit und regelmäßige Rückmeldungen von ihren Vorgesetzten. Die Fähigkeit, aus Kritik und Rückschlägen zu lernen und die eigene Leistung zu verbessern, ist dabei nicht so stark ausgeprägt. Sie ist im Kontext einer guten Fehlerkultur eines Unternehmens zu fördern.
6. Anders als ihre Vorgänger ist die Generation sehr geübt in neuen Technologien und Netzwerken. Sie ist dabei sehr schnell, beweglich und geschickt. So wünscht sie sich auch einen innovativen Arbeitsplatz mit modernen Technologien. Die Ausstattung mit Laptop oder Smartphone hat für sie keinen hierarchischen Stellenwert, sondern wird eher als selbstverständlich für eine schnelle Erledigung der Aufgaben angesehen. Auch im Bereich der Bildung werden interaktive Lernmedien bevorzugt.

Bei allen für die künftige Personalarbeit aufschlussreichen Erkenntnissen aus dieser auch kritisch diskutierten Typisierung der Generationen ist zu berücksichtigen, dass eine Generation auch immer aus Individuen besteht. Die Zuschreibung von Eigenschaften kann nicht mehr und weniger als einer Verallgemeinerung dienen, die dem Einzelnen nicht gerecht wird. Dennoch lassen sich aus der Darstellung durchaus Impulse generieren, die für eine künftig gesünder zu gestaltende Arbeitswelt hilfreich sein können.

Die Präferenzen der Generation Y bei der Wahl ihrer Arbeitgeber konnten durch verschiedene Studien, u. a. Kienbaum Management Consultants GmbH (2009), „Oxygenz Country Report" von Johnson Controls (2008) und einer internationalen Studie „Accenture Net Gen Studie" (2008) belegt werden. In allen drei Studien standen an den ersten drei Stellen: „herausfordernde, anspruchsvolle Arbeit", „gutes Gehalt" und „kollegiales Umfeld/Betriebsklima".

Die Gesundheitseinrichtungen mit ihrer starken hierarchischen Prägung und teilweise noch vorherrschenden patriarchalen Unternehmenskultur müssen sich fragen, ob sie die wirklichen Motivatoren der künftigen Arbeitnehmer kennen und sich darauf einstellen wollen. Bestehende Abläufe, Strukturen, langfristig angelegte Anreizsysteme, Bildungsprogramme nach dem Muster „one-size-fits-all" sind zu hinterfragen. Zu den Herausforderungen der Personalbindung wird es auch gehören, Mitarbeiter durch schwierige Phasen eines Teams oder des Unternehmens zu führen. Andererseits treffen sie mit ihrer Innovationskraft, Veränderungsbereitschaft, aufgeschlossenen Kommunikation und Vernetzung in der Gesundheitswirtschaft auf ein Feld, dessen Wandel erst begonnen hat und in denen ihnen viele Gestaltungsräume offen stehen. Das Gesundheitswesen mit all seinen Akteuren ist gut beraten, diese *High Potentials* wirken zu lassen.

Aus der o. g. Studie der DGFP (2011) und der von Signum international in Kooperation mit dem Zukunftsinstitut Trendstudie „Generation Y wird deutlich: Welche Ansprüche die Generation Y und was für ein Selbstverständnis der „Manager von morgen" (2013) an das berufliche Umfeld hat, lässt sich zusammenfassend darstellen:

**Was der Generation Y im beruflichen Alltag wirklich wichtig ist**

- Der Beruf erscheint sinnvoll, die Aufgaben sind herausfordernd, die Arbeit macht Spaß
- Die Vergütung ist leistungsgerecht
- Gutes Arbeitsklima und kollegiales Zusammenarbeiten im Team
- Transparente Kommunikation und Information
- Gute Vereinbarkeit von Beruf, Familie, Freizeit, flexible Arbeitszeitmodelle
- Anerkennung der Leistung, regelmäßiges Feedback
- Weg von der klassischen linearen Karriereleiter hin zu flexibler individueller Laufbahn (nichtlinear)
- Selbstständiges Arbeiten, flache Hierarchien, auf Augenhöhe mit den Führungskräften
- Gutes Image des Unternehmens
- Klare Führung nach klaren Regeln
- Technologie und moderne Arbeitsmittel
- Professionelles Stressmanagement für gute Work-Life-Balance
- Mentoring-Programme, Coaching-Angebote

Die „Wunschliste" der Generation Y, die für eine hohe Leistungsbereitschaft und Produktivität sowie zur Vermeidung von Demotivation wichtig ist, beschreibt Aspekte, die für alle Mitarbeiter in einer modernden Arbeitswelt attraktiv und bindend sind.

## 9.4 Strategien einer generationsgerechten Personalgewinnung und -bindung

Zum erfolgreichen Personalmarketing gehört in der Zukunft im „*war of talents*" weitaus mehr als ansprechende Stellenanzeigen oder die Beauftragung von Headhuntern. Die Machtverhältnisse zwischen potenziellen Bewerbern und Unternehmen hat sich aufgrund der demographischen Entwicklung umgekehrt. Während sich in der Vergangenheit Bewerbungsverfahren und Assessment-Center auf die genaue Prüfung der Bewerbereignung konzentrierten, werden heute die potenziellen Arbeitgeber auf den Prüfstand gestellt. Der neuen Generation genügen keine vollmundigen Versprechen mehr, sie will genau wissen, was sie von ihrem Arbeitgeber konkret erwarten kann. Sie will Taten sehen, die überzeugen. Internetauftritte, die zu schön gefärbt sind, werden eher skeptisch bewertet. Dauern

Bewerbungsverfahren zu lange, so ist damit zu rechnen, dass die Bewerber bereits weitergezogen sind. Die generationsgerechte Personalgewinnung braucht neue Strategien des Recruitings.

Der Aufbau und die Pflege einer attraktiven Arbeitgebermarke (Employer Branding) werden sowohl von den aktuellen Mitarbeitern als auch von potenziellen Mitarbeitern wahrgenommen. Dabei sind sie alle, auch ehemalige Mitarbeiter, nicht zu unterschätzende Botschafter, die mit ihren authentischen Geschichten über das Unternehmen einen großen Einfluss auf die Personalgewinnung haben. Der hohe Grad der Vernetzung in der neuen Generation befördert dies in unkontrollierbarer Weise.

> **Personalgewinnung gelingt heute zunehmend durch ein proaktives Zugehen auf potenzielle Bewerber (Active Sourcing). Die potenziellen Mitarbeiter wollen Aufmerksamkeit, sie wollen angesprochen werden.**

Hier eignen sich Jobmessen, aber auch Social Media Portale. Zu knapp abgesagten Bewerbern ist weiterhin der Kontakt zu pflegen. Im Gesundheitswesen sind Praktikanten, Studenten, FSJler (Freiwilliges Soziales Jahr) oder BfDler (Bundesfreiwilligendienst) ein „Talent Pool", dem im Praxisalltag noch vielmehr Aufmerksamkeit zu teil werden kann. Das erfordert von den Berufsangehörigen im Alltag eine gute Beziehungspflege, eine wertschätzende Haltung, eine ausgewogene Zuteilung von als herausfordernd erlebten Aufgaben im Rahmen ihrer Kompetenzen und ein regelmäßiges Feedback.

Über den Stationsalltag hinaus sind Veranstaltungen für diese Gruppen anzubieten, in denen sie ihren Einsatz reflektieren, sich gegenseitig vernetzen und das Unternehmen kennenlernen können. Auch außerhalb des Berufsalltags können Talente durch eine gute Kontaktpflege an das Unternehmen gebunden werden. Kleine Aufmerksamkeiten, wie die Zusendung der Unternehmenszeitschrift, E-Mail zum Geburtstag oder Einladungen zu Veranstaltungen sind eine gute Möglichkeit, Kontakte zu pflegen.

Längerfristiger Beziehungsaufbau und -pflege zu potenziellen Mitarbeitern wird künftig eine wesentliche Strategie in der Personalgewinnung sein. Dies kann schon sehr früh beginnen, beispielsweise durch eine enge Kooperation mit Schulen, die Ausrichtung von „Girls Days" oder „Boys Days", die Präsenz von Führungs- oder Fachkräften an Ausbildungsstätten oder Hochschulen. Hier sind Gastvorlesungen, Kooperation in Projekt- bzw. Forschungsarbeiten oder die Vergabe von Praktikaplätzen eine gute Möglichkeit, authentisch Kontakt zu knüpfen.

Mit „Alumni-Netzwerken" können Absolventen der Ausbildungsstätten und ehemalige Mitarbeiter an das Unternehmen gebunden werden. Mit einem Mitarbeiterempfehlungsprogramm lässt sich die gute Vernetzung der neuen Generation und ihre Technologieaffinität gut miteinander verbinden. Aufgrund der fließenden Übergänge zwischen Beruflichem und Privatem besteht eine gute Chance, dass zufriedene Mitarbeiter aus ihrem Freundes- und Bekanntenkreis interessierte Fachkräfte für das Unternehmen gewinnen.

Letztlich ist der unter Umständen längere Zeitraum bis zum Arbeitsantritt zu nutzen, denn die Integration neuer Mitarbeiter beginnt schon vor dem ersten Arbeitstag. Bei der Sprunghaftigkeit dieser Generation kann es schnell passieren, dass der Bewerber nicht wie angekündigt beginnt, sondern auf dem Weg links oder rechts ein anderes Angebot wahrnimmt. Auch hier ist Kontaktpflege das Mittel der Wahl, wie z. B. Begrüßungsschreiben, Zusendung eines Firmen-Newsletters oder des Leitbildes, Stellen einer herausfordernden Aufgabe im Zusammenhang mit der künftigen Position, Einladung ins Team oder zu einer Veranstaltung.

Der erste Arbeitstag zeigt dem Neueinsteiger, in welcher Weise mit Mitarbeitern im Unternehmen umgegangen wird. Hier ist der Vorgesetzte mit seiner Präsenz ebenso gefragt, wie ein gut eingerichteter Arbeitsplatz, Unterstützung beim Kennenlernen und der Orientierung am neuen Arbeitsplatz, informierte Kollegen im Team, eine Checkliste zur Einarbeitung oder auch eine kleiner Willkommensgruß auf dem Schreibtisch. Das neue Teammitglied will meistens schnell durchstarten, eine enge Begleitung am Anfang garantiert den schnellen effektiven Einsatz des neuen Mitarbeiters.

In vielen Gesundheitseinrichtungen sind inzwischen Einführungsprogramme etabliert. Hier bewähren sich interprofessionelle Einführungsveranstaltungen, denn so können alle neuen Mitarbeiter schnell Beziehungen zu ihren unmittelbaren

Kollegen, anderen Berufsgruppenangehörigen und Schnittstellen gewinnen. Innerhalb der Probezeit sollte der Mitarbeiter immer wieder Gelegenheit erhalten, von seinem Vorgesetzten Feedback zu erhalten, aber dieses auch geben zu können. Spätestens das Probezeitgespräch dient dem gegenseitigen Feedback und besiegelt im besten Fall die künftige Zusammenarbeit. Für beide Seiten ist es eine Win-Win-Situation, wenn der neue Mitarbeiter Rückmeldung zu seinen Leistungen in den ersten Monaten der Einarbeitung und der Vorgesetzte wertvolle Hinweise für eine mögliche Verbesserung des Einführungsprogramms erhält.

Gerade für Berufseinsteiger sind über die klassische Einarbeitung hinaus Mentoring- und/oder Traineeprogramme bei der Berufseinmündung unterstützend. Beide Programme können den Blick über den unmittelbaren Arbeitsplatz ermöglichen. Für Fachkräfte des Zentral-OPs kann es bereichernd sein, einen Tag in der ZSVA (Zentrale-Sterilgut-Versorgungs-Abteilung), dem Notaufnahmezentrum, der Radiologie oder der Intensivstation zu hospitieren, um sich über die eigenen Abteilung mit kooperierenden Schnittstellenbereichen zu vernetzen.

Mentoren können von einer anderen Station kommen und als neutraler Vermittler und Ansprechpartner fungieren. Von Anfang an sind Entwicklungsperspektiven mit den Mitarbeitern zu klären und in jährlichen Mitarbeitergesprächen sollten sie einen Schwerpunkt einnehmen. Hierbei ist an einen Mix aus verschiedensten Qualifizierungs- und Hospitationsprogrammen zu denken. Es geht nicht ausschließlich um die klassische Karriereleiter in Führungspositionen, vielmehr sind horizontale Karrieremöglichkeiten zu denken, wie Fachspezialisierungen in verschiedensten Disziplinen, Zuschreibung von stationsübergreifenden Verantwortungsbereichen, wie z. B. als Hygienebeauftragte, Wundbeauftragte, Dokumentationsbeauftragte oder Demenzexpertin. Auch die qualifizierte Aufgabe einer Praxisanleiterin oder internen Qualitätsbeauftragten sind mögliche Karriereschritte.

Ein weiteres für die neue Generation zugeschnittenes Instrument kann ein Hospitations- und Stipendienprogramm sein. Mitarbeiter werden in einer für das Unternehmen interessanten Qualifikation, z. B. Weiterbildung oder Studium, gefördert und gebunden. Mit zielgerichteten Hospitationen im In- und Ausland können Mitarbeiter neues Wissen und Innovationen in das Unternehmen hineintragen und an Veränderungsprojekten, z. B. Etablierung eines Akutschmerzdienstes, Aufbau eines demenzsensiblen Programms, Einführung von Primary Nursing, aktiv und verantwortlich mitwirken.

All das erfordert die konsequente Verantwortung aller Führungskräfte in ihrem Performance Management, die Förderung von Mitarbeitern zu stärken. Um eine bedarfsgerechte und individuell angepasste Personalentwicklung sicherzustellen, sind die Führungskräfte gefordert, in ihren Bereichen eine passende Kompetenzmatrix zu entwickeln, die den kurz-, mittel- und langfristigen Qualifikationsbedarf transparent macht. Die Bedarfserhebung ist in eine Qualifikationsplanung (Was? Wo? Womit? Wann? Wer?) zu überführen, die dem Team transparent gemacht werden sollte.

Die intensivste Weiterentwicklung der Mitarbeiter geschieht unmittelbar im Team einer Station. Hier fordert die neue Generation interessante Aufgaben, Routineaufgaben langweilen sie sehr schnell und führen zum Rückzug oder Wechsel. Dem kann durch Übertragung von Projekten, übergreifenden Aufgaben oder Rotationsprogrammen begegnet werden. Hierbei darf die Flexibilität jedoch nicht überstrapaziert werden.

Wertschätzung und Anerkennung der Leistungen sind ein wesentlicher Motivator. Gerade in den Pflegeberufen können hier neue Wege gegangen werden. Denn es ist ein Dilemma, dass die täglich von Pflegenden hochanspruchsvolle Tätigkeit kaum wahrgenommen wird und von den Pflegenden selbst kaum darüber gesprochen wird. Anstatt über ihre Anstrengungen, Ideen und Erfolge in der Arbeit mit komplexen Pflegesituationen zu berichten, spricht die Pflege eher über das, was in der Organisation gerade nicht gelingt, über zu wenig Personal oder den „schwierigen Patienten".

**Es ist höchste Zeit, den Pflegenden eine Bühne zu geben und sie zu fordern und zu fördern, über ihre Leistungen zu sprechen.**

In manchen Einrichtungen gibt es bereits Pflegesymposien oder Fachtagungen mit Einladungen an die Fachöffentlichkeit. Auch hausintern kann ein

Pflegeforum ein guter, regelmäßig stattfindender Ort sein, an dem Pflegende Fachvorträge halten, Projektergebnisse oder ihre Bachelor- oder Masterarbeiten allen Berufsgruppen präsentieren.

Derzeit arbeiten in den Gesundheitsunternehmen bis zu vier Generationen, deren Verständnis untereinander zu fördern ist. Das kann nur gelingen, wenn den verschiedenen Generationen klar ist, warum manche ältere oder jüngere Kollegen auf eine bestimmte Weise (re-)agieren. Es ist unumstritten, dass sich die Stärken der einzelnen Generationen in einem Unternehmen hervorragend ergänzen und Potenziale entfalten, wenn nicht Energie durch Vorhaltungen, Vorwürfe oder Vorurteile verschwendet wird. Hilfreich können im Rahmen der innerbetrieblichen Fortbildungen Angebote sein, die die Aufmerksamkeit und Sensibilisierung für diese Thematik fördern, Demographie-Workshops, Führungskräftetrainings oder Aktionstage zu Diversity wären andere Möglichkeiten, um die Sensibilität für Vielseitigkeit und Unterschiede im Unternehmen zu fördern.

Bei allen Initiativen zur Personalgewinnung und Bindung ist mehr denn je ein hohes Maß an kompetenter Führung, Transparenz sowie eine gute Kommunikation und Information wichtig.

## 9.5 Aktionsfelder für eine hohe Arbeitgeberattraktivität

Die Gewinnung und Bindung von Fachkräften ist längst nicht mehr nur eine Aufgabe für Personalmanager. Die komplexe Aufgabe kann ein Unternehmen in Zukunft nur gemeinschaftlich, hinweg über alle Berufsgruppen und Hierarchieebenen lösen. Eine gelebte Unternehmenskultur, die sich durch offene und klare Kommunikation, Wertschätzung, Transparenz, Weitblick und Kooperation auszeichnet, kann aktuelle und potenzielle Mitarbeiter begeistern. Damit werden nicht nur Mitarbeiter angezogen, sie werden gebunden, gestalten proaktiv ihr Arbeitsleben und garantieren damit eine hohe Qualität in der Patientenversorgung.

Der Wandel in den Gesundheitsberufen und der Generationen bietet vielseitiges Veränderungspotenzial, das hinsichtlich des drohenden Fachkräftemangels besser gestern als heute aktiv angegangen werden muss. Es genügen keine einseitigen oder kurzfristigen Kampagnen, vielmehr sind Aktionsfelder zu finden, die systematisch und nachhaltig im Unternehmen bearbeitet und hinsichtlich ihrer Wirksamkeit geprüft werden. Ideen und Impulse sind von den Mitarbeitern selbst, aber auch von anderen Wirtschaftsunternehmen aufzunehmen und für das Gesundheitswesen zu adaptieren. Nachfolgend werden die fünf zentralen Aktionsfelder beschrieben, die sich aus den bereits beschriebenen Megatrends und Impulsen der Generation Y ableiten lassen (◘ Abb. 9.1).

### 9.5.1 Führung

Die Unternehmenskultur wird von Führungskräften maßgeblich geprägt. Sie stellen die Weichen in Richtung einer Kultur der Angst, des Misstrauens und der Kontrolle oder einer Kultur des Vertrauens und der Kooperation auf der Grundlage gemeinsamer Werte und Regeln (Malik 2006).

Die komplexen und rasant verlaufenden Entwicklungen in Gesellschaft und im Gesundheitssystem werden nur mit erheblichen Veränderungen in den Unternehmenskulturen und damit auch im Führungsverständnis zu bewältigen sein. Gesundheitseinrichtungen sind traditionell sehr hierarchisch geprägt und werden dieses Grundgerüst auch in absehbarer Zeit nicht aufgeben. Dennoch werden sie zukünftig nur Mitarbeiter rekrutieren und binden können, wenn sie das Profil neuer Generationen verstehen und ihre Potenziale integrieren. Mitarbeiter legen zunehmend Wert auf Transparenz. Beteiligung, Selbstverantwortung und herausfordernden Aufgaben. Sie streben nach Sinn, Zuwendung, Entwicklung und Anerkennung. „Leben im Arbeiten" ist das Motto der Generation Y (Landau 2015).

Veränderung beginnt bei den Führungskräften selbst. Das jahrzehntelange Fokussieren auf ein effizientes Management, in dem organisiert, gesteuert und kontrolliert wird, braucht eine Erweiterung im Leadership, dem eigentlichen Führen. Erfolgreiche Führungskräfte sind gefordert, ihre eigene Haltung und ihre Führungsstile zu reflektieren und weiter zu entwickeln. Das ist nicht einfach. Es ist an der eigenen Wahrnehmungsfähigkeit zu

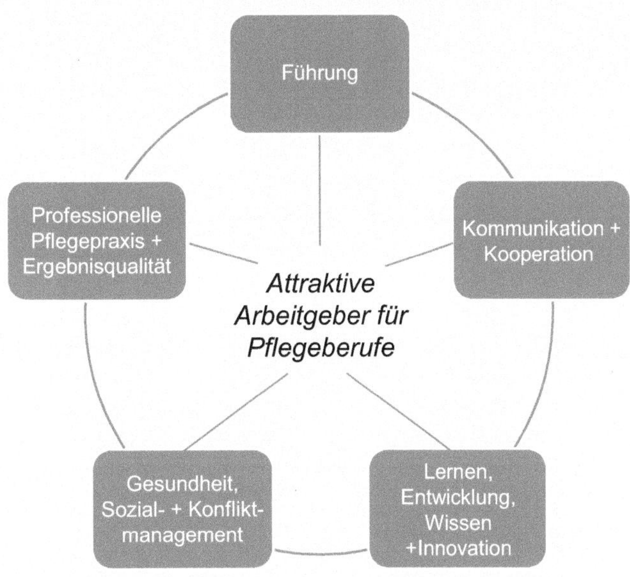


**Abb. 9.1** Fünf Aktionsfelder - Personalmanagement Generation Y

arbeiten, weitblickendes und langfristiges Denken und Handeln ist zu üben, die Fähigkeit zur Kommunikation und die Beziehungskompetenz können immer noch gesteigert werden. Das geschieht in dem unter Kostendruck stehenden Gesundheitssektor im Kontext von Sachzwängen, massivem Wettbewerb, Druck, Machtverschiebungen und knappen Talenten. Für Führungskräfte kann das schnell zur chronischen Überforderung werden.

**Für Führungskräfte wird es immer bedeutsamer, ein gutes Selbstmanagement zu erlernen, in dem sie sich mental, emotional und körperlich selbst steuern.**

Die komplexen Herausforderungen können gemeinsam besser gemeistert werden. Die Verbindung mit anderen (Networking), die die gleichen oder ähnlichen Fragen zu lösen haben ist (überlebens-)notwendig. Bei der Vielfalt und zunehmenden Komplexität der Aufgaben wird es darum gehen, machbare Maßstäbe zu entwickeln und Veränderungen in Etappenzielen voranzubringen. Die Herausforderung ist, Visionen zu entwickeln, dabei „wirklich groß" zu denken und gleichzeitig beim „Leuchtturmbauen" schrittweise vorzugehen, die Mitarbeiter von Beginn an mitzunehmen und ihnen beim Bau anspruchsvolle Aufgaben zu übertragen, die sie eigenverantwortlich und selbstorganisiert lösen können.

**Der oft bei Führungskräften im Gesundheitswesen vorherrschende Fokus auf Defiziten, Fehlern oder Mängeln ist radikal auf Stärken, Ressourcen und Potenziale auszurichten. Nur wer als Führungskraft ein positives Bild aufbauen kann und realistische Chancen und Lösungswege identifiziert, kann seine Mitarbeiter inspirieren und Bewegung initialisieren.**

Attraktive Ziele und Projekte binden Mitarbeiter und sorgen für Sinn. Dabei sind entstehende Ambivalenzen zu zulassen, Dilemmata wollen bearbeitet werden und Übergänge sind zu akzeptieren. Statt „entweder-oder" ermöglicht eine „Sowohl als auch"-Haltung die Chance, gemeinsam zu gestalten, ohne den Boden unter den eigenen Füßen zu verlieren oder Mitarbeiter in die Resignation hinein zu verlieren.

Das Pflegemanagement ist gefordert, mit hoher Fachkompetenz als Generalist vor Ort sichtbar und präsent zu sein, in stetige Beziehungsarbeit mit den Mitarbeitern zu gehen und als authentisches Vorbild für Entwicklung und Veränderung in der Organisation unterwegs zu sein.

**Praxistipps**

- Vision für den Pflegedienst 2020
- Implementierung eines neuen Führungsmodells im Pflegedienst (Matzke 2014) Vom klassischen Pflegemanagement zu fortschrittlicher Pflegeentwicklung. In Tewes, Stockinger (Hrsg.) (2014) Personalentwicklung. Springer, Heidelberg.)
- Entwicklung und Implementierung von Führungsleitlinien mit dem interdisziplinär ausgerichteten Programm„In Führung gehen"; Aufbau einer Führungsakademie
- Förderung der mittleren Führungsebene in der Pflege mit dem Programm„Leadership empowerment organisation (LEO®) (Crown Coaching 2016)
- Spezifizierte Einarbeitungsprogramme, Jährliche Mitarbeitergespräche
- Ehrungen wie z.B. Dienstjubiläen und Veröffentlichung in der Mitarbeiterzeitschrift
- Anreizsysteme wie z.B. leistungsbezogene Gehaltskomponenten

### 9.5.2 Kommunikation und Kooperation

Beziehungsarbeit ist der Kern jeder ärztlichen, pflegerischen und therapeutischen Handlung. Beziehungen und Bindung sind ebenso der Rohstoff für jegliche Form der Personalgewinnung und -bindung. Kommunikation, Kooperation und Transparenz sind für alle Mitarbeiter bezüglich ihrer Unternehmensbindung und Arbeitszufriedenheit von höchster Bedeutsamkeit. „Mitarbeiter fühlen sich umso mehr an ihr Unternehmen gebunden, je mehr Wertschätzung und Anerkennung sie für ihre Arbeit, ihre Potenziale und ihre Werte bekommen." (Loffing 2010).

Zu dieser Erkenntnis kommt auch der jährlich in Deutschland erhobene Engagement Index von der Beratungsfirma Gallup. Die jährlichen Studien (seit 2001) zeigen, dass ein Großteil der Mitarbeiter in deutschen Unternehmen zwar gewissenhaft ihrer Arbeit nachgehen, sich aber nicht emotional verpflichtet führen, was zu deutlich weniger Engagement, Initiative und Motivation führt. Im Jahr 2015 fokussierte der Engagement Index von Gallup das Mitarbeitergespräch als einen nachweislich positiven Einfluss auf die emotionale Bindung von Mitarbeitern. „Nur 16 % der Arbeitnehmer sind mit Herz, Hand und Verstand bei der Arbeit. Die große Mehrheit, 68 % der Beschäftigten machen lediglich Dienst nach Vorschrift und nur 16 % sind emotional an ihren Arbeitgeber gebunden." (Gallup 2015)

Ein kontinuierlicher und förderlicher Dialog zwischen Führungskraft und Mitarbeiter ist entscheidend für die emotionale Bindung am Arbeitsplatz. Gallup kommt zu dem Ergebnis, dass nur jeder Dritte Beschäftigte (31 %) aus dem Gespräch etwas für die eigene Entwicklung mitnehmen konnte. Jeder Fünfte (22 %) bestätigte, dass er Impulse für eine Leistungssteigerung am Arbeitsplatz mitgenommen hat. Genau das sind aber wichtige Resultate eines Mitarbeitergespräches. Gallup arbeitete Faktoren heraus, die in einem Mitarbeitergespräch Leistungspotenziale der Mitarbeiter freisetzen können und zur Entwicklung des einzelnen beitragen.

Auch im Alltag der Gesundheitseinrichtungen werden immer eher die Schwächen und Defizite in den Blick genommen, die dann zum Gesprächsanlass mit einem Mitarbeiter werden. Wichtiger denn je ist es, die Stärken und Leistungspotenziale eines Mitarbeiters zu erkennen und kontinuierlich durch regelmäßiges wertschätzendes Feedback zu fördern. Wie beschrieben, fordern das die Mitglieder der Generation Y mehr denn je ein. Letztlich profitieren hiervon aber alle Mitarbeiter eines Unternehmens, nicht zuletzt, weil damit eine wertschätzende Unternehmenskultur konkret gelebt werden kann.

Anerkennung und Wertschätzung sind für jeden Mitarbeiter eine wichtige Energiequelle. Deshalb sollten Feedbacks nicht (ab-)wertend gegeben werden, sondern authentisch, ausschließlich mit „ich-Botschaften" vorgetragen und für den Mitarbeiter nachvollziehbar sein. Bewährt hat sich beim Feedbackgeben eine Vorgehensweise, die aus dem Konzept der Gewaltfreien Kommunikation nach Marshall Rosenberg entlehnt ist. (Rosenberg 2013). Vor jedem Feedback ist mit dem Gegenüber zu besprechen, ob er hierfür zu diesem Zeitpunkt bereit ist.

**Die drei „W`s" eines wertschätzenden Feedbacks**

- **W**as habe ich beim Gegenüber (mit allen fünf Sinnen) **wahrgenommen**? (ohne Bewertung)
- *Ich habe an Dir wahrgenommen ... ", „Ich habe gesehen ... " „Ich habe von dir gehört ... ", „Ich habe gespürt ... "*
- **W**elche **Wirkung** hat/hatte das auf mich?
- *Das hat mit mir gemacht (Gefühle)"; „Das hat mich ärgerlich gemacht ... " „Das hat mich riesig gefreut."*
- **W**as ich mir für die Zukunft vom Gegenüber **wünsche**?
- *Ich wünsche mir künftig, dass ... ", „ich erwarte künftig ... "*

Abschließend wird der Feedbackempfänger gefragt, wie es ihm jetzt mit dem Feedback geht. Hierbei kann es Raum zur Klärung von Missverständnissen geben oder es können Vereinbarungen für die Zukunft getroffen werden. Wichtig ist an dieser Stelle, dass das Feedback nicht in einem rechtfertigenden Dialog mündet.

Weitere wichtige Bestandteile eines Mitarbeitergespräches sind gegenseitige Klärung von Erwartungen, Prioritäten und Verantwortlichkeiten sowie passende Aufgaben, die sich an den Stärken des Mitarbeiters orientieren sowie Zielvereinbarungen. Entscheidend für den Erfolg eines Mitarbeitergespräches bleibt die Qualität des Dialogs. Hier sind Führungskräfte mit einer hohen emotionalen und kommunikativen Kompetenz gefragt.

„Networking" ist seit vielen Jahren eine beschriebene Kompetenz für Erfolge in der Arbeitswelt. Während sich bisher eine gute Netzwerkarbeit häufig auf externe Partner ausrichtete, so wird in der Zukunft die interne Vernetzung und enge Kooperation zunehmend an Bedeutung gewinnen. Herausforderungen der Arbeitswelt sind nicht mehr als Einzelkämpfer oder monodisziplinäre Teams zu bewältigen.

Das trifft auch für das Gesundheitswesen zu, in dem die noch bestehenden Gräben zwischen den Berufsgruppen zugunsten eines konsequent am Patienten ausgerichteten Prozesses zu überwinden sind. Auch in der Welt des Gesundheitswesens sind Agilität, Kreativität und Innovation wichtige Motoren, deren Kraft sich nur in stark aufgestellten und patientenzentrierten interdisziplinären Teams entfalten kann. Die Unterschiedlichkeit der Personen oder zunehmende Diversität von Gruppen kann zu einem gesteigerten Konfliktpotenzial innerhalb von Teams führen, ermöglicht aber gleichermaßen Ideenvielfalt und Gestaltungskraft.

Der hohe Einfluss von gut funktionierenden Teams auf die Arbeitszufriedenheit und Bindung der Mitarbeiter konnte in verschiedenen Studien für die Pflegeberufe nachgewiesen werden (NEXT Studie 2005, RN4Cast Studie 2011). Die Bindung von Mitarbeitern ist direkt an die Führungskraft gekoppelt und der Schlüssel, um Leistungsfähigkeit zu steigern und das Personal an das Unternehmen zu binden. Viele Manager müssen sich hierbei von dem alten Modell „recruit, train, supervise, retain" verabschieden und, wie Don Tapscott in seinem Buch „Grown up Digital" schreibt, durch das Modell „initiate, engage, collaborate, evolve" ersetzen (Tapscott 2008). Insbesondere für Gesundheitseinrichtungen in Deutschland, die traditionell sehr hierarchisch aufgebaut sind, erfordert das einen Paradigmenwechsel.

Die Fähigkeiten und Bedürfnisse der Mitarbeiter zu erkennen und mit denen der Organisation in Verbindung zu bringen, für Weiterentwicklung und Wandel hin zu erstrebenswerten Zukunftsszenarien zu begeistern, die intrinsische Motivation von Mitarbeitern zu fördern, im stetigen Dialog mit den Mitarbeitern zu sein und nicht zuletzt als Vorbild zu agieren, sind Haltungen, die bei der Personalbindung zunehmend an Bedeutung gewinnen.

**Praxistipps**

- Interprofessionelles Kommunikationstraining
- Moderierte interdisziplinäre CIP-Workshops zur stetigen Verbesserung von Arbeitsabläufen und Prozessen (CIP = Continuous Improvement Process)
- „Direktorium vor Ort", d. h. Mitglieder der Krankenhausleitung besuchen die

Mitarbeiter in den Abteilungen vor Ort und kommen ins Gespräch
- Einrichten von Kommunikationsplattformen, wie z. B. Pflegeforum, Fachtagungen, Leitungskonferenzen, Strategie- und Zielplanungen mit den Führungskräften

### 9.5.3 Lernen, Entwicklung, Innovation und Wissensmanagement

Dem derzeitigen Umbruch in den Gesundheitsberufen steht eine Generation gegenüber, die sich Organisationsveränderungen gegenüber sehr aufgeschlossen zeigt, die in die Digitalisierung hineingewachsen ist und diesbezüglich keine Berührungsängste hat. Auch ihre hohe kommunikative Kompetenz und soziale Vernetzung sind enorme Ressourcen bei der Gestaltung von notwendigen Veränderungen, die sich im Gesundheitssystem, wie in anderen Branchen, zunehmend in höherem Tempo entwickeln. Entscheidend ist, dass es den Führungskräften gelingt, diese Potenziale zu erkennen, strukturell zu unterstützen, Entscheidungen schnell herbeizuführen, Verantwortung für herausfordernde Aufgaben zu übertragen und regelmäßiges Feedback zu geben.

Bei der Integration von Bachelor-Absolventen in die Gesundheitseinrichtungen ist nicht nur die fachliche Kompetenz in den Blick zu nehmen. Ähnlich wie in der Medizin gilt es, nach dem Abschluss eines Studiums zunächst klinische Erfahrung zu sammeln. Dennoch ist davor zu warnen, die Absolventen damit in der Praxis alleine zu lassen. Vielmehr sollten sie als „*Change Agents*" frühzeitig in Projekte der Organisationsentwicklung, beispielsweise zum Skills- und Grade-Mix in den Pflegeberufen eingebunden sein. Um die akademischen Nachwuchskräfte zu fördern, bieten sich Trainee- und/oder Mentoringprogramme an. Als Mentoren eigenen sich akademisch ausgebildete Pflegekräfte, die nicht unbedingt auf der Station tätig sein müssen. Traineeprogramme und Alumnitreffen fördern die Vernetzung der akademischen Pflegekräfte untereinander und stärken sie als noch kleine Gruppe im Berufsfeld.

Für die Einrichtungen wird es zunehmend wichtiger, die einzelnen Mitarbeiter mit ihren Entwicklungspotenzialen im Blick zu haben. Die Generation Y stellt hohe Anforderungen an eine individuelle Karriereentwicklung, die aus verschiedensten Angeboten zusammengestellt wird. Es ist gleich zu Beginn zu klären, dass die Mitarbeiter selbst Verantwortung für ihre Karriereentwicklung haben. Der Mitarbeiter selbst ist der Treiber, die Vorgesetzten fordern, fördern und unterstützen mit Rat und Instrumenten. Mitarbeitergespräche sind geeignete Instrumente, in denen mit dem Mitarbeiter ein individueller Entwicklungsplan vereinbart werden kann.

Die klassischen standardisierten „one-size-fits-all"-Fortbildungsprogramme greifen nicht mehr, sondern sind zu flexibilisieren, z. B. durch Modularisierung mit horizontalen und vertikalen Entwicklungsmöglichkeiten. Personalentwicklung des Pflegepersonals ist nicht mehr nur auf der eigenen Station zu denken, sondern mit Rotationsmöglichkeiten über die eigene Station hinaus und mit Hospitationsmöglichkeiten über die Unternehmensgrenzen hinweg.

Eine Kompetenz- und Qualifikationsmatrix ermöglicht zum einen, die Bildungsbedarfe einer Organisationseinheit festzulegen, und dient gleichermaßen als Strukturrahmen für die Förderung von individuellen Kompetenz- und Entwicklungsprofilen der einzelnen Mitarbeiter. Motivierende Anreizsysteme können jährliche Bildungsbudgets und -konten sein, über die ein Mitarbeiter selbst verfügen kann. Die Gestaltung der Bildungsprogramme im Unternehmen ist auf die Lernbedürfnisse heutiger Generationen anzupassen, d. h. Lernen in interaktiven Partnerschaften, Einsatz modernster Technologien und Medien, wie z. B. Blended Learning, sind zu etablieren. Umsetzungs- und Wirkungskontrollen sollten im Rahmen von Erfolgsmessungen vollzogen werden.

Gerade in Zeiten der Personalknappheit neigen Führungskräfte dazu, die Personalentwicklung nicht zu priorisieren. Aus diesem Grund ist es wichtig, dass diese Aufgabe in den Zielvereinbarungen festgelegt wird. Die Managementleistung muss auch an der Förderung der Mitarbeiter gemessen, bewertet und belohnt werden. Früher gängige Haltungen wie: „Die Jungen sollen erst mal reichlich Praxiserfahrung sammeln, bevor sie gefördert werden", sind heute kontraproduktiv. Viel zu schnell wird das Unternehmen gewechselt und ein wichtiger Motivations- und Bindungsfaktor verspielt. Individualisierte

Karriereplanungen, welche die Lebens- und Entwicklungsphasen eines Mitarbeiters berücksichtigen, zeichnen einen Arbeitgeber in besonderer Weise aus.

Über verschiedene Dimensionen – Geschwindigkeit des Karrierefortschritts, Arbeitspensum (Routineaufgaben und Projekte), Arbeitsort und -zeit (Rotation, Arbeitszeitmodelle) sowie Position (Verantwortung, erweiterter Aufgabenbereich, Führungstätigkeit) – kann die Karriereentwicklung individuell und zeitlich gesteuert werden. Mitarbeiter können somit viele verschiedene Wege in unterschiedlichem Tempo beschreiten und damit ihr Berufs- und Privatleben bestmöglich in Einklang bringen (Benko und. Weisberg 2008).

Organisatorische und technologische Innovationen sind für die heutige Generation Vision und Ansporn. Sie sind mit anderen Methoden zu erreichen als ihre Vorgängergeneration. So sind Plattformen für die Entwicklung und Kommunikation von Ideen, Chatrooms, Unternehmens-Wikis, Lern- und Wissensplattformen sowie Experten-Pools über die Abteilungsgrenzen hinaus beliebt, um Erfahrungen auszutauschen oder die kollegiale Beratung zu nutzen. Interdisziplinäre Bildungszentren oder Gesundheitsakademien sind ein guter Ort, um Entwicklungsthemen des Unternehmens immer wieder neu zu setzen und schnell in die Umsetzung zu bringen.

Der Einsatz von unternehmensinternen Dozenten und Trainern fördert die Mitarbeiterschaft, sich selbst zu entwickeln, Wissen weiterzugeben und im Prozess des lebenslangen Lernens zu bleiben. Statt dem klassischen Zuhören und Konsumieren wollen Teilnehmer heute den Erkenntnisgewinn erlebbar erfahren. Ein Skillslab ist hierfür ein besonders geeigneter Ort. Hier kann situativ in Laborsituationen gelernt werden. Der Einsatz von Schauspielern erhöht den Realitätsgrad.

**Die intensivste und nachhaltigste Entwicklung geschieht jedoch immer am Arbeitsplatz selbst. Im Rahmen der Personalentwicklung sollten über Routineaufgaben hinaus immer wieder interessante und herausfordernde Aufgaben gestellt werden, um Mitarbeiter zu binden.**

Für ein Stationsteam gibt es zahlreiche Aufgaben, die stationsübergreifend verantwortet werden können (wie z. B. Qualitätsbeauftragte, Hygienebeauftragte, Kommunikationsexpertin, Wundexpertin) und die auch hin und wieder gewechselt werden können. Wichtig ist bei allen Aktivitäten, dass es ein hohes Maß an Transparenz über sämtliche Programme und Personalentwicklungskonzepte des Unternehmens gibt. Das bedeutet, dass sowohl die Unternehmenskommunikation als auch die Führungskräfte gefordert sind, die Angebote über verschiedene Kanäle zu kommunizieren.

Der Theorie-Praxis-Transfer ist in der Pflege ein bekanntes und nach wie vor ungelöstes Problem. Nicht zuletzt, weil viele Pflegemanager ihre Schwerpunkt eher in der Steuerung von betriebswirtschaftlich relevanten Kennzahlen, im Personalmanagement und organisationalen Anpassungen oder Prozessoptimierungen setzen. Die wenigen Indikatoren der externen Qualitätssicherung werden notgedrungen verfolgt, stoßen aber nicht immer systematische Qualitätsentwicklungsprozesse an.

Ausgenommen davon sind die typischen Zertifizierungsprozesse, die aber eher auf die Struktur- und Prozessqualität und weniger auf die Ergebnisqualität abzielen. Wissensmanagement ist in Einrichtungen des Gesundheitswesens noch die Ausnahme, das betrifft nicht nur die Pflegeberufe. Gleichzeitig ist der internationale Wissenszuwachs durch Studien sowohl in der Medizin als auch in der Pflege rasant, kommt aber in der Pflegepraxis kaum an. Gewohnte, sich immer mehr verdichtende Arbeitsroutinen und das berufliche Rollenverständnis der Pflegenden scheinen hier hemmend.

Auszubildende oder Studierende werden manchmal von den Stationsteams eingeladen, ihr Wissen im Rahmen einer Fortbildung vorzutragen. Doch auch das ist eher die Ausnahme. In Stationsbesprechungen wird häufig über organisationale Veränderungen informiert, selten werden pflegefachliche Themen diskutiert. So ist es auch in den Besprechungen mit den Pflegedienstleitungen. Hier werden Personalfragen, Organisationsfragen oder betriebswirtschaftliche Themen besprochen, selten geht es um Pflegewissen.

Kennzahlen der Ergebnisqualität sind nicht transparent und werden nicht gesteuert. Es besteht Konsens darüber, dass aktuelles Wissen und Kompetenz entscheidend für jeglichen Erfolg sind, und dennoch wird Wissen in Gesundheitseinrichtungen so wenig gemanagt. Mit der Akademisierung der Pflegeberufe kommen Pflegende in die Praxis, von denen erwartet werden kann, dass sie erweiterte Kompetenzen mitbringen. Sie sind befähigt, Daten zu erheben, Kennzahlen zu generieren, aktuelles Wissen zu recherchieren und in den Patientenprozess situativ einzubringen. Auch diese Potenziale sind zuerst von den Vorgesetzten wahrzunehmen und zu unterstützen. Führungskräfte sind auch im Bereich des Wissensmanagements Vorbild in der Organisation.

**Praxistipps**

- Einrichtung von Journal Clubs
- Regelmäßige Fallbesprechungen
- Teaminterne Fortbildungen
- „Der Pflege eine Bühne geben": Pflegende gestalten Symposien, halten Fachvorträge, erstellen Veröffentlichungen
- Kompetenzmatrix und Karrieregitter
- Blended Learning Konzepte
- Individuelle Entwicklungsprofile
- Etablierung von Mentoringsystemen, Experten-Pools und Traineeprogrammen

### 9.5.4 Gesundheit, Sozial- und Konfliktmanagement

Der Einfluss der Arbeit auf die physische, psychische und soziale Gesundheit des Menschen ist unumstritten. Dennoch werden Krankheitsquoten, zynischer Weise besonders in Gesundheitsunternehmen, mit meist subtilen Hinweisen auf eine geringere persönliche Belastbarkeit des Mitarbeiters abgetan. Demgegenüber stehen steigende Zahlen für in Anspruch genommene berufliche Rehabilitationen, wenn das Kind schon in den Brunnen gefallen ist oder der Anstieg an Erwerbsminderungsrenten.

Die zunehmende Verbreitung stressbedingter Gesundheitsstörungen am Arbeitsplatz erfordert vielmehr ein betriebliches Gesundheitsmanagement, das sich proaktiv und mit geeigneten präventiven Maßnahmen diesen Themen stellt. Seit Ende 2013 fordert das Arbeitsschutzgesetz (ArbSchG) im Rahmen von Gefährdungsbeurteilungen auch stressbedingte und psychische Gesundheitsbelastungen zu erfassen und geeignete präventive Maßnahmen zu implementieren. Hier zeigen sich die Arbeitgeber wie auch die Personalräte meist zurückhaltend. Es ist für alle eine ungewohnte Thematik, dennoch kann es sich künftig kein Unternehmen mehr leisten, betriebliche Gesundheitsvorsorge als notwendiges Übel und ungeliebte Hausaufgabe vor sich her zu schieben (Bauer 2013).

> **Wirksamer als bürokratisierte Anforderungskataloge und Formulare ist ein proaktives Gesundheitsmanagement, in das die Belegschaft aktiv eingebunden ist.**

So schlägt das Ministerium für Arbeit und Soziales die Einführung von Gesundheitszirkeln vor, in denen sich Mitarbeiter verschiedener Ebenen, verschiedener Altersstufen und verschiedener Berufsgruppen einmal im Quartal treffen, um eine Art kontinuierliches Monitoring zu übernehmen. Hier werden psychisch belastende Arbeitssituationen, interpersonelle Konflikte oder offensichtlich erkennbare Überbelastungen angesprochen und gemeinsam Lösungen erarbeitet. Betriebsärzte und Personalrat können hinzugezogen werden und die Moderation der Gesundheitszirkel übernehmen.

Die Rahmenbedingungen im Gesundheitswesen führen deutlich zu einer höheren Belastung des Personals. Diese können von den einzelnen Arbeitgebern nicht immer beseitigt werden, da die Gesundheitseinrichtungen selbst unter dem wirtschaftlichen Druck des Systems stehen.

Dennoch gibt es vielfältige Möglichkeiten und Instrumente, die eingesetzt werden können, um die Mitarbeiter rechtzeitig vor Überbeanspruchung und negativem Stress zu schützen. Stress wirkt auf Dauer krankmachend, wenn eine Person nicht über die notwendigen Fähigkeiten und Möglichkeiten der Bewältigung in einer belastenden Situation verfügt und/oder nach Belastungen unzureichende Erholungsphasen zur Regeneration genutzt werden.

Pflegekräfte sind auf den Stationen vielfältigen belastenden Ereignissen im unmittelbaren Patienten- und Angehörigenkontakt, aber insbesondere in der Teamarbeit ausgesetzt. Hier entstehen bei dem a priori positiven Einfluss von Teamarbeit auf die Arbeitszufriedenheit ebenso zwischenmenschliche Konflikte unterschiedlichsten Ausmaßes. Reibungen innerhalb und zwischen den Berufsgruppen oder Schnittstellen führen im ohnehin hektischen Alltag häufig zu weiteren unnötigen Belastungen. Viele Belastungsfaktoren wirken sich dabei nicht nur auf einzelne Mitarbeiter aus, sondern infizieren das ganze Team, das dann schnell instabil werden kann.

**Es ist deshalb wichtig, frühzeitig für eine gute Mitarbeiter- und Teampflege zu sorgen. Führungskräfte sind dabei gefordert, die Stärken und Fähigkeiten ihrer Mitarbeiter zu erkennen und zu fördern.**

Jede Person geht anders mit belastenden Situationen um, die Stresssysteme sind höchst individuell erworben und geprägt. Es gibt inzwischen viele Mentaltrainingsprogramme, mit denen Mitarbeiter lernen können, in Belastungssituationen ihr Stresssystem zu regulieren und sich selbst in eine gesundheitsförderliche Balance zu bringen, z. B. MBSR (Mindfulness Based Stress Reduction nach Jon Kabat-Zinn) oder ZRM® (Züricher Ressourcenmodell von Frank Krause und Maja Storch). Weitere Möglichkeiten, die Resilienz der Mitarbeiter zu stärken, sind Angebote von Einzelsupervision, Kollegiale Beratung, wertschätzende Feedbackkultur, psychosoziale Beratungsangebote für Mitarbeiter, Aufmerksamkeiten und ein Dankeschön für besonderes Engagement sowie Präventionsgespräche.

Teamkonflikte sollten frühzeitig erkannt und ggf. mit externer Unterstützung zeitnah bearbeitet werden. Für die Führungskräfte vor Ort heißt das, den Konflikt erkennen, benennen, klären, ordnen und neue Vereinbarungen treffen, die nach eine Phase der Erprobung reflektiert werden.

Aufgrund der hohen Fluktuationsquoten im Pflegeberuf kommt es häufig zu einer neuen Zusammensetzung der Teams. Mit geeigneten teambildenden Maßnahmen können Teamentwicklungsprozesse gesteuert und das Team zu einer positiven Teamkultur und hoher Leistungsfähigkeit geführt werden.

Bei der Steuerung von Dienstplänen und Arbeitsabläufen ist auf genügend Erholungsphasen zu achten. Die noch weit verbreiteten langen Nachtdienste oder „Schaukelschichten" sind wenig gesundheitsförderlich, dennoch braucht es viel Überzeugungskraft, Mitarbeiter zu gesünderen Arbeitszeitmodellen zu motivieren. Je nach Beanspruchung benötigen Mitarbeiter unterschiedliche Formen der Erholung. In vielen Unternehmen gibt es inzwischen „Die aktive Mittagspause" mit Bewegungsangeboten wie „Walken" oder „Yoga". Manchmal sind Ruhezeiten und Rückzugsmöglichkeiten erforderlich, manchmal sind körperliche Aktivität oder soziale Ressourcen entlastend, wie z. B. ein Gespräch mit Kollegen. Unterschätzt wird häufig, dass einseitige und unterfordernde Aufgaben stressbelastet sind. Auch mangelnde Anerkennung, Zuständigkeitsgerangel oder Abwertungen durch unangebrachte Kommunikation wirken stressinduzierend.

Maßnahmen, wie Projektarbeit, eine Fortbildung, Anleitung eines anderen Mitarbeiters oder die systematische Ausarbeitung eines Pflegekonzeptes für einen Patienten mit einer komplexen Situation, können durch Mentalisierung und Fokussierung den Stresslevel regulieren. Mediationsangebote, regelmäßiges Feedback durch Vorgesetzte und Kollegen aus der eigenen und den kooperierenden Berufsgruppen sowie eine wertschätzende Unternehmenskultur sind im Arbeitsalltag wirksame gesundheitsförderliche Faktoren, die auch unter wirtschaftlichen Aspekten in jeglicher Hinsicht eine Win-Win-Situation für Arbeitgeber und Arbeitnehmer sind.

Größere Anstrengungen sind künftig für die älteren Arbeitnehmer in Gesundheitseinrichtungen zu unternehmen. Das erhöhte Renteneintrittsalter sowie die oben dargestellte Kumulation der Arbeitnehmer der Generation X, die im Jahr 2030 in den Ruhestand eintreten, erfordern bereits heute neue Überlegungen der Personalentwicklung. Arbeitsplätze sind so zu gestalten und auszustatten, dass es älterwerdenden Arbeitnehmern möglich ist, eine Berufstätigkeit mit zum Erreichen des Rentenalters aufrecht zu erhalten. Hier setzen sowohl die o. g. Maßnahmen einer Betrieblichen Gesundheitsförderung an.

Ebenso sind Arbeitszeitmodelle lebensphasengerecht zu gestalten. Die besonderen mentalen und sozialen Kompetenzen älterer Mitarbeiter, wie Berufserfahrung, Besonnenheit und Weisheit, strategisches Denken und überlegtes Handeln, ganzheitliches Verständnis und differenzierterer Sprachgebrauch, sind bewusst in der Aufgaben- und Verantwortungszuteilung zu berücksichtigen. Im Zuge der ohnehin durch den zunehmenden Skills-und Grade-Mix in den Pflegeberufen notwendigen Reorganisation der Pflege kann die Diversität der Lebensphasen berücksichtigt werden.

Die Berufsgruppe muss sich allerdings davon verabschieden, dass „alle gleich sind" und „alle das Gleiche" tun.

> **Hier muss hierarchisches Denken überwunden werden, zugunsten einer Haltung, die den richtigen Mitarbeiter am richtigen Platz im Patientenprozess vorsieht, ohne dabei besser oder schlechter gestellt zu sein.**

Aus der NEXT Studie (2005) ist zu entnehmen, dass laut dem Work Ability Index Finnland zu den Ländern mit dem höchsten Anteil an älteren Arbeitnehmern in der Pflege (30 % sind über 50 Jahre alt) gehört. Bereits in den 1990er Jahren wurde von der finnischen Regierung ein umfangreiches Programm „FinnAge – Respect for the Aging" aufgelegt, in dem vielfältige Präventionskonzepte entwickelt und auch in Gesundheitseinrichtungen implementiert worden sind. Weitere Programme zur Förderung eines aktiven beruflichen Alterns führten dazu, dass Frühverrentungen abgebaut und das Renteneintrittsalter um 2 Jahre hochgesetzt werden konnte.

> **Es gilt, Initiativen zu fördern, in denen die älteren Mitarbeiter aktiv in die Problemanalyse und Erarbeitung von Verbesserungsmöglichkeiten einbezogen werden. Hiermit wird eine deutlich gesteigerte Einflussnahme auf die eigene Arbeitsumgebung erreicht. Allein das ist ein motivierender und gesundheitsfördernder Faktor.**

Zukünftig werden Service-Robotertechnologien in den Pflegealltag einziehen. Sie können niemals Ersatz für die menschliche Zuwendung sein, dennoch haben sie das Potenzial, die Bedienung handelsüblicher Pflegehilfsmittel zu verbessern und das Pflegepersonal sowohl zu entlasten, als auch gesundheitlichen Schäden durch starke körperliche Belastung vorzubeugen. Serviceroboter-Technologien bieten das Potenzial, die Bedienung handelsüblicher Pflegehilfsmittel in Bezug auf einen effizienten und ergonomischen Einsatz zu verbessern und Pflegekräfte damit bei ihrer Arbeit zu entlasten.

Dadurch kann zum einen eine Reduktion der nicht-pflegerischen Arbeiten ermöglicht werden, sodass den Pflegekräften mehr Zeit für eigentliche Pflegetätigkeiten zur Verfügung steht. Zum anderen können diese fortschrittlichen Pflegehilfsmittel eingesetzt werden, um Gesundheitsschäden zu vermeiden und somit die Arbeit in der Pflege attraktiver zu gestalten.

Serviceroboter-Technologien bieten das Potenzial, die Bedienung handelsüblicher Pflegehilfsmittel in Bezug auf einen effizienten und ergonomischen Einsatz zu verbessern und Pflegekräfte damit bei ihrer Arbeit zu entlasten. So bleibt den Pflegekräften zum einen mehr Zeit für eigentliche; zum anderen können diese fortschrittlichen Pflegehilfsmittel eingesetzt werden, um Gesundheitsschäden zu vermeiden und die Arbeit in der Pflege attraktiver zu gestalten.

**Praxistipps**

- Außerfachliche Fortbildungsangebote und Kommunikationstrainings
- Ombudsmann als unabhängiger Mediator für Konfliktsituationen
- Einrichtung von Gesundheitszirkeln
- Coaching und Supervisionsangebote für Einzelpersonen und Teams
- Gesundheitsförderungsprogramme wie Sportangebote, Rückenschule, Yoga, MBSR, ZRM, Feldenkrais, psychosoziale Beratungsangebote
- Betriebliche Gesundheitsförderung u. a. mit dem Programm „Stärke deine Ressourcen", als BETSI-Programm (speziell entwickelt für Pflegeberufe), in Kooperation mit der Deutschen Rentenversicherung (DRV)
- Betriebliches Eingliederungsmanagement (BEM), Präventionsgespräche
- Diversity Workshops mit Vertretern aller tätigen Generationen
- Möglichkeiten von Sabbaticals oder längeren Freiphasen
- flexible lebensphasengerechte Arbeitszeitmodelle
- Verbesserung der arbeitsmedizinischen Betreuung der Mitarbeiter
- Selbstmanagementprogramme zur Stressregulation

### 9.5.5 Professionelle Pflegepraxis und Ergebnisqualität

Neben den beschriebenen Aktionsfeldern für eine verbesserte Personalgewinnung und -bindung bleibt im Mittelpunkt die Ausrichtung auf das berufliche Handeln der Pflegenden. Pflegende haben eine enorm hohe Identifikation mit ihrem Beruf und einen tradiert weit entwickelten Berufsethos. Sie wollen ihr Arbeitsfeld aktiv gestalten und weiter entwickeln. Aus vielen Studien ist inzwischen die Kohärenz zwischen ausreichend qualifiziertem Pflegepersonal und dem Outcome der Patienten bekannt (Busse et al. RN4Cast-Studie 2011, Aiken et al.: Hospital nurse staffing and patient mortality, 2002).

Allerdings ist die Betrachtung des Arbeitsumfeldes als Einflussfaktor auf die Pflegequalität ein bisher weniger beachteter Ansatz. Reine Personalaufstockungen bleiben in Gesundheitseinrichtungen mit einer schlechten Arbeitsumgebung und ineffizienten Abläufen effektlos. Zu diesem Ergebnis kamen Aiken et al. ebenfalls in ihrer Studie „Patient safety, satification and quality of hospital care" (2012).

> **Daher ist es wichtig, zunächst die Arbeitsorganisation des Pflegedienstes, im Zusammenspiel mit den anderen Berufsgruppen und Schnittstellen zu analysieren und hinsichtlich eines konsequent auf den Patienten ausgerichteten Prozesses zu optimieren. Erst dann kann sich die Effizienz zusätzlichen Personals für die Qualität wirksam entfalten.**

Mit einer grundlegenden Reorganisation des Pflegedienstes in Krankenhäusern ließe sich das Potenzial einer professionellen Pflegepraxis, die mit einer systematischen Fallarbeit einhergeht, heben. Darin liegen Chancen, die derzeit routinierten, verrichtungsorientierten und häufig fraktionierten pflegerischen Aufgaben wieder in einen ganzheitlich verstandenen Pflegeprozess zu integrieren.

Gerade die Pflegebedarfserhebung, die mit einer klinischen Entscheidungsfindung einhergeht, stellt höchste Anforderungen an die Pflegenden und wird in deutschen Krankenhäusern meist nicht vollzogen. Das führt u. a. zu einer Über- oder Unterversorgung der Patienten und nicht zuletzt zu einer Unzufriedenheit der Pflegenden. Prioritäten können nicht richtig gesetzt werden, Pflegende entfernen sich von ihren Kernaufgaben, indem sie ihren Arbeitsalltag nicht bedarfsgerecht planen, sondern sich am Tagesablauf der Station und vielfältigen organisatorischen Anforderungen abarbeiten sowie unter hohem zeitlichen Druck stehen. Pflegerisches Outcome ist nicht überprüfbar, Erfolge werden nicht wahrgenommen. Hinsichtlich einer evidenzbasierten Pflege besteht hier Handlungs- und pflegerischer Forschungsbedarf.

In der Weiterentwicklung des Pflegedienstes vor Ort ist es dringend notwendig, sich mit der systematischen Fallarbeit auseinanderzusetzen. Hermeneutisches Fallverstehen, pflegediagnostische Kompetenz, wissensfundierte und bedarfsgerechte Planung und Durchführung von Interventionen, kompetente Interaktion mit Patienten, Angehörigen und anderen Berufsgruppen sowie die Evaluation pflegerischer Leistungen sind in die Pflegepraxis zu integrieren, damit für die zunehmend komplexeren Patienten eine hohe Versorgungsqualität sichergestellt werden kann.

Auf der Basis einer konsequent verankerten systematischen Arbeitsweise in der Pflege kann eine aus Patientensicht dringend gebotene Integration von Behandlungs- und Pflegeprozess erreicht werden. Der Patient profitiert im Versorgungsprozess von der fachlichen Expertise der Pflege. Der Visitenprozess oder interdisziplinäre Fallbesprechungen gewinnen an Qualität, wenn Pflegende den erforderlichen Pflegebedarf benennen können.

> **Für Patienten wird der genuine Beitrag professioneller Pflege direkt wirksam, erfahrbar und nutzbar. Pflegerische Ergebnisqualität wird durch zu definierende Qualitätsindikatoren, Kennzahlen und Patientenoutcomes sichtbar gemacht.**

Eine fachsystematische Herangehensweise wird bei der Neuordnung der Aufgaben innerhalb der direkten Pflege im Skills- und Grade-Mix unerlässlich. Folgt man hier einer tätigkeits- und verrichtungsorientierten Logik, dann sind die Bedenken einer drohenden Dequalifizierung der Pflege in Deutschland berechtigt. Fallverantwortliche oder Primärpflegende brauchen in erster Linie eine hohe pflegediagnostische Kompetenz, die nicht ohne klinische Erfahrung und nur im direkten Patientenkontakt zu erwerben ist. Das System einer meist funktionsorientiert gelebten Bereichspflege hat ausgedient. Das Organisationssystem des Primary Nursing kann als Grundlage für eine Neuordnung des Pflegedienstes auf den Stationen dienen und ist entsprechend weiter zu entwickeln.

Wenn sich die Pflege in Deutschland so aufstellt, dann entwickelt sie sich zum ebenbürtigen Partner in einem fachkompetenten Gesundheitsteam, das in erster Linie für die bestmögliche Lebensqualität des Patienten kooperativ agiert.

**Die Bewegung der Pflegeberufe sollte also nicht im Starren auf den Mangel rückwärts gerichtet sein, vielmehr sollte sich die Pflege auf ihre Expertise und fachliche Perspektive besinnen und damit ihren Beitrag an der Lösung von Gesundheitsproblemen kompetent und sektorenübergreifend leisten.**

Das in den USA erfolgreiche Konzept der Magnetkrankenhäuser beweist, dass gerade Institutionen, die in eine professionelle und hochwertige Pflege investieren, nicht nur einen höheren Patientenzulauf und bessere Outcomes haben, sondern mit ihrer Magnetkraft ebenfalls engagierte Pflegefachkräfte anziehen. Dies sollte uns auch in Deutschland Ansporn sein. Nähere Informationen dazu finden sich im Beitrag „Magnetkrankenhaus" dieses Sammelbandes (▶ Kap. 12).

**Praxistipps**

- Visionsarbeit mit den Führungskräften des Pflegedienstes
- Strategische Entwicklung des Pflegedienstes in der Krankenhausleitung transparent machen und Unterstützer finden
- Vernetzung mit anderen innovativen Gesundheitseinrichtungen, hier auch sektorenübergreifend denken
- Zieldefinition: Wohin hat sich die Pflege in fünf Jahren in unserem Haus entwickelt?
- Workshops zur Pflegeentwicklung mit Führungskräften und nachfolgend in den Teams
- Einrichtung von Expertengruppen zur systematische Moderation von Fallbesprechungen und Konzeptentwicklung: „Bedarfsgerechte Pflege"
- Entwicklung eines Schulungsprogrammes „Pflegediagnostik und Fallarbeit"
- Regelmäßige Fallbesprechungen auf den Stationen
- Hospitationsprogramme im In- und Ausland zur Erkundung von Best Practice-Beispielen
- Pflegefachliche Themen sind sowohl in Besprechungen der Pflegedirektion als auch in Stationsbesprechungen oder in interprofessionellen Gremien zu transportieren

## Literatur


Aiken et al.: Hospital nurse staffing and patient mortality, 2002

Aiken, L.H.; Clarke, S.P.; Sloane, D.M.; Lake, E.T.; Cheney, T. (2008). Effects of hospital care environment on patient mortality and nurse outcomes. Journal of Nursing Administration, 38: 223–229

Aiken, L.H.; Sermeus, W.; van der Heede, K. et al (2012). „Patient safety, satification and quality of hospital care" British Medical Journal 344:e 1717

Augurzky, B. et al (2016). Die Zukunft der Pflege im Krankenhaus. Forschungsprojekt im Auftrag der Techniker Krankenkasse. Heft 104. Rheinisch westfälisches Institut für Wirtschaftsforschung, Essen.

Bauer, J. (2013): Arbeit. Warum sie uns glücklich oder krank macht. Wilhelm Heyne, München.

Bechtel,P.; Smerdka-Arhelger,I. (Hrsg.) (2012). Pflege im Wandel gestalten-Eine Führungsaufgabe. Springer, Berlin und Heidelberg.

Benko, C./Weisberg, A. (2008). Individualisierte Karriereplanung. Campus, Frankfurt/Main.

Bund, K.; Heuser U.J.; Kunze, A. (2013). Generation Y- Wollen die auch arbeiten? In Internet: http://pdf.zeit.de/2013/11/Generation-Y-Arbeitswelt.pdf (Download 10.08.2016)

Busse, R. et al (2011). Arbeitsumgebung, Pflegepersonalausstattung, Zufriedenheit und Qualität der Versorgung: Ergebnisse der RN4Cast-Studie. In Internet: http://rn4cast.eu/en/ (Download 20.8.2012)

Crown Coaching URL http://crown-coaching/Trainingsangebote/LEO-Training. (Download 10.09.2016)

Daahlgard, K.; Stratmeyer, P. (2005). Patientenorientiertes Management der Versorgungsprozesse im Krankenhaus. Pflege & Gesellschaft, 10 (3): 142–150.

Deutsche Gesellschaft für Personalführung (DGPF) e.V. (Hrsg.) (2011). Zwischen Anspruch und Wirklichkeit: Generation Y finden, fördern und binden. Praxis Papier 9/2011. In Internet: https:// static.dgfp.de/assets/publikationen/2011/GenerationY-finden-foerdern-binden.pdf (Download: 5.7.2016

Europäische Next Studie (2008). Arbeit und Altern. In Internet: http://www.next.uni-wuppertal.de/index.php?Arbeit-und-Alter. (Download 20.08.2016)

Gallup Engagement Index (2015). In Internet http://www.gallup.de/183104/engagement-index-deutschland.aspx. (Download 28.9.2016)

Huber, T. und Rauch, C. (2013). Generation Y- Das Selbstverständnis der Manager von Morgen. Eine Trendstudie des Zukunftsinstituts im Auftrag von Signum International (Hrsg.). In Internet: http//www.zukunftsinstitut.de/fileadmin/user_upload/Publikationen/Auftragsstudien/studie_generation_y_signium.pdf (Download 15.7.2016).

Landau, L. (2015). Mitarbeiterbindung in Krankenhäusern. Handlungsempfehlungen für das Personalmanagement der Generation Y und Generation Z. Diplomica, Hamburg.

Loffing, Chr.; Loffing,D. (2010). Mitarbeiterbindung ist lernbar. Springer, Berlin und Heidelberg.

Malik, F. (2006). Führen, leisten, leben. Campus, Frankfurt/Main, New York.

Oswald, D.; Ehrhardt, T., Bruntsch, F. et al (2010).Fachkräftemangel. Stationärer und ambulanter Bereich bis zum Jahr 2030. PriceWaterhouseCoopers und Wifor (Hrsg.). In Internet http://www.pwc.de/de/gesundheitswesen-und-pharma/assets/fachkraeftemangel.pdf (Download 17.07.2016)

Robert Bosch Stiftung (Hrsg.) (2000). Pflege neu denken. Zur Zukunft der Pflegeausbildung. Schattauer, Stuttgart, New York.

Robert Bosch Stiftung (Hrsg.) (2013). Gesundheitsberufe neu denken, Gesundheitsberufe neu regeln. Grundsätze und Perspektiven- Eine Denkschrift der Robert Bosch Stiftung. Robert Bosch Stiftung, Stuttgart.

Robert Bosch Stiftung (2016) 360 Grad Pflege–Qualifikationsmix für den Patienten. In Internet: http://www.bosch-stiftung.de/content/language1/html/68219.asp (Download 2.10.2016).

Rosenberg, M.B. (2013). Gewaltfreie Kommunikation. Jungfermann, Paderborn.

Tapscott, D. (2008). Grown Up Digital: How the Net Generation is Changing Your World. McGraw-Hill Education, New York City.

Tewes, R., Stockinger, A. (Hrsg.) (2014). Personalentwicklung. Springer, Heidelberg.

Tewes, R. (2011). Führungskompetenz ist lernbar. 2. Auflage. Springer, Heidelberg.

# Innovative Modelle des Care-Mixes – Pflegewissenschaft am UK Essen

*Irene Maier*

**10.1 Pflege an Universitätskliniken – 138**

10.1.1 Pflege an Universitätskliniken – evidenzbasiert – 138

10.1.2 Pflege an Universitätskliniken – kooperativ – 138

10.1.3 Pflege an Universitätskliniken – attraktiv – 138

10.1.4 Stabsstelle Entwicklung und Forschung Pflege – 139

10.1.5 Modellstation zur Integration von Pflegepersonen mit Bachelorabschluss – 139

10.1.6 Angestrebte Entwicklungen – Pflegeexperten auf Masterniveau – 140

**10.2 Qualifikationsmix: Einsatz von Servicekräften – 140**

10.2.1 Service – 140

10.2.2 Primär-, Sekundär- und Tertiärprozesse: Verortung von „Servicetätigkeiten" – 141

10.2.3 Servicebereiche und mögliche Einsatzfelder – 141

**10.3 Positiver Einfluss des Einsatzes von Servicekräften auf die Prozess-Stabilität – 142**

**10.4 Positiver Einfluss des Einsatzes von Servicekräften auf die Personalkosten – 142**

**Literatur – 143**



A. Simon (Hrsg.), *Akademisch ausgebildetes Pflegefachpersonal*,
https://doi.org/10.1007/978-3-662-54887-5_10

Akademisch qualifizierte Pflegepersonen sind je nach Qualifikation in unterschiedlichen Bereichen mit diversen Aufgaben und Verantwortlichkeiten tätig. Derzeitige Strukturen und angestrebte Entwicklungen, pflegewissenschaftliche Expertise im Klinikalltag zu nutzen, werden im Folgenden am Beispiel des Universitätsklinikums Essen vorgestellt.

## 10.1 Pflege an Universitätskliniken

Universitätskliniken sind Einrichtungen der Maximalversorgung und haben den Anspruch, eine moderne Spitzenmedizin zu leisten. Hier werden die verschiedensten komplexen Patientenzustände behandelt, bis hin zu sehr seltenen Phänomenen. Es wird in allen Bereichen auf neuste Behandlungsmethoden und modernste Technik gesetzt. Angelehnt an die Erwartungen, die wir so selbstverständlich an die Medizin haben – hochspezialisiert und an den aktuellsten Erkenntnissen ausgerichtet – wird diese Forderung auch an die pflegerische Versorgung gestellt. Die Pflege ist im Akutsetting maßgeblich an der Behandlung der Patientinnen und Patienten eingebunden und verantwortlich. Sie ist die größte Berufsgruppe in den Kliniken und ist kontinuierlicher Ansprechpartner für Patientinnen und Patienten.

**So wie es nicht „die" Medizin gibt, gibt es nicht „die" Pflege. Die pflegerische Versorgung ist sehr individuell und zunehmend komplexer. Auch sie braucht spezielle Expertise und eine wissenschaftliche Basis, die ihre Fragen aus der Patientenversorgung generiert und ihre Antworten hierhin zurückgibt.**

### 10.1.1 Pflege an Universitätskliniken – evidenzbasiert

Der VPU, der Verband der Pflegedirektorinnen und -direktoren der Universitätskliniken, hat mit seinen Mitgliedern die „Pflege an Universitätskliniken" beschrieben. Die Pflegenden an Universitätskliniken stellen demnach eine „pflegerische Versorgung auf höchsten Niveau sicher" und „erfüllen verantwortungsbewusst den Auftrag der evidenzbasierten Patientenversorgung" (VPU 2014). Um eine auf forschungsbasiertem Wissen handelnde Pflegepraxis zu etablieren, braucht es eine Brücke zwischen der wissenschaftlichen Community und den Handelnden in der direkten Patientenversorgung. Akademisch qualifizierte Pflegepersonen in den Kliniken nehmen diese Aufgabe jetzt schon wahr und werden zukünftig in unterschiedlichen Feldern vermehrt einzusetzen sein.

### 10.1.2 Pflege an Universitätskliniken – kooperativ

Die starke Hierarchisierung und Abgrenzung der Berufsgruppen in den Kliniken ist nicht mehr zeitgemäß. Wie schon der Sachverständigenrat (2007) forderte, die Gesundheitsberufe mehr in den Versorgungsprozess einzubinden, unterstützen wir am Universitätsklinikum Essen tragfähige, interprofessionelle Teams an der Seite unserer Patientinnen und Patienten. Interdisziplinarität definieren wir in diesem Zusammenhang als eine berufsübergreifende Kooperation und Zusammenarbeit der einzelnen Akteure im Sinne der bestmöglichen Behandlung aus Sicht der Patienten und ihrer Angehörigen. Dazu braucht es eine kontinuierliche Weiterentwicklung und Neuzuschnitte der Servicekonzepte innerhalb der einzelnen beteiligten Berufsgruppen und innerhalb des gesamten Behandlungsteams.

### 10.1.3 Pflege an Universitätskliniken – attraktiv

Gegenwärtig fehlt es in den Kliniken häufig noch an Konzepten zur Integration akademisch qualifizierter Pflegepersonen. Es wäre fatal, vor allen Dingen im Sinne einer optimierten Patientenversorgung, den Absolventinnen und Absolventen vor dem Hintergrund des künftigen Mangels an Gesundheitsfachpersonal keine Perspektiven in der direkten Patientenversorgung zu eröffnen. Es sollten Möglichkeiten geschaffen werden, genau hier die spezifischen Kompetenzen voll einbringen zu können und sich weiter zu entwickeln. Der Spezialisierungs- und Komplexitätsgrad in den Universitätskliniken bietet dazu ein breites Feld in den unterschiedlichsten benötigten Expertisen.

### 10.1.4 Stabsstelle Entwicklung und Forschung Pflege

Innerhalb der Pflegedirektion des Universitätsklinikums Essen wurde eine Stabsstelle für Entwicklung und Forschung in der Pflege eingerichtet. Hier arbeiten Akademiker und Nicht-Akademiker eng zusammen. Generalistisch orientierte, pflegewissenschaftliche Expertise trifft hier auf die Gruppe der zentralen Pflegeexpertinnen und -experten (Onkologie, Wunde/Stoma, familiale Pflege und Überleitungsmanagement). Ihre Aufgaben beziehen sich auf die Initiierung, Steuerung und Bündelung von Aktivitäten zur inhaltlichen Weiterentwicklung der Pflege im Haus. Hier werden laufend Prozesse betrachtet, um den Klinikaufenthalt für die Patientinnen und Patienten sicher zu gestalten und einen Beitrag für eine bestmögliche Behandlung und Betreuung zu leisten. Aus Forschung generiertes Wissen zu pflegerischen Interventionen wird aufbereitet; die Pflegewissenschaftlerinnen, -wissenschaftler, Pflegeexpertinnen und -experten erstellen gemeinsam evidenzbasierte Handlungsempfehlungen und Konzepte zu konkreten Fragstellungen aus der pflegerischen Praxis.

Es werden Arbeitsgruppen zu unterschiedlichen Themen betreut, z. B. Schmerzerfassung/-management bei Kindern, Ernährungsmanagement und Pflege onkologischer Patientinnen und Patienten. In diesen Gruppen werden Methoden der kollegialen Beratung genutzt, um sich gegenseitig zu stärken, Entwicklungen in den jeweiligen Teams zu fördern. Aktuelle wissenschaftliche Erkenntnisse werden in gemeinsamen „Journal Clubs" aufgearbeitet und die Umsetzung im Sinne einer evidenzbasierten Pflegepraxis diskutiert. Pflegerelevante Kennzahlen, wie Sturzrate, Prävalenz/Inzidenz Dekubitus, werden erhoben und u. a. den Führungspersonen am Universitätsklinikum Essen in einem routinemäßigen Berichtwesen zur Verfügung gestellt. Sie dienen dazu, die kontinuierliche Versorgungsqualität zu verbessern und aktuellste Erkenntnisse im pflegerischen Handeln einzubringen.

Wir sehen akademisch qualifizierte Pflegepersonen aber nicht ausschließlich in Stabsstellen und Leitungspositionen, sondern wünschen uns insbesondere den direkten Kontakt mit den Patientinnen und Patienten. Es gibt verschiedene Möglichkeiten und Konzepte, akademisch qualifizierte Pflegepersonen in das Behandlungsteam und die Patientenversorgung zu integrieren, z. B. Poolmodelle, in denen Experten bestimmte Expertise in den verschiedenen Abteilungen einer Klinik einbringen oder die Entwicklung der Qualifikationsstrukturen im Sinne eines Skill-und Grade-Mixes, in denen Rollen/Kompetenzen sich je nach Qualifikationsabschluss festlegen. Es bleibt die Aufgabe der Gegenwart und Zukunft, diese neuen und erforderlichen Strukturen in den Organisationen zu etablieren.

### 10.1.5 Modellstation zur Integration von Pflegepersonen mit Bachelorabschluss

Potenzielle Strategien, die wachsende Ressource der Bachelorabsolventinnen und -absolventen pflegewissenschaftlicher Studiengänge in die klinische Praxis zu integrieren, werden in einem Leitfaden zur „Implementierung von Pflegefachpersonen mit Bachelorabschluss im Krankenhaus" des VPU (2016) beschrieben. Am Universitätsklinikum Essen wurde unter dem Ziel, zukunftsweisende Versorgungsstrukturen unter Einbindung der akademisch qualifizierten Pflegenden zu entwickeln, ein Modellprojekt aufgenommen.

Es werden Bachelorabsolventinnen und -absolventen in ein Team aus fachschulisch qualifizierten Mitarbeiterinnen und Mitarbeitern integriert. Gemeinsam werden Rollen und Tätigkeitsprofile unter Einbindung der Ärzte entwickelt und erprobt. Diese Vorgehensweise fußt auf der Überlegung, den akademisch qualifizierten Pflegenden, überwiegend Berufsanfängerinnen und -anfänger, den Einstieg zu erleichtern und zunächst die Möglichkeit zu bieten, weitere Expertise durch die praktische Arbeit aufzubauen. Hierzu stehen ihnen erfahrene Kolleginnen und Kollegen unmittelbar zur Seite.

Die Absolventinnen und Absolventen erweitern ihrerseits die Kompetenzen der pflegerischen Teams. Sie bringen wissenschaftliches Know-how mit, um aktuelle Erkenntnisse einzuschätzen und in der täglichen Praxis anzuwenden. Im Rahmen des Hochschulstudiums bauen die Bachelorstudentinnen und -studenten Fähigkeiten zur Fall- bzw. Prozesssteuerung und zu interprofessionellen Diskursen für eine gleichberechtigte Zusammenarbeit für die Patientin bzw. den Patienten im Mittelpunkt auf (Darmann-Finck et al. 2014). Dieser Qualifikationsmix in der direkten Patientenversorgung soll auch die Basis einer evidenzbasieren Pflegepraxis darstellen.

Innerhalb einer Projektstruktur mit einer Laufzeit von 24 Monaten werden auf einer Modellstation mit einer definierten Quote von 20 % akademisch qualifizierten Pflegepersonen in der direkten Patientenversorgung tätig sein. Anhand internationaler und nationaler Forschungsergebnisse und Empfehlungen werden Möglichkeiten für die Ausgestaltung der Rollen innerhalb des Qualifikationsmixes identifiziert. Diese werden zunächst theoretisch im Kontext der Rahmenbedingungen des Modellprojektes zum Einsatz von akademisch qualifizierten Pflegepersonen am Universitätsklinikum Essen diskutiert und angepasst.

Gemeinsam mit dem pflegerischen Team sowie den Ärzten der entsprechenden Station sollen anschließend praktische Umsetzungsstrategien entwickelt werden. Unter enger wissenschaftlicher Begleitung soll ein Zusammenspiel der Qualifikationen mit dem Ziel einer innovativen und zukunftsweisenden Patientenversorgung entwickelt, implementiert und nachhaltig verankert werden.

Fehlende Kompetenzen, Wissen zur Nutzung forschungsbasierten Wissens und die Einstellung und Haltung zu Forschung in der Pflege werden als Barrieren einer evidenzbasierten Pflegepraxis beschrieben (Kajermo et al. 2012, Squires et al. 2011). Vor diesem Hintergrund stellt der Aufbau von akademischen Qualifikationsstrukturen auf Stationsebene die notwendige Basis für weitere Entwicklungen dar.

### 10.1.6 Angestrebte Entwicklungen – Pflegeexperten auf Masterniveau

Über die Zuordnung von bestimmten Patientinnen und Patienten mit komplexen pflegerischen Bedarfen (z. B. geriatrische Patientinnen und Patienten) können darüber hinaus speziell qualifizierte Pflegeexperten bzw. Advanced Practice Nurses (APNs) hinzugezogen werden. Diese akademisch qualifizierten Pflegepersonen, mindestens auf Masterebene (DBfK et al. 2013, Spirig et al. 2015), zeichnen sich nach Hamric et al. (2009) durch selbstständiges Handeln, selbstverantwortliches klinisches Entscheiden, organisatorische Fähigkeiten im Rahmen der Koordination von Gesundheitsdiensten sowie durch die aktive Teilnahme an Pflegeforschung und Weiterentwicklung der Pflege aus.

Es gibt verschiedene Ausprägungen von Advanced Nursing Practice (ANP) entlang eines Kontinuums (Di Censo und Bryant Lukosius 2010). Auf der einen Seite begleiten sie „ihre“ Patientinnen und Patienten oder Patientengruppe stationsübergreifend. Sie übernehmen die Verantwortung für den gesamten pflegerischen Prozess von der Aufnahme bis zur Entlassung, koordinieren an Schnittstellen, planen notwendige Interventionen, beraten und schulen Patientinnen bzw. Patienten, Angehörige sowie Kolleginnen bzw. Kollegen. Auf der anderen Seite führen Expertentinnen und Experten spezielle Interventionen durch, die häufig dem ärztlichen Bereich zugeordnet waren, wie Knochenmarkspunktionen (Naegele et al. 2015).

**Die Basisversorgung übernimmt das jeweilige Stationsteam. APNs sind also weiterhin in der direkten Pflege tätig, aber nicht in den stations- und schichtgebunden Strukturen. Das Konzept eignet sich um besondere Patientenbedarfe mit einer speziellen Expertise zusammenzubringen.**

Aus Sicht des Pflegemanagements ist aus Sicht der Autorin eine sehr enge Kooperation mit großen Schnittmengen dieser drei Bereiche notwendig - der Stabsstelle Entwicklung und Forschung, Pflege bzw. generalistischer klinischer Pflegewissenschaft, der pflegerischen Basis auf Stationsebene und den Pflegeexpertinnen und -experten bzw. ANPs. Alle drei Ebenen gilt es als feste Struktur auszubauen, um eine bedarfsgerechte Patientenversorgung in einem akutstationären Setting zu gewährleisten.

## 10.2 Qualifikationsmix: Einsatz von Servicekräften

### 10.2.1 Service

Grundsätzlich muss sich heute jede Organisation der Frage nach effizienten und effektiven Personaleinsatzstrukturen stellen. Der Kernprozess in Kliniken wird durch Pflegende und Ärzte gesteuert und erbracht. Für die Unterstützung des Kernprozesses werden weitere Konzepte eingesetzt. Hier wird insbesondere auf das Servicekonzept als eine wesentliche flankierende Struktur eingegangen.

„Service“ ist ein Begriff, der umgangssprachlich unterschiedlich verwendet wird. Gemeint sein kann die Erbringung von Leistungen an Gästen im Bereich der Hotellerie oder Gastronomie, ebenso die Durchführung einer Wartung an einem technischen Gerät oder Fahrzeug. Während im letztgenannten Bereich davon auszugehen ist, dass spezifische Kenntnisse und Fähigkeiten zur Technik oder durchzuführenden Tätigkeiten zur Erbringung der Leistung erforderlich sind, ist im Bereich des „Gastronomieservices“ in der Regel keine hoch spezialisierte Ausbildung erforderlich. Zu Serviceleistungen im Krankenhaus – in den Prozessen der Patientenversorgung – wird daher hier zunächst eine genauere Betrachtung unternommen bzw. auf eine bestehende Definition zurückgegriffen.

### 10.2.2 Primär-, Sekundär- und Tertiärprozesse: Verortung von „Servicetätigkeiten"

**Der VPU-Leitfaden Servicekräfte (2009) definiert „Serviceleistungen" als Leistungen, die im Leistungserstellungsprozess am oder für Patienten und Patientinnen in der stationären Versorgung erbracht werden oder die als Unterstützungsprozesse der Sicherstellung einer effizienten Patientenversorgung dienen.**

Insbesondere die Unterstützungsprozesse stellen ein sinnvolles Einsatzfeld für geringer qualifizierte Beschäftigte dar. Für die konkrete Festlegung von Tätigkeiten bildet eine Differenzierung nach

- Kernprozessen der Patientenversorgung (Diagnostik, Pflege, Therapie) als Primärprozesse,
- Nebenleistungen medizinischer wie nicht-medizinischer Art als Sekundärprozesse und
- weiteren Prozessen zur Aufrechterhaltung des Krankenhausbetriebes, die nicht direkt am individuellen Patienten erbracht werden, als Tertiärprozesse

die Grundlage.

Während für die Durchführung von Leistungen im Bereich der Primär- und Sekundärprozesse aufgrund des Gefährdungspotenzials für Patientinnen und Patienten kein Einsatz geringer oder nicht formal qualifizierter Beschäftigter möglich ist, können im Bereich der Tertiärprozesse Mitarbeiterinnen und Mitarbeiter ohne pflegerische Qualifikation zum Einsatz kommen. Neben wirtschaftlichen Aspekten einer niedrigeren Vergütung für die Ausübung von Tätigkeiten, für die keine pflegerische Qualifikation erforderlich ist, kann das Vorhandensein von Qualifikationen, Erfahrungen und Kompetenzen aus dem Hotel-, Dienstleistungs-, Logistik oder Versorgungsbereich einer effizienten und für alle Beteiligten verlässlichen Erbringung dieser Prozesse in der erforderlichen, idealerweise sogar zu einer verbesserten Qualität der Leistungserbringung führen.

### 10.2.3 Servicebereiche und mögliche Einsatzfelder

Für einen möglichst sachgerechten (bezogen auf den Leistungsanfall) Einsatz von Servicekräften sollte konzeptionell eine Unterscheidung in Arten von Service in Betracht gezogen und der jeweilige Bedarf (Leistungsanfall) in einer Organisationseinheit ermittelt werden.

Die im nachfolgenden aufgeführten Kategorien und beispielhaften Tätigkeiten sind an den VPU-Leitfaden „Servicekräfte“ angelehnt:

1. **Patientenservice**
   Hierzu zählen Leistungen im direkten Patientenkontakt, die keinerlei pflegerischer Qualifikation bedürfen. Speisenversorgung, Abfrage von Komfortleistungen oder auch Unterstützung bei Entlassungsvorbereitungen, Logistiktätigkeiten wie der Transport von Material und Wäsche, die Bestückung von Versorgungswagen und ähnliche Tätigkeiten wären zu nennende Beispiele. In diesem Tätigkeitsbereich können vorhandene Erfahrungen aus dem Hotel- bzw. Dienstleistungsbereich von besonders hohem Nutzen sein.
2. **Reinigungsservice**
   Hierzu zählen Tätigkeiten wie das Abrüsten von Bettplätzen, Flächenreinigung und

-desinfektion (immer unter Berücksichtigung geltender Richtlinien und nach Absolvierung entsprechender Schulungen) oder auch die Entsorgung von Müll und Schmutzwäsche.

3. **Administrativer Service**
   Im Bereich des administrativen Services steht eine Entlastung des Pflegepersonals von Tätigkeiten, wie der Bearbeitung von Post und eingehenden Befunden, die Sicherstellung telefonischer Erreichbarkeit für Anfragen administrativer Art, die Vorbereitung von Diagnostik oder auch das Zusammenstellen von Unterlagen in Vorbereitung von therapeutischen Eingriffen, im Vordergrund. Zu beachten ist hier besonders, dass keine Übertragung von Tätigkeiten erfolgen kann, die einer fachlichen Qualifikation bedürfen.

## 10.3 Positiver Einfluss des Einsatzes von Servicekräften auf die Prozess-Stabilität

Die verbindlich geregelte Sicherstellung der Erbringung der definierten Leistungen im Tertiärbereich stellt einen wesentlichen Beitrag für die Verlässlichkeit, Sicherheit und Planbarkeit von Leistungen im Primär- und Sekundärbereich dar. Knappe Personalressourcen im Pflegedienst wie im ärztlichen Dienst stellen per se bereits ein Risiko für die zuverlässige und planbare Leistungserbringung in der Versorgung und Behandlung von Patienten dar. Eine Festlegung der Durchführung von Tertiärtätigkeiten durch geeignetes nicht-pflegerisches Personal trägt neben der unmittelbaren Kostenreduktion (tarifliche Eingruppierung) auch zur Sicherung bzw. Steigerung von Erlösen bei.

Weiterhin kann davon ausgegangen werden – auch wenn es derzeit dazu nach aktuellen Erkenntnissen keine belastbaren Forschungsergebnisse gibt – dass ein positiver Einfluss auf die Patientensicherheit besteht. Unter der Erkenntnis, dass das Zahlenverhältnis Pflegepersonal zu versorgenden Patienten („Nurse-to-Patient-Ratio") sowie die Zahl der Unterbrechungen und Ablenkungen von Tätigkeiten einen Einfluss auf das Auftreten von Komplikationen haben, erscheint die Annahme gerechtfertigt, dass Kosteneinsparungen durch die Übertragung „patientenferner" Tätigkeiten und die Sicherstellung der Leistungserbringung von Tertiärprozessen die Patientensicherheit positiv beeinflussen können.

## 10.4 Positiver Einfluss des Einsatzes von Servicekräften auf die Personalkosten

Der Einsatz von Servicekräften schafft durch die eintretende Kostenreduktion einen finanziellen Spielraum, der idealerweise nicht nur als Einsparung realisiert, sondern für eine sachgerechte Optimierung der Personalausstattung in den Abteilungen eingesetzt werden sollte.

Das adressierbare Einsparungspotenzial im Bereich der Personalkosten soll an einem Beispiel verdeutlicht werden:

In einem großen Krankenhaus mit einer Bettenzahl von > 1.000 Betten und ca. 50.000 stationären Behandlungsfällen pro Jahr fallen Personalkosten im Pflegedienst von rund 100 Mio. € p. a. an. Dies entspricht bei durchschnittlichen Personalkosten (Arbeitgeberkosten) von rund 55.000,- € pro Jahr und Vollzeitstelle einer personellen Ausstattung mit rund 1.800 Vollzeitkräften (VK). Ohne eine Unterscheidung nach Pflegedienst im Allgemeinpflege- und Intensivbereich und den Funktionsbereichen einzugehen, kann bei der Ausgangslage einer ausschließlichen Besetzung mit dreijährig examiniertem Pflegepersonal durch eine Anpassung des Qualifikationsmix um nur 2 Prozent (das entspricht in diesem Beispiel 36 VK von 1.800 VK) eine Kostenreduktion von über 600.000,- € erzielt werden.

Auch Tätigkeitsverschiebungen bzw. die Findung und Definition neuer Tätigkeitsprofile und -rollen in der Patientenversorgung, wie sie durch den Einsatz akademisch qualifizierter Pflegender in der Entwicklung sind, können durch die positiven finanziellen Effekte einer Umsetzung des Einsatzes von Servicekräften positiv beeinflusst werden bzw. hierfür finanzielle Spielräume eröffnet werden.

## Literatur

Darmann-Finck, I,Muths, S., Adrian, C., Bomball, J., & Reuschenbach, B. (2014). Inhaltliche und strukturelle Evaluation der Modellstudiengänge zur Weiterentwicklung der Pflege- und Gesundheitsfachberufe in NRW.

DBfK, ÖGKV, SBK (2013) Advanced Nursing Practice in Deutschland, Österreich und der Schweiz - Eine Positionierung von DBfK, ÖGKV und SBK. https://www.dbfk.de/media/docs/download/DBfK-Positionen/ANP-DBfK-OeGKV SBK_2013.pdf; Letzter Aufruf 26.09.2016, 09.00 Uhr

DiCenso, A. & Bryant-Lukosius, D. (2010). Clinical Nurse Specialists and Nurse Practitioners in Canada: A decision support synthesis. Ottawa: Canadian Health Services Research Foundation.

Hamric, A. B., Spross, J. A. & Hanson, C. M. (2009). Advanced nursing practice: An integrative approach (4th ed.). St.Louis: Elsevier.

Naegele, M., Leppla, L., Kiote-Schmidt, C., Ihorst, G., Rebafka, A., Koller, A., May, A.M., Hasemann, M., Duyster, J., Wäsch, R., Engelhardt, M. (2015). Trained clinical nurse specialists proficiently obtain bone marrow aspirates and trephine biopsies in a nearly painless procedure – a prospective evaluation study. Annals of Hematology. 94 (9): 1577–1584

Spirig, R. Panfil, E. M., Meyer, G., Schrems, B. (2015). 10 Jahre Advanced Nursing Practice in der Schweiz: Rückblick und Ausblick Advanced Nursing Practice in Deutschland: Fokussierung auf die juristischen Grenzen statt auf die Gestaltung des Möglichen & Parallelaktionen, ein Merkmal der Gestaltung von neuen Handlungsfeldern in der österreichischen Pflege. Pflege 23: 363–373

Verband der PflegedirektorInnen der Unikliniken (2014). Pflege an Universitätskliniken. http://www.vpu-online.de/de/publikationen/pflege-an-universitaetskliniken.php; Letzter Aufruf 26.09.2016, 09.00 Uhr

# Interprofessionelles Lernen als Voraussetzung für interprofessionelle Zusammenarbeit

## Herausforderungen und Maßnahmen zur Optimierung effektiver Kommunikation in klinischen Notfallsituationen

*Maud Partecke, Ulrike Heß, Christoph Schäper, Konrad Meissner*

**11.1 Einleitung – 146**

**11.2 Interprofessionelle Zusammenarbeit – 147**

**11.3 Herausforderungen interprofessioneller Zusammenarbeit im Krankenhaus – 147**

11.3.1 Die Qualifizierung der Ärzte und der Gesundheits- und Krankenpflege – 147

11.3.2 Die Organisation der Arbeitsprozesse im Krankenhaus – 148

11.3.3 Die Ebene der Akteure – 149

11.3.4 Der Human Factor – 149

**11.4 Maßnahmen zur Optimierung der interprofessionellen Zusammenarbeit – 149**

11.4.1 Human Factor-Training im Handlungsfeld der klinischen Notfallmedizin – 150

11.4.2 Effekte des Teamtrainings auf die Optimierung der interprofessionellen Zusammenarbeit – 151

**11.5 Fazit und Ausblick – 152**

**11.6 Danksagung – 153**

**Literatur – 153**


A. Simon (Hrsg.), *Akademisch ausgebildetes Pflegefachpersonal*,
https://doi.org/10.1007/978-3-662-54887-5_11

Die demographische Entwicklung in Deutschland hat einen Anstieg der Komplexität der Versorgungslage von Patienten zur Folge. Die Akteure der Gesundheitsberufe müssen eng zusammenarbeiten, um diese Herausforderungen zu meistern. Die Befähigung zur Zusammenarbeit mit anderen Berufsgruppen ist deklariertes Studien- und Ausbildungsziel der Gesundheitsberufe. In der praktischen Umsetzung finden sich jedoch kaum Gelegenheiten für gemeinsames Lernen. Vor diesem Hintergrund haben die Klinik für Anästhesiologie, die Berufliche Schule und die Praxisanleitung an der Universitätsmedizin Greifswald ein interprofessionelles Trainingskonzept entwickelt und durchgeführt. Medizinstudierende und Auszubildende der Gesundheits- und Krankenpflege trainieren ihre künftige Zusammenarbeit in relevanten simulierten Notfallszenarien. Auf der Grundlage der positiven Evaluationsergebnisse und Erfahrungen wurde das interprofessionelle Lehrformat im Sommersemester 2016 verpflichtend in das Medizinstudium und die Ausbildung zur Gesundheits- und Krankenpflege an der Universitätsmedizin Greifswald integriert.

## 11.1 Einleitung

Das Gesundheitssystem steht vor großen Herausforderungen: Der demographische Wandel bringt eine zunehmend alternde Gesellschaft mit sich. Damit geht eine Veränderung des Krankheitsspektrums in Deutschland einher. Künftig werden ältere und sehr alte multimorbide Menschen und solche mit chronisch-degenerativen Erkrankungen zu versorgen sein. Parallel dazu findet eine kontinuierliche Differenzierung und Weiterentwicklung des medizinischen Wissens und der medizintechnischen Behandlungsmöglichkeiten statt. Das Gesundheitssystem reagiert auf diese Herausforderungen mit einer Spezialisierung. Diese bietet zwar den Vorteil der Optimierung der Versorgungsprozesse, bedeutet aber zugleich eine Fragmentierung des medizinischen Wissens und der Arbeitsprozesse (Robert Bosch Stiftung 2011).

Diese Entwicklung birgt die Gefahr des Verlustes einer ganzheitlichen Sicht auf den Patienten und erzeugt eine höhere Anfälligkeit des Versorgungsprozesses durch fehlerhaftes menschliches Handeln. Die Gesamtsituation drängt darauf, dass Maßnahmen getroffen werden, die auf eine stärkere Zusammenarbeit der Gesundheitsberufe hinwirken. Die Verantwortlichkeit für den Aufbau und die Pflege der Zusammenarbeit im deutschen Gesundheitswesen ist jedoch nicht klar geregelt. So obliegt es letztlich den Akteuren, Lösungsansätze zu entwickeln, die auf eine Optimierung der interprofessionellen Zusammenarbeit hinwirken.

Im Folgenden wird der Begriff der interprofessionellen Zusammenarbeit zunächst vorgestellt. Anschließend werden die Qualifizierungsstruktur in der Medizin und der Gesundheits- und Krankenpflege und die Organisation der Arbeitsprozesse im Krankenhaus beschrieben und in ihrer Bedeutung für die interprofessionelle Zusammenarbeit bewertet. Es wird ein Lösungsansatz im Handlungsfeld der Notfallmedizin aufgezeigt, der Patienten jeden Alters betrifft und auf der Ebene der Akteure ansetzt: In einem Kooperationsprojekt der Klinik für Anästhesiologie, der Beruflichen Schule und der Praxisanleitung an der Universitätsmedizin Greifswald werden angehende Ärzte/innen und Gesundheits- und Krankenpfleger/innen schon während des Studiums bzw. während der Ausbildung durch ein simulationsbasiertes Training auf die interprofessionelle Zusammenarbeit bei der Versorgung klinischer Notfallpatienten vorbereitet. Abschließend wird der Nutzen dieses Ansatzes im Hinblick auf die Optimierung der interprofessionellen Zusammenarbeit in Notfallsituationen dargestellt und ein Fazit gezogen.

Der Begriff der „Gesundheitsberufe" stellt einen Oberbegriff für die mit der Gesundheitsversorgung befassten Berufsgruppen dar. Dabei wird zwischen ärztlichen und nicht-ärztlichen Gesundheitsberufen unterschieden. Der vom Sachverständigenrat zur Begutachtung der Entwicklung im Gesundheitswesen „Kooperation und Verantwortung – Voraussetzungen einer zielorientierten Gesundheitsversorgung" (Deutscher Bundestag 2007) definierte Begriff wird den nachfolgenden Ausführungen zugrunde gelegt.

Aus Gründen der besseren Lesbarkeit wird auf die gleichzeitige Verwendung männlicher und weiblicher Sprachformen verzichtet. Sämtliche Personenbezeichnungen gelten gleichwohl für beide Geschlechter.

## 11.2 Interprofessionelle Zusammenarbeit

Bereits in den 1970er Jahren wurde erkannt, dass die interprofessionelle Zusammenarbeit zwischen Ärzten und Pflege **das zentrale Problem** der internen Organisation des Krankenhauses darstellt (Schmerfeld und Schmerfeld 2000, Lorenz 2000, Benner et al. 2000). Die hierauf gründenden Diskurse in den 1970er und 1980er Jahren waren zunächst erkenntnistheoretischer Natur (Holzhey et al. 1974, Siegrist 1978, Kocka 1987). In den 1990er Jahren rückten zunehmend berufspraktische Aspekte, wie die Interdisziplinarität, die Kommunikation und die Kooperation in den Vordergrund der Diskussionen. Mit dem Gutachten des Sachverständigenrates zur Begutachtung der Entwicklung im Gesundheitswesen (Deutscher Bundestag 2007) gelangte das Thema zu einer bis dahin unbekannten Prominenz. Heute ist es auf den Kongressen und Tagungen der Gesundheitsberufe allgegenwärtig (Interprofessioneller Gesundheitskongress 2015, Jahrestagung der Gesellschaft für Medizinische Ausbildung 2016, Lernwelten 2016).

Die interprofessionelle Zusammenarbeit stellt nach Obrecht (2006):

> ... einen sozialen Prozess dar, in dessen Verlauf unterschiedliche Berufsgruppen/Professionen im Hinblick auf die Lösung komplexer praktischer Probleme zusammenarbeiten, die mit den Mitteln der einzelnen beteiligten Professionen allein nicht zufriedenstellend bearbeitbar sind.

Idealerweise soll bereits in der Ausbildung gelehrt werden, was in der Berufspraxis gefordert ist. Der Vizepräsident der Bundesärztekammer, Dr. med. Kaplan, erklärte sich auf der Fachberufekonferenz 2015 dahingehend, dass das koordinierte Zusammenwirken selbstverständlicher und effektiver würde, je früher es bereits in der Ausbildung thematisiert und eingeübt werde.

> Gemeinsames Lernen schärft das Bewusstsein für den Beitrag anderer Berufsgruppen in der Patientenbetreuung und -behandlung und trägt damit zu einer Verbesserung der Gesundheitsversorgung bei. (Gerst 2015)

Demnach sollen bereits in den Ausbildungsphasen Gelegenheiten zum interprofessionellen Lernen geschaffen werden, in denen eine Vorbereitung auf die spätere berufliche Zusammenarbeit geschieht.

Von interprofessionellem Lernen wird gesprochen, wenn

> [...] zwei oder mehr Professionen mit-, von- und übereinander lernen zur Verbesserung der Zusammenarbeit und der Versorgungsqualität." (Interprofessional Education Collaborative Expert Panel 2011)

**Die Verantwortlichkeit für den Aufbau und die Pflege der Zusammenarbeit im deutschen Gesundheitswesen ist nicht klar definiert.**

Die geforderte Implementierung interprofessioneller Lerneinheiten in die Curricula der Gesundheitsberufe erweist sich bei näherer Betrachtung als ein anspruchsvolles Unterfangen. Auf erprobte didaktische Konzepte kann zum gegenwärtigen Zeitpunkt nicht zurückgegriffen werden (Walkenhorst et al. 2015).

Im Folgenden werden die Qualifizierung in den Gesundheitsberufen und die Organisation der Arbeitsprozesse im Hinblick auf ihre Bedeutsamkeit für die interprofessionelle Zusammenarbeit näher beleuchtet. Die Berufsgruppen der Ärzteschaft und der Gesundheits- und Krankenpflege stehen im Fokus der nachfolgenden Betrachtung, weil die Behandlung und Versorgung von Patienten im Krankenhaus in großer Ausprägung von diesen beiden Berufsgruppen geleistet wird.

## 11.3 Herausforderungen interprofessioneller Zusammenarbeit im Krankenhaus

### 11.3.1 Die Qualifizierung der Ärzte und der Gesundheits- und Krankenpflege

Das Studium der Medizin ist im § 1 der Approbationsordnung geregelt und dauert in der Regel 6 Jahre und 3 Monate. Die Inhalte und Ziele der Ärztlichen

Ausbildung umfassen auch die Befähigung zur interprofessionellen Zusammenarbeit. Es heißt „Die Ausbildung soll … die Bereitschaft zur Zusammenarbeit mit anderen Ärzten und mit Angehörigen anderer Berufe des Gesundheitswesens fördern." (Bundesgesetzblatt 2002)

Die berufliche Weiterqualifizierung der Ärzte ist über die jeweiligen Landesärztekammern definiert und erstreckt sich in der Regel über mehrere Jahre. Der Studienabsolvent tritt zunächst als Assistenzarzt in die berufliche Praxis ein. Er durchläuft eine mehrjährige praktische Ausbildungsphase, die unter Maßgabe definierter Kriterien zum Erwerb des Facharzttitels qualifiziert. Die Maßnahmen der Weiterbildung finden sowohl an Universitäts- und Hochschulkliniken als auch an anderen Einrichtungen der ärztlichen Versorgung statt.

Die Ausbildung der Gesundheits- und Krankenpflege ist bundesweit einheitlich geregelt. Sie erfolgt an den staatlichen Berufsfachschulen für Krankenpflege im Rahmen einer dreijährigen Ausbildung. Die Befähigung zur Zusammenarbeit mit anderen Berufsgruppen findet sich in den Richtlinien, beispielsweise des Landes Nordrhein-Westfalen, unter Punkt I.27 wieder. Darin heißt es:

» SchülerInnen sollen einen Überblick erhalten, welche Sozial- und Gesundheitsberufe es in Deutschland gibt, welches Aufgaben- und Kompetenzprofil die Angehörigen dieser Berufe haben und wie sie dafür ausgebildet werden. Darauf aufbauend sollen sie sich mit Kooperationsmöglichkeiten und -problemen zwischen Angehörigen dieser Berufsgruppen und denen der Pflegeberufe auseinandersetzen. Zur Förderung des gegenseitigen Verständnisses erscheint ein direkter Erfahrungsaustausch mit Auszubildenden/Angehörigen der anderen Gesundheits- und Sozialberufe sinnvoll. (Ministerium für Gesundheit, Soziales, Finanzen und Familie des Landes Nordrhein-Westfalen 2004)

Die berufliche Weiterqualifizierung der Pflegeberufe geschieht über Fachweiterbildungen. Die Fachweiterbildung hat eine Spezialisierung zum Gegenstand und schließt mit einer formalen Qualifikation ab, die sich auch in der Berufsbezeichnung spiegelt.

Zusammenfassend kann festgehalten werden, dass die Befähigung zur Zusammenarbeit deklariertes Ziel sowohl des Studiums der Humanmedizin als auch der Ausbildung zur Gesundheits- und Krankenpflege ist. In den Curricula sind in der Regel jedoch keine Lerneinheiten oder -sequenzen vorgesehen, die gemeinsam mit anderen Berufsgruppen durchlaufen werden.

### 11.3.2 Die Organisation der Arbeitsprozesse im Krankenhaus

Krankenhäuser stellen in Deutschland die zentrale Einrichtung des Gesundheitswesens dar. Gemäß der Gesundheitsberichterstattung des Bundes gab es im Jahr 2013 in Deutschland 1.996 Krankenhäuser mit 500.671 Betten und 1,1 Millionen Beschäftigten (Robert Koch-Institut 2015). Die Mitarbeiter im Krankenhaus werden unterschieden in einen technischen-administrativen Bereich (Verwaltung, Soziale Dienste, Ver- und Entsorgung, Forschung und Lehre u. a.) und Akteuren, deren Tätigkeit direkt auf den Patienten gerichtet ist. Die Arbeit am Patienten wird in großem Umfang von Ärzten und Gesundheits- und Krankenpflegern geleistet.

Zur Koordination der Arbeitsprozesse greift das Krankenhaus auf ein stark ausdifferenziertes Hierarchiesystem zurück. Die Organisation der Ärzte geschieht über das sogenannte Chefarztprinzip. Dabei wird zwischen den Stufen des Assistenzarztes, des Facharztes, des Oberarztes, des leitenden Oberarztes und des Chefarztes unterschieden (Etienne 2000). Der Chefarzt ist verantwortlich für die medizinischen und organisatorischen Abläufe in seiner Abteilung. Die Gesundheits- und Krankenpflege ist über eine spezifische Pflegehierarchie geregelt. Diese besteht aus den Pflegehelfern, examinierten Pflegekräften, der Stationsleitung und der Pflegedienstleitung.

Über die formalen Hierarchiestufen hinaus gliedern sich die Berufsgruppen in weitere informelle Hierarchieebenen. Traditionell sieht sich beispielsweise die Chirurgie als klinisch führendes Fach, das sich im Zuge der Ausdifferenzierung in subspezialisierte Fächer, wie die Unfallchirurgie, weiterentwickelte. Im Bereich der Pflege versteht sich die Intensivpflege als elitär gegenüber anderen Pflegebereichen (Wilhelm und Balzer 1989).

### 11.3.3 Die Ebene der Akteure

In monoprofessionell organisierten Qualifizierungspfaden erwerben die Akteure der Gesundheitsberufe eine Qualifikation, die ihren beruflichen Status bei Eintritt in das hierarchische Mikrosystem Krankenhaus bestimmt. Die Notwendigkeit der berufspraktischen Weiterqualifizierung geschieht in der ärztlichen Profession überwiegend im Prozess der Arbeit. Sie erzeugt innerhalb dieser Berufsgruppe eine Konkurrenzsituation, die sich in einem mitunter ausgeprägten Kompetenz- und Statusgerangel äußert.

Für die Pflegeberufe stellt sich die Arbeitssituation so dar, dass sie zwar eine Hilfsfunktion für die Berufsgruppe der Ärzte übernimmt und in ihren Handlungen an die ärztliche Diagnose gebunden ist, der Ärzteschaft aber von organisatorischer Seite her nicht unterstellt ist.

Richtet man den Blick auf die konkrete Tätigkeit der Ärzte und Gesundheits- und Krankenpflege wird deutlich, dass die Mehrzahl der zu bewältigenden Aufgaben auf das reibungslose Funktionieren eines Teams angewiesen ist. Dies trifft insbesondere auf die zeitkritische Versorgung von klinischen Notfallpatienten zu.

> **Die reibungslose Kooperation kann jedoch nur unter der Voraussetzung gelingen, dass das unter hohem Handlungsdruck zusammenarbeitende Team lückenlos verzahnt ist und auf ein gemeinsames Ziel hinarbeitet.**

Die beschriebenen Rahmenbedingungen der unterschiedlichen Qualifizierung, die hierarchische Organisation der Arbeitsprozesse und die hierüber erzeugten Statusunterschiede sowohl innerhalb einer Berufsgruppe (intraprofessionell) als auch zwischen den Berufsgruppen (interprofessionell) verursachen ein nicht zu unterschätzendes Spannungsverhältnis, das der geforderten Kooperation entgegensteht (Badura 1993, Schmerfeld und Schmerfeld 2000). In diesem Spannungsverhältnis entsteht die Gefahr einer erhöhten Anfälligkeit des Versorgungsprozesses durch fehlerhaftes menschliches Handeln.

### 11.3.4 Der Human Factor

Es ist hinlänglich bekannt, dass bis zu 70 % aller unerwünschten Zwischenfälle dem Human Factor, dem sogenannten menschlichen Faktor, geschuldet sind (Rall 2013).

> **Der menschliche Faktor umfasst „alle physischen, psychischen und sozialen Charakteristika des Menschen, insofern sie das Handeln in und mit soziotechnischen Systemen beeinflussen oder von diesem beeinflusst werden." (Badke-Schaub et al. 2012)**

In der Erkenntnis, dass der medizinische Sektor von diesem Phänomen erheblich betroffen ist, richteten sich diverse Studien auf die Erforschung von Fehlerursachen, unerwünschten Zwischenfällen und Behandlungsfehlern in der Medizin. So stellt ein Übersichtsbeitrag, der 14 Studien zu Zwischenfällen bei chirurgischen Patienten einbezog, eine Rate unerwünschter Ereignisse von 14,4 % fest. Davon wurden 37,9 % als potenziell vermeidbar eingestuft.

Ein ähnliches Ergebnis zeigt eine Analyse von Daten des Medizinischen Dienstes des Spitzenverbandes der Krankenkassen, der im Jahr 2012 insgesamt 12.483 medizinische Sachverständigengutachten erfasste. In 31,5 % der erfassten Fälle wurde ein Behandlungsfehler festgestellt (Hofinger 2013). Ausgehend davon, dass lediglich 1–5 % der Behandlungsfehler einer rechtlichen Klärung zugeführt werden, geht das Gutachten des Sachverständigenrats zur Begutachtung der Entwicklung im Gesundheitswesen (Deutscher Bundestag 2007) davon aus, dass die tatsächliche Zahl der Behandlungsfehler erheblich höher liegt.

## 11.4 Maßnahmen zur Optimierung der interprofessionellen Zusammenarbeit

Die Luftfahrt hat Optimierungen der Zusammenarbeit ihrer Mitarbeiter vorgenommen, die auf eine Reduktion der Fehler durch menschliche Faktoren hinwirken: Das zunächst auf die Gruppe der Piloten ausgerichtete Training wurde auf die gesamte Flugzeug-Crew ausgedehnt. Heute ist es fester Bestandteil der Aus- und Weiterbildung von Flugkapitänen und Besatzungsmitgliedern von Fluggesellschaften.

Mit der Erkenntnis, dass der Human Factor ein gleichsam bedeutsames Problem im Versorgungsprozess darstellt, etabliert sich der sogenannte Crew Ressource Management-Ansatz (Rall 2013) zunehmend auch im medizinischen Bereich. Themen wie Kommunikation und Führung, Situationsbewusstsein und die Entwicklung eines gemeinsamen Problemverständnisses stehen im Mittelpunkt dieses Ansatzes. Im Wesentlichen geht es darum, Informationen intentions- und situationsgerecht zu erfassen, zu übermitteln und zu interpretieren, um sie anschließend im Team in effektive medizinische Maßnahmen umzusetzen.

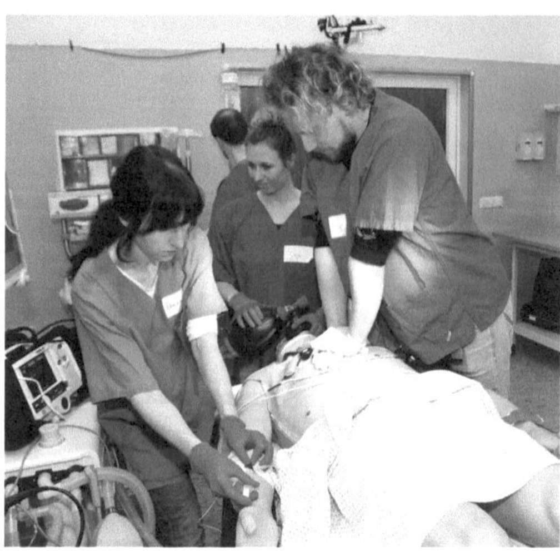

**Abb. 11.1** Studierende und Auszubildende trainieren die Versorgung eines Notfallpatienten, eigene Darstellung

### 11.4.1 Human Factor-Training im Handlungsfeld der klinischen Notfallmedizin

An der Universitätsmedizin Greifswald wurde ein Ansatz gewählt, der auf ebendieser Ebene der Akteure ansetzt. Im Jahr 2013 initiierten die Klinik für Anästhesiologie, die Berufliche Schule und die Praxisanleitung ein Projekt zur „Erhöhung der Patientensicherheit durch die Integration von Human Factor-Training in die Ausbildung von Gesundheitsberufen" (Partecke et al. 2016). Das Projekt hat die didaktische Entwicklung, Durchführung und Evaluation eines simulationsbasierten interprofessionellen Lernangebotes im Bereich der Klinischen Notfallmedizin zum Gegenstand. Ansinnen des Projektes ist es, Medizinstudierende und Auszubildende der Gesundheits- und Krankenpflege schon während der Ausbildung auf ihre spätere interprofessionelle Zusammenarbeit in klinischen Notfallsituationen vorzubereiten (Abb. 11.1). Gemeinsam trainieren Studenten und Pflegeschüler in simulierten Notfallszenarien die effektive Versorgung von Patienten an lebensechten Puppen. Der Trainingskurs umfasst zwei Tage und wird von jeweils 6 Medizinstudierenden und 6 Pflegeschülern gemeinsam durchlaufen.

Die Teilnehmer sind angehalten, einen simulierten Patienten strukturiert zu untersuchen, (lebens-) bedrohliche Erkrankungen zu erkennen und die erforderlichen medizinischen Maßnahmen zu ergreifen. Dies umfasst auch:

> … all diejenigen Aspekte, die einen Mitarbeiter befähigen, sein Wissen über das, was getan werden muss, unter den oft ungünstigen und unübersichtlichen Bedingungen eines medizinischen Notfalls in effektive Maßnahmen im Team umzusetzen. (Rall 2013)

Jeder Teilnehmer durchläuft bis zu 6 verschiedene, der Realität größtmöglich nachgebildete Fallszenarien, die die Versorgung eines klinischen Notfallpatienten zum Gegenstand haben. Jedes Fallszenario schließt mit einer Nachbesprechung ab. Fehlerhaftes Handeln wird an dieser Stelle nicht in seiner Eigenschaft als Sicherheitsrisiko aufgegriffen, sondern stellt vielmehr die Ausgangssituation für eine Lerngelegenheit dar.

Die deklarierten Lernziele umfassen drei Ebenen des Wissens- und Erfahrungserwerbs (Abb. 11.2):
- Auf der fachlichen Ebene trainieren die Teilnehmenden die leitliniengerechte Versorgung eines klinischen Notfallpatienten.
- Auf der überfachlichen Ebene wird die Anwendung der Kommunikationstechniken nach Crew Ressource Management-Ansatz geübt.
- Auf der Metaebene werden die Teilnehmer über die Methode der Nachbesprechung zu

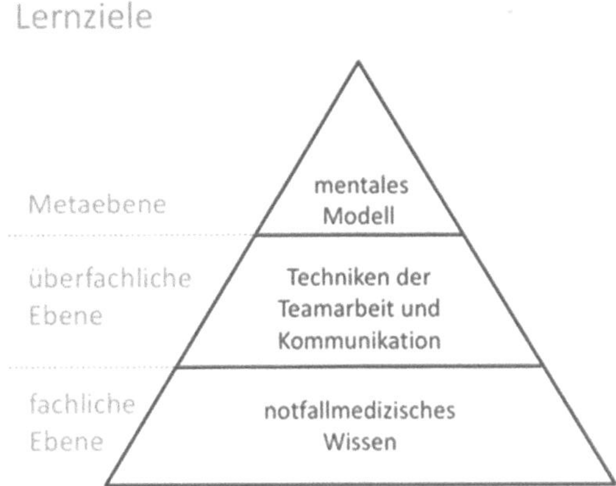


**Abb. 11.2** Deklarierte Lernziele des interprofessionellen Simulationstrainings, eigene Darstellung

einer Reflexion geführt, die sich sowohl auf ihr fachliches Handeln als auch die Nutzung der Kommunikationstechniken und das Teamgeschehen bezieht.

Auf der Grundlage der positiven Evaluationsergebnisse zur didaktischen und methodischen Gestaltung und des Kursformates (Partecke 2016a) wurde das interprofessionelle Lehrformat im Sommersemester 2016 in die Curricula des Medizinstudiums und der Ausbildung zur Gesundheits- und Krankenpflege an der Universitätsmedizin Greifswald verpflichtend integriert. Im Jahr 2016 haben 140 Medizinstudierende und 140 Pflegeschüler das Lernangebot im Rahmen ihres Blockpraktikums bzw. des ersten und zweiten Ausbildungsjahres durchlaufen.

### 11.4.2 Effekte des Teamtrainings auf die Optimierung der interprofessionellen Zusammenarbeit

In der simulierten Fallarbeit erwerben und vertiefen die angehenden Ärzte und Gesundheits- und Krankenpfleger ihr professionsspezifisches medizinisches Wissen. In der Bewältigung der Problemstellung greift jeder zunächst auf sein Vorwissen zurück. Hierauf aufbauend erwirbt er gemeinsam mit den anderen Teammitgliedern neues Wissen: In einem authentischen situativen Kontext lernt das Team gemeinsam die leitliniengerechte Durchführung der kardiopulmonalen Reanimation. Das erworbene Wissen ist, da über konkretes Tun internalisiert, vorwiegend auf der Handlungsebene verfügbar und wird mit der jeweils anderen Berufsgruppe geteilt.

Darüber hinaus hat jedes Teammitglied in der konkreten Zusammenarbeit erfahren, über welches Wissen und welche Kompetenzen die jeweils andere Berufsgruppe verfügt. In künftigen Situationen können die angehenden Ärzte und Gesundheits- und Krankenpfleger somit auf ihr professionsspezifisches und das mit der anderen Berufsgruppe geteilte Wissen zurückgreifen. Dieses kann erfragt und in den Problemlösungsprozess einbezogen werden. Im Effekt des Trainings werden die Teilnehmer in die Lage versetzt:

> … im Hinblick auf die Lösung komplexer praktischer Probleme zusammenzuarbeiten, die mit den Mitteln der einzelnen beteiligten Professionen allein nicht zufriedenstellend bearbeitbar sind. (Obrecht 2006)

Das gemeinsam erworbene fachliche Wissen bildet die Grundlage für den Erwerb der sogenannten „non-technical Skills", also der Kenntnis um den Nutzen und die Anwendung effektiver Kommunikations- und Teamtechniken.

**Praxistipps**

Im Prozess des Lernens werden sicherheitsanfällige Momente, wie beispielsweise die „Ein-Weg-Kommunikation", durch effektive Regeln, wie die „Drei-Wege-Kommunikation", ersetzt, die Informationsverlusten vorbeugt. Der Teamleader ist dabei angehalten, seine Anweisung an ein Teammitglied eindeutig und exakt zu formulieren. Das Teammitglied wiederum bestätigt den Erhalt der Anweisung und meldet anschließend den Vollzug der gegebenen Anweisung.

Diese Technik bildet ein Regelwerk, das im Konsens genutzt und von allen Teammitgliedern gleichermaßen akzeptiert wird. Auf diese Weise werden die durch die eingangs beschriebenen formalen und/oder informellen Statusunterschiede charakterisierten Beziehungen zwischen den Teammitgliedern geklärt und versachlicht.

Ein weiterer bedeutsamer Effekt des interprofessionellen Teamtrainings liegt darin, dass die Teilnehmer in der simulierten Fallarbeit ein gemeinsames mentales Modell zur Zusammenarbeit entwickeln. Das gemeinsame Modell zeichnet sich dadurch aus, dass die Teammitglieder versuchen, aus ihren jeweils unterschiedlichen Informationen und Sichtweisen zu einem Sachverhalt ein gemeinsames Verständnis zu entwickeln (Van den Bossche et al. 2011).

In der Fallarbeit klären und identifizieren sie in einem interaktiven Prozess den kritischen Zustand des Patienten, entwickeln Lösungsstrategien und legen gemeinsam ein Behandlungsziel fest. An dieser Stelle werden professionsspezifische Erklärungen, Prognosen und Lösungsansätze zu einem additiven Gesamtbild, einer „gemeinsamen Landkarte" vereint. Je größer die Übereinstimmung der auf diese Weise ausgebildeten und geteilten mentalen Modelle, desto besser gelingt die Koordination der Arbeitsaufgaben im Team.

Die Koordinierungsleistungen umfassen dabei Aktionen, wie

- die transparente Zuordnung von Verantwortlichkeiten,
- die Nutzung verfügbarer Ressourcen,
- ein effektives Schnittstellenmanagement und
- die Einhaltung von Priorisierungen der Behandlung des Patienten.

Nicht zuletzt kann über den Zugriff auf das geteilte Handlungswissen eine kontinuierliche gegenseitige Handlungskontrolle stattfinden. Durch die Antizipation der anstehenden Maßnahmen und Arbeitsschritte wird das unerwartete Ereignis zu einer erwarteten Situation, auf die das Team mit vorausschauenden Handlungen reagieren kann. Neben den erhöhten Koordinierungsleistungen durch die Optimierung der Teamarbeit vermag insbesondere die gegenseitige Handlungskontrolle auf eine Reduktion der Anfälligkeit des Versorgungsprozesses durch fehlerhaftes menschliches Handeln hinzuwirken.

## 11.5 Fazit und Ausblick

In Anbetracht des demographischen Wandels der Gesellschaft sehen sich die Gesundheitsberufe mit einer zunehmend alternden Gesellschaft und einer damit einhergehenden Veränderung des Krankheitsspektrums konfrontiert. Begleitet von einer fortschreitenden Weiterentwicklung des medizinischen Wissens wurde diesen Herausforderungen mit einer Spezialisierung begegnet, die eine Fragmentierung des Wissens und die Dezentralisierung der Arbeitsprozesse zur Folge hat.

Die gegebene Situation erfordert eine stärkere interprofessionelle Zusammenarbeit der Gesundheitsberufe, der jedoch Hürden entgegenstehen. Diese Hürden werden durch die monoprofessionell ausgerichtete Qualifizierungsstruktur in den Gesundheitsberufen und die hierarchische Arbeitsorganisation im Krankenhaus gebildet. Im konkreten Tätigkeitsfeld der Gesundheitsberufe kommt es durch die unterschiedliche Qualifizierung und Verortung in der hierarchischen Arbeitsorganisation zu Statusunterschieden innerhalb (intraprofessionell) und zwischen (interprofessionell) den Berufsgruppen. Die Statusunterschiede erzeugen ein Spannungsfeld, in dem der Versorgungsprozess des Patienten einer erhöhten Anfälligkeit durch fehlerhaftes menschliches Handeln ausgesetzt ist.

Zur Optimierung der Zusammenarbeit wird an der Universitätsmedizin Greifswald ein Ansatz verfolgt, der auf der Ebene der Akteure ansetzt. In einem Kooperationsprojekt der Klinik für Anästhesiologie, der Beruflichen Schule und der Praxisanleitung wurde ein simulationsbasiertes Trainingskonzept entwickelt, durchgeführt und evaluiert.

Angehende Ärzte und Gesundheits- und Krankenpfleger werden über ein gezieltes Training bereits in der Ausbildungsphase auf eine effektive interprofessionelle Zusammenarbeit in klinischen Notfallsituationen vorbereitet. Durch die Qualifizierungsmaßnahme wird eine geteilte fachliche Wissensbasis geschaffen. Auf dieser Basis kommen Regeln der Teamarbeit und Kommunikation zum Einsatz, die auf eine Versachlichung der Beziehungen hinwirken und eine Reduktion der Kommunikationsbarrieren zur Konsequenz haben.

**Das gemeinsam entwickelte mentale Modell zur interprofessionellen Zusammenarbeit erhöht die Koordinierungsleistungen des Teams und vermag über eine gegenseitige Handlungskontrolle der Teammitglieder auf eine Reduktion der Fehler durch**

**menschliches Handeln hinzuwirken, das wiederum eine höhere Patientensicherheit zum Effekt haben kann.**

Auf der Grundlage der positiven Rückmeldungen der Teilnehmer, der erzielten Evaluationsergebnisse und der positiven Erfahrungen in der Projektgestaltung und -durchführung wurde die interprofessionelle Lernsequenz im Sommersemester 2016 in die Curricula der Medizin und der Ausbildung zur Gesundheits- und Krankenpflege integriert. Damit durchlaufen künftig jährlich 140 Medizinstudierende und 140 Pflegeschüler das interprofessionelle Lernangebot.

Nach Meinung der Autoren kann das hier vorgestellte Lehrkonzept auch auf andere medizinische Inhaltsbereiche übertragen werden, die nach einem handlungs- und problemorientierten Ansatz auf die Vermittlung berufspraktischer interprofessioneller Kompetenzen zielen. Vor diesem Hintergrund wird das bestehende interprofessionelle Kursformat derzeit weiterentwickelt und soll künftig auch in anderen medizinischen Handlungsfeldern sowohl im Bereich der Erstqualifizierung als auch der fachlichen Weiterbildung/Fortbildung der Gesundheitsberufe angeboten werden.

## 11.6 Danksagung

Das Projekt wurde im Rahmen des Programms „Operation Team – Interprofessionelles Lernen in den Gesundheitsberufen" von der Robert Bosch Stiftung und im Rahmen des Projektes interStudies von der Universität Greifswald gefördert. Wir danken der Sportstec Germany GmbH, Pöcking, für die Bereitstellung einer Videoanalyse-Software, der MTO Psychologische Forschung und Beratung GmbH, Tübingen, für die Bereitstellung des Leitfadens zur Qualitätszentrierten Schulentwicklung und der InPASS Institut für Patientensicherheit und Teamtraining GmbH, Reutlingen, für die Überlassung von Lernmaterialien. Des Weiteren danken wir Dr. Martin von der Heyden und Erik Eichhorn für Ausrichtung der Instruktoren-Schulung, Dipl.-Med.-Päd. Christiane Reppenhagen, Dr. Lutz Fischer und Dr. Sixten Selleng für die Möglichkeit der curricularen Implementierung und allen an der Projektgestaltung und -durchführung beteiligten Instruktoren, insbesondere Anja Tessler, Sandra Huber, Annika Nowack, Sandra Wodrig, Änne Otto, Carolina Hornke, Kathrin Krügel, Sandra Lange, Thomas Ratay, Ingmar Finkenzeller, Claudius Balzer, Camilla und Bibiana Metelmann, Josefine und Felix von Au, Kai Sommer, Eik Schäfer, Steffen Dickel und Patrick Adler.

## Literatur

Badura, B. (1993). Systemgestaltung im Gesundheitswesen: das Beispiel Krankenhaus. System Krankenhaus. Arbeit, Technik Und Patientenorientierung. Weinheim, München: Juventa Verlag, 28–40.

Badke-Schaub, P., Hofinger, G. & Lauche, K. (2012). Human Factors. Berlin, Heidelberg: Springer-Verlag.

Benner, P., Tanner, C. A. & Chesla, C. A. (2000). Pflegeexperten: Pflegekompetenz, klinisches Wissen und alltägliche Ethik. Bern: Verlag Hans Huber.

Bundesgesetzblatt Teil I Nr. 44. (2002). Approbationsordnung für Ärzte.

Deutscher Bundestag (Hrsg.) (2007). Gutachten des Sachverständigenrates zur Begutachtung der Entwicklung im Gesundheitswesen. Kooperation und Verantwortung. Voraussetzungen einer Zielorientierten Gesundheitsversorgung (Drs. 16/6339). Bonn, 2007, 61.

Etienne, M. (2000). Total Quality Management (TQM) im Spital. Empfehlungen zur erfolgreichen Gestaltung. Bern

Gerst, T. (2015). Zusammenwirken der Gesundheitsberufe. Deutsches Ärzteblatt, 112(April), 168–169.

Hofinger, G. (2013). Human Factors im Krankenhaus – Konzepte und Konsequenzen. Interdisciplinary Contributions to Hospital Management: Medicine, Patient Sefety and Economics. www.clinotel-journal.de/article-id-016.html (abgerufen: 01.10.2016).

Holzhey, H., Ströker, E., Stegmüller, W., Kleinewefers, H., Scäpi, H., Scharfetter, C., Zuber H. & Traupel, W. (1974). Wissenschaft, Wissenschaften: Interdisziplinäre Arbeit und Wissenschaftstheorie. Ringvorlesung der Eidgenössischen Technischen Hochschule und der Universität Zürich im Wintersemester. Basel: Schwabe & Company Verlag.

Interprofessional Education Collaborative Expert Panel (2011). Core competencies for interprofessional collaborative practice: Report of an expert panel. Washington, D.C.: Interprofessional Education Collaborative.

Kocka, J. (1987). Interdisziplinarität: Praxis, Herausforderung, Ideologie, 671. Berlin: Suhrkamp Verlag.

Lorenz, A. L. (2000). Abgrenzen oder zusammenarbeiten?: Krankenpflege und die ärztliche Profession. Frankfurt am Main: Mabuse-Verlag.

Ministerium für Gesundheit, Soziales, Finanzen und Familie des Landes Nordrhein-Westfalen (2004). Ausbildungsrichtlinie für die Kranken- und Kinderkrankenschulen in Nordrhein-Westfalen.

Obrecht, W. (2006). Interprofessionelle Kooperation als professionelle Methode. In Schmocker, B. (Hrsg.). Liebe, Macht und Erkenntnis. Silvia Staub-Bernasconi und das Spannungsfeld Soziale Arbeit. Luzern: interact, Freiburg i. Br., Lambertus (vgl. 70 2005d).

Partecke, M., Balzer, C., Finkenzeller, I., Reppenhagen, C., Hess, U., Hahnenkamp, K., & Meissner, K. (2016). Interprofessional Learning – Development and Implementation of Joint Medical Emergency Team Trainings for Medical and Nursing Students at Universitätsmedizin Greifswald. GMS Journal for Medical Education, 33(2).

Partecke, M., Meissner, K., & Reppenhagen, C. (2016a). Simulation in der polyvalenten Lehre - Entwicklung und Implementierung eines Teamtrainings der klinischen Notfallmedizin für angehende Ärzte und Pflegekräfte. Greifswald: Greifswalder Beiträge zur Hochschullehre - Wissenschaft und Beruf in der polyvalenten Lehre, 6, 34–43.

Rall, M. (2013). Human Factors und CRM: Eine Einführung. In Simulation in der Medizin, Berlin, Heidelberg: Springer Verlag, 135 - 151.

Robert Bosch Stiftung. (2011). Memorandum Kooperation der Gesundheitsberufe. Qualität und Sicherstellung der zukünftigen Gesundheitsversorgung. Stuttgart: Robert Bosch Stiftung.

Robert Koch-Institut (Hrsg.) (2015) Gesundheit in Deutschland. Gesundheitsberichterstattung des Bundes. Gemeinsam getragen von RKI Und Destatis. Berlin: RKI, 13–76.

Schmerfeld, K. & Schmerfeld, J. (2000). Interprofessionelle Kooperation im Krankenhaus. Jahrbuch Für Kritische Medizin 33. Hamburg: Argument Verlag GmbH, 94–109.

Siegrist, J. (1978). Arbeit und Interaktion im Krankenhaus. Stuttgart: Enke Verlag.

Van den Bossche, P., Gijselaers, W., Segers, M., Woltjer, G., & Kirschner, P. (2011). Team learning: Building shared mental models. Instructional Science, 39(3), 283–301.

Walkenhorst, U., Mahler, C., Aistleithner, R., Hahn, E. G., Kaap-Fröhlich, S., Karstens, S., & Reiber, K. (2015). Position statement GMA Comittee – "Interprofessional Education for the Health Care Professions." GMS Zeitschrift Für Medizinische Ausbildung, 32(2), 1–19.

Wilhelm, J. & Balzer, E. (1989). Intensivpflege zwischen Patient und Medizin. Soziologische Untersuchungen zum Verhältnis von Pflegenden und Ärzten auf Intensivstationen. In: Deppe, H. U. & Friedrich, H. & Müller, R. (Hrsg.). Das Krankenhaus: Kosten, Technik oder humane Versorgung. Frankfurt/Main, New York, S. 169 - 189.

# Magnetkrankenhaus – Qualifikation und Versorgungsqualität

*Helene Maucher*

**12.1 Einleitung – 157**

**12.2 Hintergründe und Herausforderungen – 157**
12.2.1 Ökonomisierung – 157
12.2.2 Veränderte Patientenklientel – 158
12.2.3 Mitarbeiter und Personalsituation in der Pflege – 158
12.2.4 Qualitätsmanagement und Qualitätsentwicklung – 159
12.2.5 Digitalisierung – 160
12.2.6 Akademisierung der Pflege und Pflege-Wissen – 160

**12.3 Status quo Magnetkrankenhaus – Entstehung und Theorie – 162**

**12.4 Magnetkrankenhaus – weltweit und in Deutschland – 163**
12.4.1 Qualifikation im Kontext zu Mortalitätsraten und Failure to Rescue – 164
12.4.2 Zusammenhang zwischen Qualifikation und Outcome-Evidenz – 164
12.4.3 Mitarbeiterzufriedenheit und Qualität der Zusammenarbeit – 164
12.4.4 Zusammenhänge zwischen Ökonomie und Magnetkrankenhaus – 165

**12.5 Magnetkrankenhausmodell im Kontext eines Best Practice Beispiels – 165**
12.5.1 Theorie-Praxis-Transfer – 165
12.5.2 Rolle der Führung: transformationale Führung – 166
12.5.3 Stationsteam Arbeiten im Skill- und Grade-Mix – 167
12.5.4 Qualifikation der Pflege an der Hospitationsklinik – 168


A. Simon (Hrsg.), *Akademisch ausgebildetes Pflegefachpersonal*,
https://doi.org/10.1007/978-3-662-54887-5_12

12.5.5 Lernende Organisation, Kulturentwicklung und Qualifikationen - 169

**12.6 Leben von Visionen und berufliche Identität - 171**

**12.7 Herausforderungen des Theorie-Praxis-Transfers - 172**

**12.8 Sind Magnetkrankhäuser für das deutsche Krankenhaussystem geeignet? - 176**

**Literatur - 177**

Vor dem Hintergrund der großen Veränderungsdynamiken im bundesdeutschen Gesundheitssystem mit hohem Druck in den Kliniken ist eine Anpassung der Geschäftsstrategie und der internen Strukturen und Prozesse sowie die Transformation der bestehenden Systeme unabdingbar. Es geht vor allem darum, im Kontext der sich verändernden Rahmenbedingungen und der sich wandelnden Bedürfnisse von Patienten und Mitarbeitern die bestmögliche Gesundheitsversorgung zu ermöglichen. Parallel zu den Veränderungsdynamiken ist in Deutschland die Akademisierung der Pflege vorangeschritten. Es fehlen noch Strategien in den Kliniken, um akademische Pflegekräfte einzusetzen und die Qualität der Versorgung sichtbar zu machen. In diesem Beitrag wird das derzeit in vielen Kliniken diskutierte „Magnetkrankenhausmodell", welches seinen Ursprung in den USA hat, in den Blick genommen. Magnetkrankenhäuser legen den Fokus auf die Weiterentwicklung der Pflege. Magnetkrankenhäuser gehören zu den Topkliniken in den USA.

## 12.1 Einleitung

Aus einer Vielzahl von wissenschaftlichen Untersuchungen lassen sich Aussagen zur Qualität der Pflege aus Sicht der Patienten und Mitarbeiter ableiten. Qualitätsentwicklung und Professionalisierung der Pflege werden in diesem Beitrag im Fokus des Magnetkrankenhausmodells in Ansätzen dargestellt. Dabei werden die Themen Qualifikationen, Wissensmanagement und Qualität in der Pflege in Blick genommen und Möglichkeiten zum Theorie-Praxis-Transfer dargelegt. Auf der einen Seite bestätigen viele Forschungsarbeiten Gewinne durch die Umsetzung des Magnetkrankenhausmodells (Drenkhard 2010). Auf der anderen Seite werden in Fachgruppen zugleich konkrete Bedenken bezüglich der Übertragbarkeit auf deutsche Klinken geäußert. Die immer wiederkehrende Frage lautet: „Ist das Magnetkrankenhausmodell auf deutsche Kliniken übertragbar?"

Diese Frage wird in diesem Kapitel nicht abschließend beantwortet. Jedoch kann in Bezug auf die konkreten Anforderungen der Magnetzertifizierung für viele Einrichtungen eine Grundlage geboten werden, Magnetelemente zu integrieren. Das aktuelle Handbuch „2014 Magnet Application Manual" (ANCC 2014) bietet die Grundlage für die Anerkennung als Magnetkrankenhaus und beschreibt umfassend Voraussetzungen in Form von Anforderungen und Kriterien für eine Magnetanerkennung. Außerdem werden in dieser Publikation konkrete Erfahrungen der Autorin in einem Magnetkrankenhaus eingebracht.

## 12.2 Hintergründe und Herausforderungen

Man kann folgende Aspekte thematisieren, ohne dass die Aufzählung vollständig wäre:

**Herausforderungen der Magnetkrankenhäuser**
- Ökonomisierung
- Verändertes Patientenklientel
- Mitarbeiter und die Personalsituation in der Pflege
- Qualitätsmanagement und Qualitätsentwicklung
- Digitalisierung
- Ankunft der Akademisierung der Pflege

### 12.2.1 Ökonomisierung

Gegenwärtig befindet sich die Kliniklandschaft in einem tiefgründigen Wandel mit einem verstärkten Ökonomisierungsdruck. Dieser Druck wird vor allem mit der Einführung des G-DRG-Systems begründet. Durch die Einführung der Budgetdeckelung 1993 und des Diagnosis Related Group (DRG)-Systems im Jahr 2001 hat sich die Situation in den Kliniken verändert. Die Folge ist eine verkürzte Liegedauer und eine Leistungsverdichtung (Greß und Stegmüller 2014). Die Einführung der DRG-Kalkulation birgt somit die grundsätzliche Gefahr der minimierten Mittelzuweisung (Simon 2008, Thomas et al. 2014).

Dabei darf angenommen werden, dass die im DRG-System primär abgebildeten ärztlichen Leistungen auch dazu führen, dass im Ärztebereich eine Mehrinvestition zu Ungunsten der Pflegenden getätigt wird (Bornewasser et al. 2014, S. 7). Der größte

Anteil des Gesamtpersonals eines Gesundheitsunternehmens ist die Pflege; um Kosten zu sparen werden häufig Personalkosten reduziert, beginnend beim Personal mit dem höchsten Kostenanteil (Schneider 2013, S. 21.) Inzwischen hat sich die Situation dahingehend entwickelt, dass selbst der reduzierte Stellenplan nicht mehr zeitnah besetzt werden kann.

In der Praxis zeigt sich das alltägliche Bild eines Spannungsfelds zwischen den vorhandenen Rahmenbedingungen der Institution, den Bedürfnissen der Patienten und der beruflichen Anspruchshaltung der professionell Pflegenden (Bechtel und Smerdka-Arhelger 2012). Das veränderte Patientenklientel verstärkt dieses Spannungsfeld.

### 12.2.2 Veränderte Patientenklientel

Die Veränderung des Patientenklientels wird zum einen mit einer Zunahme von Patienten mit chronischen Erkrankungen und Polymorbidität erwartet (OECD – WHO 2011). Zum anderen geht es um den mündigen Patienten, der nicht nur Empfänger von medizinischen Leistungen sein will (Faller 2011). Diese neue Patientenperspektive fasst Faller (2011) unter dem Stichwort „Empowerment" zusammen: Dies stellt einen Prozess dar, in dem ein kranker Mensch in Eigenregie und/oder in Kooperation mit professionellen Experten Kompetenzen erwirbt, um informierte selbstbestimmte Entscheidungen hinsichtlich seiner Gesundheit zu treffen (ebd.).

Nicht zuletzt sind Patienten digital vernetzt und informieren sich über Internetplattformen zu Benchmarkdaten von Kliniken (z. B. qualitätskliniken.de 2016).

### 12.2.3 Mitarbeiter und Personalsituation in der Pflege

Die Personalsituation in der Pflege wird vielseitig diskutiert. Ein Thema stellt der Anteil der Teilzeitbeschäftigungen dar, da in der professionellen Pflege überwiegend Frauen beschäftigt sind, Mitarbeiterinnen häufig familienbedingt aus dem Beruf ausscheiden oder in eine Teilzeitbeschäftigung gehen (Bornewasser et al. 2014). Des Weiteren werden im Jahre 2025 laut Statistik rund 152.000 Beschäftigte in den Pflegeberufen fehlen (Statistisches Bundesamt 2010). Dies macht sich bereits heute in den Kliniken bemerkbar. 2013 betrug die Vakanzzeit in der Berufsgruppe der Gesundheits- und Kinderkrankenpflege bereits 112 Tage, bis eine Nachbesetzung erfolgen konnte (Bundesagentur für Arbeit 2013).

Darüber hinaus beschreiben Gebhardt et al. (2016) im Zusammenhang mit dem Generationenkonflikt und dem Werteverständnis zur Arbeit die „Digital Natives": Diese sind unabhängig, verspüren weniger Anpassungsdruck und fordern Partizipation auf Augenhöhe. Des Weiteren beurteilen sie Arbeitsaufträge nach Sinnhaftigkeit und persönlichem Lerninteresse. Sie verlassen das Unternehmen, wenn sie beides nicht erfüllt sehen.

Das Belohnungskonzept für die Netzwerkgeneration sehen Gebhardt et al. (2016) in der aktiven Mitwirkung an einem interessanten Projekt und in der Wertschätzung der Gemeinschaft. Auf diese Weise lehnen laut Gebhard und Kollegen viele Digital Natives den Arbeitsethos der älteren Mitarbeiter ab, der auf Fleiß und Gehorsam beruhe, für Erfahrung und Respekt auf Augenhöhe stehe. Sie wollen schneller eigenverantwortlich arbeiten und wünschen sich statt kritischer Kontrolle konstruktives Feedback (Gebhardt etal. 2016).

Ergänzend werden verschiedene Reformen, wie auch die Abschaffung der Pflege-Personal-Regelung 1997, für die Stellenverknappung verantwortlich gemacht (Simon 2008, Bundestag 1997). Zudem wurde durch zahlreiche Förderprogramme, z. B. begrenzt von 2009 bis 2011, für die Kliniken ein refinanziertes Förderprogram für die Berufsgruppe der Pflegenden durch den Bundestag beschlossen (Pflegestellenförderprogramm 2010). In dieser Zeit wurden mehrere Stellen in den Kliniken geschaffen und besetzt. Nach Beendigung der Refinanzierung wurden diese jedoch wieder abgebaut (Bölt und Graf 2012). Dieser Stellenabbau geschah in vielen Kliniken, ohne an den Strukturen und der konkreten Kompetenz der Pflege etwas zu verändern.

Vor diesem Hintergrund findet ein Wandel durch ein zunehmendes Qualitätsbewusstsein statt und der wachsende Bedarf an hochqualifiziertem Pflegepersonal ist unabdingbar. Demgegenüber stehen wiederum in vielen Kliniken hohe Fluktuationsraten des Pflegepersonals sowie Schwierigkeiten bei der Personalakquise. Studien zeigen Gründe für diese

Situation auf. Die NEXT-Studie (2011), eine nationale Studie zur Arbeitssituation von Pflegepersonen, beschreibt, warum viele Pflegemitarbeiter aus dem Beruf aussteigen. Dabei gaben Pflegende als Grund für die Fluktuation neben der hohen Belastung in der Patientenversorgung auch Problematiken mit der Führung an. Weitere Studien legen die hohe Belastungssituation für die Pflegenden bei gleichzeitiger Patientengefährdung dar (Isfort et al. 2010).

### 12.2.4 Qualitätsmanagement und Qualitätsentwicklung

Das Thema Qualität mit dem Anspruch auf Transparenz und Vergleichbarkeit ist vor allem mit den Themen Qualitätsmanagement und Patientensicherheit, Risikomanagement und Krankenhaushygiene auf vielen Kongressen präsent. Als gängige Basis für die Entwicklung eines Qualitätsmanagementsystems findet in Krankenhäusern häufig das Modell der European Foundation for Quality Management (EFQM) Anwendung. Dieses umfassende Bewertungssystem beschreibt die Qualität unter Betrachtung folgender Kriterien: Führung, Politik und Strategie, Mitarbeiterorientierung, Ressourcenmanagement, Prozessmanagement, Kundenzufriedenheit, Mitarbeiterzufriedenheit, gesellschaftliche Verantwortung/Image und Geschäftsergebnisse (Geraedts und Selbmann 2011). Als Zertifizierungsverfahren für ein Qualitätsmanagementsystem wird häufig die DIN EN ISO-9001:2015 herangezogen (Geraedts und Selbmann 2011, S. 611).

Nicht zuletzt bringt die Qualitätsoffensive der Bundesregierung, operationalisiert durch die Einrichtungen des Institutes für Qualität und Transparenz im Gesundheitswesen (IQTIG), die angekündigte Umsetzung des Krankenhausstrukturgesetzes ins Rollen. Dabei werden im Dezember 2016 Vorschläge für verbindliche Qualitätsindikatoren zur Krankenhausplanung erwartet (IQTIG 2016).

Das BQS-Institut für Qualität und Patientensicherheit steht für mehr Transparenz und Verständnis sowie für mehr Patientensicherheit und damit Patientenbeteiligung innerhalb der künftigen Versorgung im Gesundheitswesen (BQS 2016). Das Institut setzt sich seit Jahren für die datenbasierte Ermittlung von Qualitätsindikatoren und eine durch Kennzahlen gestützte Definition von Qualitätsstandards ein. Darüber hinaus werden in verschiedensten Projekten Effekte von Versorgungsprozessen und -risiken identifiziert. Laut BQS wird ein Qualitätsindikator wie folgt definiert:

> » Ein Qualitätsindikator dient der Bewertung, ob ein Qualitätsziel erreicht wird. Ein Indikator ist kein direktes Maß für Qualität. Es ist ein Werkzeug, das der Leistungsbewertung dient und das die Aufmerksamkeit auf Problembereiche lenken kann, die einer intensiven Überprüfung innerhalb einer Organisation bedürfen. (BQS 2009, S. 12 in Elsbernd et al. 2010, S. 26)

Weiter bietet die AWMF einen Dreistufenplan, ausgehend von einer ständigen Entwicklung und kontinuierlichen Qualitätsverbesserung von Leitlinien. Für Leitlinien der höchsten Entwicklungsstufe (S3) wird die Einhaltung von fünf Kriterien der systematischen Entwicklung (formaler Konsensus, algorithmische Logik, Evidenzbasierung, Entscheidungsanalyse, Outcome-Analyse) gefordert. Sie entsprechen damit auch im internationalen Vergleich höchsten Qualitätsanforderungen (AWMF 2016).

Das Robert Koch-Institut (RKI) gibt eine Empfehlung für die „Prävention und Kontrolle katheterassoziierter Harnwegsinfektionen" heraus (Bundesgesundheitsblatt 2015). Eine weitere Empfehlung des RKI gilt der Prävention gefäßkatheterassoziierter Infektionen (Bundesgesundheitsblatt – Gesundheitsforschung 2002). Eine neue Form der Versorgungsleistung ist „Pay for performance (P4P)". Hierbei ist die Höhe der Vergütung von der Erreichung definierter Erfolgsziele abhängig.

#### ▪ Qualität in der Pflege

Schiemann beschrieb 1990 Pflegequalität als Grad der Übereinstimmung zwischen anerkannten Zielen der Berufsgruppe und dem erreichten Erfolg in der Pflege. Qualitätssicherung ist der Vorgang des Beschreibens von Zielen „[...] das Messen des tatsächlichen Pflegeniveaus und das Festlegen und Evaluieren von Maßnahmen zur Modifizierung der Pflegepraxis [...]" (Giebing et al. 1999).

Nach Kellnhauser (1993) ist zur Sicherung qualitativer Pflegeleistungen ein strukturierter Prozess erforderlich. Dabei müssen Leistungen gemessen, Schwachstellen aufgezeigt und Verbesserungsversuche in Gang gesetzt werden. Von ausschlaggebender Bedeutung ist hierbei ein Leitbild für die Pflege zur Umsetzung von qualitätssichernden Maßnahmen. In diesem Zusammenhang werden Pflegestandards als „ein professionell abgestimmtes Leistungsniveau, das den Bedürfnissen der damit angesprochenen Bevölkerung entspricht", als wichtiger Baustein zur Qualitätssicherung angesprochen (Giebing et al. 1999).

Die nationalen Expertenstandards des Deutschen Netzwerks für Qualitätsentwicklung in der Pflege (DNQP) haben in den vergangenen Jahren eine erhebliche Wirkung auf die Pflege entfaltet. Das DNQP legt mit seinen mittlerweile acht nationalen Expertenstandards eine Basis für die Anwendung von wissenschaftlichem Wissen vor. Der nachweisbare Nutzen von Expertenstandards besteht zum einen in der orientierungsgebenden Funktion für die Pflegepraxis, zum anderen spielen sie eine bedeutende Rolle beim Transfer von pflegewissenschaftlichen Erkenntnissen in die Praxis (DNQP 2016).

Aus strategischer Sicht favorisiert Haubrock (2004, S. 21), die Wettbewerbsvorteile durch Pflegequalität anzustreben und die Pflege als Marke anzubieten. Haubrock (2004) sieht die Pflege im Rahmen der anstehenden Verteilungskämpfe im Gesundheitswesen in einer guten Ausgangsposition, die in der Lage ist, die Marke so zu positionieren, dass sie eindeutig identifiziert werden kann. Er sieht, dass die Dienstleistung Pflege sich folglich mittels ihres Produktmerkmals „Qualität" von den anderen Leistungen im positiven Sinn so eindeutig abgrenzen kann, dass eine Identifizierung der „Marke Pflege" möglich ist.

### 12.2.5 Digitalisierung

Digitalisierung und verstärkter Technikeinsatz spielen auch im Klinikbereich eine immer größere Rolle. Das Potenzial der Technik kann Patienten und Mitarbeitern zugutekommen – die Digitalisierung ist eng mit der Qualitätsverbesserung verbunden. Neben dem Einsatz von technischen Hilfsmittel und der Digitalisierung von Prozessen ist die digitale Patientenakte mit vielen Möglichkeiten der Datenübertragung intern und extern eine wichtige Kommunikationsplattform. Im Kontext der Erfassung von pflegesensitiven Outcome-Daten besteht eine automatisierte Möglichkeit zur Auswertung eines Risikoprofils.

Die Erfassung unerwünschter Ereignisse wie Sturz oder Dekubitus ermöglicht eine automatisierte Auswertung mit Risikoadjustierung. Die Daten für den verpflichtenden Qualitätsindikator Dekubitus (§137 SGB V) können direkt aus der Routinedokumentation abgeleitet werden (ePAcc 2016). Von Vorteil ist hierbei, dass Patientenrisiken in Echtzeit erfasst werden und somit ein kontinuierliches Monitoring implementiert werden kann. Verordnungen und Anordnungen können auf diese Weise in Echtzeit und mit hoher Qualität zur Verfügung gestellt werden kann. Weiter kann mit zeitnaher Datenübermittlung an die weiterversorgenden Akteure eine sektorenübergreifenden Versorgung der Patienten verbessert werden. Hierbei ist der Schritt gegeben, dass das Krankenhaus das Zentrum vielfältiger Gesundheitslandschaften werden kann. Die rasante Entwicklung der Digitalisierung mit der dahinterstehenden Philosophie der Vernetzung und Kooperation bietet viele Möglichkeiten.

### 12.2.6 Akademisierung der Pflege und Pflege-Wissen

Im Kontext der Entwicklungen im deutschen Gesundheitssystem wird eine **fortschreitende Akademisierung der Pflege** in Deutschland vorangetrieben. Ein wichtiger Schritt war die Denkschrift der Robert Bosch Stiftung „Pflege braucht Eliten" (1992). Dabei ging es um eine Denkschrift zur Hochschulausbildung für Lehr- und Leitungskräfte in der Pflege. Es war ein entscheidender Schritt, den Aufbau der Pflegewissenschaft und -forschung in Deutschland voranzutreiben. Darüber hinaus gibt es trotz der zahlreichen Aktivitäten und Studienganggruändungen in den vergangenen Jahren noch etliche Herausforderungen, um zu einer in sich stimmigen und international anschlussfähigen Gesamtstruktur der Studiengänge zu kommen.

Weiter legte Behrens et al. (2012) mit der Agenda Pflegforschung Deutschland ein Konzept vor, das eine Lösung der pflegerischen Versorgungsprobleme der nächsten Jahrzehnte sein könnte. Hierbei war der Tenor, die in Deutschland vorherrschende (…) Verengung der Pflege und des Pflegebegriffs auf

Unterstützung bei körperorientierten Selbstversorgungseinbußen überwunden zu haben und das Aufgabenspektrum der Pflege um präventive, rehabilitative, beratende, anleitende, edukative und versorgungssteuernde Aufgaben zu erweitern (ebd.). Um das zu ermöglichen, müsse der klare Anspruch sein, dass mehr in die Pflege und die Pflegeforschung investiert wird.

Aktuell wird beobachtet, dass die Schwerpunkte nach Erreichung eines Abschlusses hauptsächlich im Management oder im Bildungswesen zu finden sind. Das Studienangebot einer „Nurse Practitioner" (DBfK 2013), welche über spezifisches Expertenwissen verfügt und eigenständig in spezifischen Versorgungsbereichen arbeitet, kommt in deutschen Kliniken in der Praxis nur rudimentär an (Schneider 2013).

Parallel fordert die Bundesarbeitsgemeinschaft das Pflegemanagement auf, die neuen Entwicklungen der Akademisierung wohlwollend und aktiv mitzugestalten. Auch wird thematisiert, dass als zentrale Führungsaufgabe im Pflegemanagement eine Strategie zu entwickeln sei, die den Anteil von Bachelorqualifizierten Pflegepersonen kontinuierlich erhöht und ihren Einsatz in der direkten Krankenversorgung sicherstellt (DBfK 2015).

Die Ankunft der Pflegewissenschaft hat in Deutschland Fahrt aufgenommen. Brandenburg (Brandenburg et al. 2007, S. 235ff) weist darauf hin, dass die Nutzung wissenschaftlicher Befunde eine anspruchsvolle Aufgabe sei und die Darstellung an eine Reihe von Bedingungen und Voraussetzungen geknüpft sei. Zudem stellte er in diesem Zusammenhang das Iowa Modell vor, welches in den USA entwickelt wurde. Es bietet einen Rahmen für die Umsetzung von Forschungsbefunden in der Pflege und dient somit als Modell für eine evidenzbasierte Praxis zur Qualitätsentwicklung in der Pflege (Brandenburg 2007, S. 237).

Vor dem Hintergrund der Qualitätsdiskussion bekommt eine evidenzbasierte Praxis immer mehr Bedeutung. Vollmar (2000) verdeutlicht mit Blick auf DIN EN ISO 9000/2000, dass sich die Aufgaben von Wissensmanagement und Qualitätsmanagement weitgehend decken. Dies verdeutlicht, dass ein grundlegender Bestandteil des Qualitätsmanagements gerade darin besteht, implizites Wissen im Standardisieren und Dokumentieren von Arbeitsabläufen fassbar zu machen (Vollmar 2000).

Chinn und Kramer (1996 in Brandenburg 2003) unterscheiden in der Pflege vier konzeptionelle Dimensionen menschlichen Wissens: empirisches, ethisches, persönliches und intuitives Wissen. Die ursprüngliche Differenzierung der vier Wissensformen stammt von Carper (1978). Nicol (ebd.) informiert über die Diskussion zwischen Carper und Chinn & Kramer (Brandenburg und Dorschner 2003, S. 41).

Jede Form stellt einen Teil der Gesamtheit des Wissens dar und jede hat ihre spezifische Bedeutung und Wichtigkeit (Brandenburg und Dorschner 2003). Behrens und Langer (2004) sehen dabei ein Wissen, das eine zweite Person selbst prüfen kann. Es ist ein zwischen zwei Personen prüfbares, das heißt intersubjektiv überprüfbares Wissen. Intersubjektiv überprüfbar sind nicht Evidenzerlebnisse und Offenbarungen, welche ein anderer nur glauben, aber nicht überprüfen kann (Behrens und Langer 2004).

Behrens/Langer (2004, S. 51) sagen dazu: „[…] Evidence ist unabhängig davon zu haben, ob Eminenzen zustimmen […]". Hierbei wird wieder deutlich, dass das wichtige implizite Wissen in einem Stationsteam nicht nur der Chefarzt verkörpert und anwendet. Vielmehr sollten alle Mitarbeiter im Team Evidence anwenden können und implizites Wissen besitzen – Schüler und Praktikanten mit eingeschlossen. An dieser Stelle stellt sich die Frage wie sich Evidence-based Practice entwickelt.

***Evidence-based Nursing und Evidence-based Medicine*** sind zwei Themen, die zum Konzept der Evidence-based Practice gehören. Hierbei handelt es sich um einen methodischen Ansatz. Ziel ist es „„[…] individuelle klinische Erfahrung mit den besten zur Verfügung stehenden externen Nachweisen aus der systematischen Forschung zu integrieren […]" (Sackett et al. 1999).

Behrens und Langer definieren Evidence-based Nursing verkürzt wie folgt:

> » […] Evidence-based Nursing ist die Nutzung der derzeit besten wissenschaftlich belegten Erfahrungen Dritter im Arbeitsbündnis zwischen einzigartigen Pflegebedürftigen und professionell Pflegenden […]. (Behrens und Langer 2004, S. 21)

An dieser kurzen Definition ist für Behrens und Langer wesentlich, dass sich die Aufgabe von

Evidence-based Nursing keineswegs auf die statistische und hermeneutische Beurteilung von Forschungsarbeiten beschränken sollte. Es soll die Frage gestellt werden, ob und wie fremde, wissenschaftliche überprüfte Erfahrung in das eigene Arbeitsbündnis zwischen einem einzigen Pflegebedürftigen und einem professionell Pflegenden einbezogen werden können (Behrens und Langer 2004).

Das Thema Wissensmanagement ist ein wichtiges Kapitel, das eng mit der Organisationsentwicklung verbunden ist sowie Ausbildung, Studium, Weiterbildung und die Praxiserfahrung verbindet. Professionelle Pflege ist insgesamt eine komplexe Aufgabe. Sie bedeutet insbesondere Fachlichkeit, Krankenbeobachtung und die Ableitung notwendiger Maßnahmen. Adäquate Handlungen des Fachpflegepersonals wirken oft Komplikationen entgegen. Diese Form der Interaktion lässt sich schwer in Zahlen darstellen (Simon 2008).

Harte Indikatoren wie vermehrtes Auftreten von Druckgeschwüren oder eine erhöhte Sturzhäufigkeit werden zwar in Qualitätsberichten der Kliniken dargestellt, werden jedoch nicht im direkten Zusammenhang einer personellen Besetzung und der Qualifikationen transparent (Simon 2008).

***Dagegen zeigen einige amerikanische Studien,*** dass eine geringe Personalbesetzung und Qualifizierung im Pflegedienst negative Folgen für die Patientengesundheit und die Qualität der Versorgung haben. Neben den klassischen Pflegeproblemen, wie Sturz, Dekubitus und Harnwegsinfektionen, werden die Besetzungen von Pflegepersonal mit Mortalitätsraten in Verbindung gebracht (Aiken et al. 2014).

Studien zeigen, dass innovative Konzepte, die auf die Weiterentwicklung des Pflegesektors bauen, neben dem qualitativen Gewinn für die Patienten auch wirtschaftliche Erfolge für die Unternehmen bringen (Aiken et al. 2014, Drenkhard 2010).

## 12.3 Status quo Magnetkrankenhaus – Entstehung und Theorie

In den 1980er Jahren herrschte in den USA ein nationaler Pflegenotstand und nur wenige Kliniken blieben davon verschont. Diese Kliniken verzeichneten eine geringe Personalfluktuation und eine hohe Qualität in der Patientenversorgung. Sie zogen Mitarbeiter und Patienten magnetisch an. Die Situation war für die amerikanische Pflegeausbildungseinrichtung American Academy of Nursing (AAN) Anlass, Anfang 1981 eine Studie in Auftrag zu geben. Ziel der Studie war es, die sogenannten „*Magnet-Hospitals*" in den Blick zu nehmen.

Die ersten daraus resultierenden wegweisenden Forschungsergebnisse wurden von McClure et al. erstmals mit dem Titel „Attraction and Retention of Professional Nurses" veröffentlicht (McClure et al. 1983). Aus diesen Erkenntnissen wurden Magnetstärken definiert, die exzellente Pflegequalität bescheinigen und internationalen Kliniken und Gesundheitseinrichtungen die Anerkennung Magnetkrankenhaus verleihen.

Im Jahre 1989 wurde das Programm erweitert, um ab diesem Zeitpunkt auch exzellente Pflegeleistungen in Langzeiteinrichtungen anzuerkennen. Seit 2002 heißt das Programm „Magnet Recognition Programm®". Ziel ist unter anderem, erfolgreiche pflegerische Strategien und Methoden weiterzugeben (ANCC 2010). Die Grundlage der Magnetanerkennung wird im Magnet Applikation Manual (2014) beschrieben. Dabei werden fünf Schlüsselkomponenten fokussiert, die detailliert in 14 Magnetkräften konkretisiert werden (ANCC 2014). Die nachstehende Auflistung zeigt diese Komponenten.

Das Manual ist einer ständigen wissenschaftlichen Überarbeitung unterzogen. Seit der Überarbeitung 2014 wurde der Fokus verstärkt auf die Outcome-Faktoren gelegt.

Die Schlüsselkomponenten werden zusammengefasst in transformative Führung, strukturelles Empowerment, beispielhafte professionelle Praxis, neues Wissen, Innovationen und Verbesserungen sowie empirische Qualitäts-Outcomes (Magnet Forces). Nicht zuletzt geht es um die Einbindung der Pflege in die Globalen Themen der Bevölkerung mit einem Wirkungsradius über die Klinikgrenzen hinaus in die Gemeinden (ANCC 2014).

**Schlüsselkomponenten und 14 Magnetstärken**

1. **Transformational Leadership:**
Qualität der Pflegeleitung, Führungsstil

2. **Strukturelles Empowerment:**
Organisationsstruktur, Personalpolitik und Programme, Gemeinschaft und die Gesundheitsorganisation, Image der Pflege, berufliche Entwicklung
3. **Professionelle Praxis:**
Professionelle Pflegemodelle, Beratung und Ressourcen, Eigenständigkeit, Pflege als Lehrer, interdisziplinäre Beziehungen, Qualität der Pflege, Ethik, Patientensicherheit und Qualitätsinfrastruktur. Qualitätsverbesserung
4. **Neues Wissen:**
Innovationen und Verbesserungen, Qualität der Pflege als forschungs- und evidenzbasierte Praxis, Qualitätsverbesserung.
5. **Empirische Outcomes:**
Pflegequalität

Zentrales Ziel der Magnetkrankenhäuser ist es, eine exzellente Patientenversorgung zu realisieren und dabei eine gute Atmosphäre für Patienten und Mitarbeiter zu schaffen – und das alles im Einklang mit den zur Verfügung stehenden Mittel. Die besondere Atmosphäre in den Magnetkrankenhäusern, welche mit Kulturentwicklung verbunden wird, wird in der Literatur als „Caring and healing environment" beschrieben. Hierbei geht es im Kontext beispielsweise darum, dass Mitarbeiter die individuelle Geschichte der Patienten kennen, sie unterstützen sowie die Patienten und ihre Familie aktiv in die Planung und das Managen der Versorgung involvieren (Koloroutis 2004).

Parallel zum Magnetkrankenhausmodell entwickelte die ANCC den „Pathway to excellence" (PTE) für Gesundheitseinrichtungen. Hierbei wird die positive Praxisumgebung fokussiert und nur 12 qualifizierende PTE-Kriterien bearbeitet. Das Ziel der Entscheidung für den PTE liegt häufig darin, einen Meilenstein für die spätere Magnetanerkennung zu machen (ANCC 2013).

Grundbedingung ist, dass eine starke visionäre Führungskraft eine professionelle Umgebung schafft und eine starke Vision hat, die als Mission definiert ist, dabei ein Leitbild entwickelt und vorlebt, das die Unternehmensziele mit den Leitgedanken der Pflege verbindet und ethisches Wissen integriert und die Mitarbeiter für das Thema begeistert. Weiter sind starke Führungskräfte in allen Hierarchiestufen der Pflege gefragt, welche die Exzellenz in der Pflege befürworten und umsetzen.

## 12.4 Magnetkrankenhaus – weltweit und in Deutschland

Derzeit gibt es 441 Magnetkrankenhäuser weltweit (ANCC 2016). Die Mehrzahl der Magnetkrankenhäuser befindet sich in den USA. Weitere gibt es im Libanon, in Kanada, Australien und Neuseeland. 23 Gesundheitseinrichtungen in Florida bekamen seit 2003 den Magnetstatus. Dazu zählen in Florida unter anderem Shands Gainsville (2003), die Mayoklinik in Jacksonville (2015) und das Brooks Rehabilitation Hospital (ebd.).

In Deutschland gibt es noch kein Magnetkrankenhaus. Dennoch existieren zu dieser Thematik inzwischen einige Qualifizierungsarbeiten. Auch ist großes Interesse von Seiten des (Pflege-)Managements vorhanden. Zudem ist die Thematik in Deutschland bereits auf einigen Kongressen präsent, wie beispielsweise auf dem diesjährigen Hauptstadtkongress in Berlin (Mai 2016).

Inzwischen gibt es einige Experten in diesem Bereich. Franz Wagner, Bundesgeschäftsführer des DBFK, wurde 2012 vom ANCC-Präsident Michael L. Evans für außergewöhnliches weltweites Engagement für das Magnet-Anerkennungsprogramm des American Nurses Credentialing Center (ANCC) ausgezeichnet (DBfK 2014). Des Weiteren wird die Idee der Implementierung des Magnetmanagementmodells in Deutschland nach wie vor von verschiedenen Stiftungen unterstützt (z. B. Robert Bosch Stiftung, Braunstiftung, Hospitationsprogramm Pflege 2014).

In Deutschland gibt es bereits einige Kliniken, die innovative Entwicklungen vorantreiben und Elemente aus dem Magnetkrankenhausmodell implementieren. So wurden beispielsweise an der Universitätsklinik Freiburg mit 17 Masterstudenten nach dem Vorbild der Advanced Nursing Practice am Krankenbett erste Bausteine aus dem Magnetkrankenhausmodell umgesetzt (Feuchtinger 2014).

Darüber hinaus ist das Thema Magnetkrankenhaus in weiteren Ländern Europas präsent. Ein Diskussionspapier mit dem Titel „The Magnetrecognition Programm: A discussion of its development, success and challenges for adoption in the UK" (RCN 2015) regt den Dialog an. Im Kern geht es darum, die Vorteile des Magnetmodells zu erkennen und die Möglichkeiten der Implementierung einzuschätzen.

> **Die Versorgungsqualität in Magnetkrankenhäusern spielt mit der Schlüsselkomponente empirische Outcomes eine herausragende Rolle in Magnetkrankenhäusern.**

In den folgenden Studien werden Zusammenhänge zwischen Qualität, Qualifikation, Mortalitätsraten und Failure to Rescue dargestellt und im Anschluss als Schaubild in einer Übersicht zusammengefasst.

### 12.4.1 Qualifikation im Kontext zu Mortalitätsraten und Failure to Rescue

Studien, wie beispielweise die von Aiken et al. (2003 in Situation der Pflege in hessischen Akutkrankhäusern 2014, S. 148) bestätigen einen signifikanten Zusammenhang zwischen der Zusammensetzung der Pflegenden nach Qualifikationsgrad und Patientenmortalität sowie Todesfälle nach erlittenen Komplikationen (Failure Rescue). Als „Failure Rescue" oder „Failure to Rescue" wird der „Tod durch Komplikation" bezeichnet. Im Allgemeinen wird darunter die Unfähigkeit verstanden, Patienten vor schwerwiegender Verschlechterung ihres Zustandes (z. B. durch Tod oder dauerhafte, schwere Behinderung) durch Komplikationen im Rahmen ihrer Erkrankung oder der medizinischen Behandlung zu schützen. Das Sample der Studie bestand aus 232.342 entlassenen Patienten aus 168 Krankenhäusern in Pennsylvania.

Aiken et al. zeigen, dass die Wahrscheinlichkeit der 30-Tage-Mortalität bzw. der Todesfälle nach erlittenen Komplikationen in Krankenhäusern, in denen der Anteil von Pflegenden mit mindestens einem Bachelorabschluss am Gesamtpflegepersonal mehr als 60 % beträgt, um 19 % niedriger ist als in Krankenhäusern, in denen der Anteil unter 20 % liegt. Weiter wurde in dieser Studie bestätigt, dass bei einem Anteil von Pflegenden mit Bachelorgrad über 10 % die Todesrate nach erlittener Komplikation um 5 % sinkt. Je höher also der Anteil der Pflegenden mit Bachelorgrad, umso geringer die Wahrscheinlichkeit der Patientenmortalität und „Failure to Rescue".

In einer Studie von Kutney-Lee et al. (2013) „An increase in the number of nurses with Baccalaureate degrees is linked to lower rates of postsurgery mortality" wird nachgewiesen, dass bei einer höheren Anzahl von Pflegekräften mit Bachelorgrad in der postoperativen Überwachung eine geringere Rate postoperativer Mortalität nachgewiesen wird.

### 12.4.2 Zusammenhang zwischen Qualifikation und Outcome-Evidenz

Weitere Studien kommen zu dem Ergebnis, dass es einen signifikant positiven Zusammenhang zwischen dem Anteil von Pflegenden mit mindestens einem Bachelorabschluss und dem Patienten-Outcome gibt (Estabrooks et al. 2005, Kutney-Lee et al. 2013, Aiken et al. 2008, Tourangeau et al. 2007, van der Heede et al. 2009). Neben der Qualifikation wird auch die Berufserfahrung der Pflegekräfte positiv mit einzelnen Aspekten des Patientenoutcomes assoziiert – dieser Zusammenhang, so die Erkenntnis von Tourangeau, scheint jedoch geringer ausgeprägt (Tourangeau et al. 2002; Kalisch und Tschannen; Lee 2011; McGillis Hall et al. 2008; Doran und Pink 2004; Patrician et al. 2011).

### 12.4.3 Mitarbeiterzufriedenheit und Qualität der Zusammenarbeit

Zu den Auswirkungen der Qualifikation der Pflegemitarbeiter auf Faktoren wie Zufriedenheit, Burnout-Gefahr, Stress oder dem Wunsch, den Arbeitsplatz oder den Beruf zu wechseln, gibt es bisher wenige qualitativ hochwertige Studien. Diese kommen zum Teil zu uneinheitlichen Ergebnissen: Hohe Professionalität und eine qualifizierte Ausbildung scheinen zu erhöhter Zufriedenheit im Beruf zu führen (Adams und Bond 2000). Zudem haben

Pflegende mit geringer Berufserfahrung besondere Probleme, Schichtlängen über acht Stunden zu tolerieren (Hoffman und Scott 2003). McGillis Hall et al. (2008) weisen nach, dass Pflegekräfte mit mindestens einem Bachelorgrad einen höheren Stresslevel aufweisen als geringer qualifizierte Pflegende.

Die Studie von Aiken et al. (2008) zeigt, dass in Magnetkrankenhäusern die Pflege-Arzt-Beziehung, das Pflegemanagement/die Führungsbeziehung sowie die Ressourcen und Besetzungen signifikant positivere Ergebnisse als Nichtmagnetkrankenhäuser aufweisen. Weiter wurde in dieser Studie nachgewiesen, dass die Burnout-Rate und die Rate der Berufsunzufriedenheit in Nichtmagnetkrankenhäusern deutlich höher sind. Dabei wird in dieser Studie den Magnetkrankenhäusern eine höhere exzellente Pflegequalität gegenüber Nicht-Magnetkrankenhäusern attestiert (Aiken et al. 2008).

Estabrooks et al. (2005) untersuchten in der Studie: „The impact of hospital nursing characteristics on 30-day mortality" die Outcome-Daten von 18.142 Patienten aus 49 Krankenhäusern in Kanada und 6526 Pflegekräften. Die Autoren wiesen eine Reduktion der Patientenmortalität nach. Diese sinkt sowohl bei einem höheren Anteil von Pflegenden mit B.Sc.N. als auch bei einem höheren Anteil von RNs. Weiter wird durch eine Studie von Kelly et al. (2011) „Nurse outcomes in Magnet an Non-magnet Hospitals" bestätigt, dass signifikant bessere Ergebnisse in der Berufszufriedenheit, eine geringere Burnout-Rate und eine geringere Absicht, den Arbeitsplatz zu verlassen, bei Pflegenden in Magnethospitälern nachgewiesen wurden.

### 12.4.4 Zusammenhänge zwischen Ökonomie und Magnetkrankenhaus

Drenkard (2010) fassen die Situation in der Studie „Business Case of Magnet" zusammen und stellen dar, dass Magnetkliniken gegenüber Nicht-Magnetkliniken neben den Vorteilen in Bezug auf Qualität mit weniger Stürzen und Dekubitalulzera auch eine erhöhte Patientensicherheit aufweisen. Zudem stellen sie fest, dass eine höhere Qualität im Personalmanagement gefunden wird, eine höhere Zufriedenheit der Pflegemitarbeiter, weniger Fluktuation und weniger offenen Stellen vorhanden sind, was letztendlich auch weniger Kosten für Zeitarbeitsfirmen bedeute (Drenkard 2010).

Des Weiteren zeigt die Studie, dass positive Folgen eine höhere Qualität im Personalmanagement, zufriedenere Pflegemitarbeiter, eine geringere Fluktuation und weniger offenen Stellen sind. Das bedeutet letztendlich auch weniger Kosten für Zeitarbeitsfirmen. Zudem wird in dieser Studie auch der Marketingeffekt des Magnetkrankenhauses im Vergleich zu Marketingkosten von Nicht-Magnetkrankenhäusern gegenübergestellt, die in den USA für Stellenanzeigen bis zu 10.000 Dollar im Jahr kosten.

Letztendlich wird in der Studie im Ergebnis der „Return on Investment" dargestellt. So belegt die Studie, dass bei einer 500-Betten-Klinik der finanzielle Benefit bei bis zu 2.323.350 Dollar liegen kann. Kosten, die für eine Magnetanerkennung zum Tragen kommen, betragen zwischen 46.000 Dollar und 251.000 Dollar, sind aber in dieser Gewinnspanne am Beispiel schon eingerechnet (Drenkard 2010, S. 269).

#### ▪ Zusammenfassung

In ◘ Tab. 12.1 werden die Zusammenhänge in einer Übersicht zusammengestellt. Zusammenfassend kann gesagt werden, dass verschiedene Studien den Benefit für die Patienten und für die Mitarbeiter sowie auch für die betriebswirtschaftliche Ergebnisse beweisen. Dabei steht Qualifikation im Fokus. Jedoch sollte keine Vollakademisierung in der Pflege angestrebt werden, sondern der entsprechende Skill-Mix.

## 12.5 Magnetkrankenhausmodell im Kontext eines Best Practice Beispiels

### 12.5.1 Theorie-Praxis-Transfer

Im Rahmen des von der Robert Bosch Stiftung geförderte internationale Hospitationsprogramm Pflege und Gesundheit (www.g-plus.org./international.de) absolvierte die Autorin im Jahr 2014 eine vierwöchige Hospitation in einem Magnetkrankenhaus in den USA. Diese Hospitation trug bei der Autorin

**Tab. 12.1** Zusammenfassung Studien zu Qualifikation und Versorgungsqualität (eigene Darstellung)

| Studie(n) | Zentrale Aussagen |
|---|---|
| Qualifikation im Kontext zu Mortalitätsraten und „Failure to Rescue" | |
| Aiken et al. (2003) | Höherer Anteil an hochqualifiziertem Pflegepersonal ↑<br>– geringere Patientenmortalität ↓<br>– weniger Todesfälle nach Komplikationen („Failure to Rescue") ↓ |
| Ann Kutney-Lee et al. (2013) | Höhere Anzahl von Pflegekräften mit Bachelorgrad in der postoperativen Überwachung ↑<br>– geringere Rate von postoperativer Mortalität ↓ |
| Zusammenhang zwischen Qualifikation sowie Berufserfahrung und pflegesensitiven Outcomes | |
| Estabrooks et al. (2005)<br>Kutney-Lee/Aiken (2008)<br>Und andere | Höherer Anteil an Pflegenden mit mindestens einem Bachelorabschluss ↑<br>– bessere Patientenoutcomes ↑ |
| Mitarbeiterzufriedenheit und Qualität der Zusammenarbeit | |
| Aiken (2008) | Magnetkrankenhäuser haben im Vergleich zu Nicht-Magnetkrankenhäusern positivere Ergebnisse im Hinblick auf<br>– Pflege/Arzt-Beziehungen<br>– Pflegemanagement/Führung<br>– Ressourcen und Besetzung<br>– Burnout-Rate und Berufsunzufriedenheit |

zum einen zur persönlichen Qualifizierung bei und zum anderen zum Innovationsschub für die Implementierung notwendiger Veränderungen in ihrem beruflichen Kontext als Pflegedirektorin in einer Universitäts- und Rehabilitationsklinik.

Die Hospitationsklinik in Jacksonville, Florida, hat 790 Klinikbetten mit einem großen Ambulanzzentrum („out patient" Bereich) ähnlich der deutschen medizinischen Versorgungszentren (MVZ). Die Hospitationsklinik UF-Health hat seit 2010 den Magnetstatus. 2015 bekam die Klinik erneut die Anerkennung als Magnetkrankenhaus durch die ANCC bestätigt. Die Entwicklung zum Magnetkrankenhaus hat in der Hospitationsklinik fünf Jahre gedauert.

Teilnehmende Beobachtung, Experteninterviews und Dokumentenanalyse wurden eingesetzt, um ergänzende Erkenntnisse zum Thema Magnetkrankenhaus zu gewinnen. Diese werden im folgenden Kapitel benannt. Nachfolgend wird im Fokus auf Qualität und Qualifikation der Theorie-Praxis-Transfer hergestellt, wohlwissend, dass alle Schlüsselkomponenten und Magnetstärken zusammenhängen und sich ergänzen.

Zunächst soll auf die Schlüsselkomponente „transformationale Führung" eingegangen werden. Im Fokus stehen Führungskräfte der Hospitationsklinik.

### 12.5.2 Rolle der Führung: transformationale Führung

#### ▪ Pflegedirektoren

Ein Pflegedirektor, Chief Nursing Officer (CNO), ist eine Führungsperson, die Vision, Werte und strategische Planung der Pflege mit der Strategie der Organisation vereint. Ziel ist es, die Leistung der Klinik zu verbessern. In allen Bereichen, in denen Pflege wirkt, muss der Pflegedirektor Strukturen, Prozesse und Erwartungen für klinischen Input unter Beteiligung der Pflege verbessern (ANCC 2014). Hierbei wird eine Führungskraft erwartet, die Mut hat, neue und innovative Konzepte in der Pflege umzusetzen. Als Evidenzquelle dient die strategische Planung in Form von praktischen Beispielen.

**Qualifikation** Masterstudium Pflegewissenschaft, CNO, war zum Zeitpunkt der Hospitation im Promotionsverfahren (Voraussetzung für Akkreditierung, Masterabschluss oder höherer Abschluss, Abschluss M.Sc., wenn der Masterabschluss nicht in Pflegewissenschaft ist, muss der B.Sc. oder eine höhere Qualifikation in Pflegewissenschaft sein) (ANCC 2014, S. 8)

- **Klinikdirektoren**

Die Klinikdirektoren sind in deutschen Kliniken Abteilungs- und Bereichsleitungen gleichzusetzen. Sie setzten den Strategieplan um, sind für Abteilungen mit einer Bettenzahl von 60 bis 120 verantwortlich. Weiter leiten sie Projekte und sind verantwortlich in Komitees für interdisziplinäre und abteilungsübergreifende Projekte, die sie interdisziplinär planen und im interdisziplinären Kontext zum Abschluss bringen.

**Qualifikation** Masterabschluss.

- **Stationsmanager**

Die Stationsmanager in der Hospitationsklinik sind in deutschen Kliniken mit Stationsleitungen vergleichbar. Sie sind täglich im operativen Prozess und übernehmen Schichtverantwortung. Sie werden unterstützt durch die Charge-Nurses, die zeitweise Schichtverantwortung übernehmen. Diese Position wird als Möglichkeit für die Entwicklung von Nachwuchsführungskräften gesehen. Als Schichtverantwortliche konnten sich junge Pflegepersonen engagieren, die im Rahmen der Personalentwicklung sich im Management weiter entwickeln wollten (die Schichtverantwortlichen bekamen 1 Dollar/Stunde zusätzlich für die Koordination und Schulung der Mitarbeiter).

**Qualifikation** Mindestens Bachelorabschluss.

- **Advanced-Nurse Practitioner (ANPs)**

Die ANPs waren in verschiedenen Bereichen zu finden: zum einen als stationsübergreifende Schichtverantwortliche mit Expertenwissen (Abteilung mit 120 Betten), zum anderen als ANPs mit der Expertise im Notfallmanagement und der Kompetenz in der Atemtherapie, eingesetzt für alle Stationen.

**Qualifikation** Masterabschluss.

Zu dem Zeitpunkt der Hospitation wurde das Projekt der proaktiven Runden („proactive rounding by the rapid response team reduces inpatient cardiac arrests") durch Pflegeexperten evaluiert. Ziel proaktiver Runden ist, die Notfallprävention für Patienten nach der Verlegung von der Intensivstation oder Patienten mit hochkomplexen Krankheitsbildern nach einer Operation auf der Normalstation zu überwachen und zu betreuen. Die proaktiven Runden übernehmen sogenannte „Oranges Rounding Nurses", Mitarbeiter auf Masterniveau. Außerdem gehören die Beratung von Patienten, Angehörigen und Mitarbeitern zu den Aufgaben dieser Mitarbeiter. Die „Oranges Rounding Nurses" sind über 24 Stunden erreichbar. Im Anschluss an ihre proaktiven Runden werden die zuständigen Pflegefachkräfte und Ärzte über den Zustand der Patienten informiert. Die Projektevaluation war Teil der Promotion einer zuständigen Abteilungsleitung. Ergebnis war unter anderem, dass seit der Implementierung Rückverlegungen auf die Intensivstation reduziert werden konnten (Gerteis et al. 2013). Studien konnten die Effektivität und die Effizienz des Einsatzes nachweisen.

### 12.5.3 Stationsteam Arbeiten im Skill- und Grade-Mix

Bachelorrate 60 % in der Hospitationsklinik (2014).

- **Strategieplan**

Der Strategieplan für Magnetkrankenhäuser gibt eine 80 %ige Bachelor-Rate bis 2021 vor. Hierbei wird die Personalentwicklung pro Station überwacht. Die Ergebnisse werden den Klinikdirektoren und Stationsleitungen zur Verfügung gestellt.

Als Gesamtkonzept wurden die Personalentwicklung in Zusammenarbeit mit der Abteilung Human Resource und die nachhaltigen Strukturen und Kooperation mit Universitäten transparent. Während der Hospitationen wurden immer wieder Hochschulprofessoren mit ihren Studenten im klinischen Feld auf den Stationen angetroffen. Die universitäre Pflegeforschung hatte ihren festen Platz, die zur Evidenzbasierung zum Erwerb von akademischer Grade (Promotion) und zur Heranbildung von Hochschuldozenten eine Selbstverständlichkeit war. In den USA hat die Pflegeforschung eine lange Tradition.

In einem Magnetkrankenhaus geht es nicht um die Vollakademisierung. Vielmehr sollen die unterschiedlichen hochschulischen und die in der Berufsausbildung erworbenen Qualifikationsniveaus, in der jeweiligen richtigen Mischung eingesetzt werden.

**Ziel, um die Anerkennung zum Magnetkrankenhaus zu behalten, ist bis 2021 80 % Bachelorabsolventen oder höhere Qualifikation in der Pflege (ANCC 2014).**

Im Rahmen der Hospitation wurden immer wieder die Themen „Qualität der Führung – Leadership und Shared Governance" thematisiert. Wo wurde dies in der Hospitationsklinik sichtbar? Die Herausforderung der Führung war es, Mitarbeiter zu motivieren, die Teams für die gemeinsame Mission zu begeistern, Vision und Werte einzustehen und dabei gemeinsam etwas ganz Besonderes zu erreichen und zu leisten.

Im Mittelpunkt stand bei vielen Besprechungen immer wieder das gemeinsame Ziel „die bestmögliche Betreuung der Patienten". Stets wurde transparent, dass es für Mitarbeiter letztendlich auch das gute Gefühl ist, neben dem Expertenwissen durch die eigene Persönlichkeit etwas Besonderes zu leisten, auch der Stolz, beteiligt zu sein, sowie durch die sichtbare und nachweisbar gute Pflege auch in schwierigen Situationen die Differenz transparent zu gestalten.

Die CNO der Hospitationsklinik brachte es folgendermaßen auf den Punkt:

> [...] and appreciates that nurses make a difference every single minute of every single day [...]. (CNO der Hospitationsklinik 2014)

Unter Shared Governance wurde die Beteiligung der Pflege in Gremien verstanden sowie die Leitung von interdisziplinären Projekten durch Pflegende. Weiter wurden in der Hospitationsklinik die Mitarbeiter im Rahmen von Programmen („Fellowshipprogramme") an den Entwicklungen beteiligt.

### 12.5.4 Qualifikation der Pflege an der Hospitationsklinik

80 % der Klinikdirektoren (20 Klinikdirektoren) hatten einen Masterabschluss. Davon haben zwei Klinikdirektoren zwei Masterabschlüsse (Kombination: MBA, M.Sc.). Der CNO hatte bereits eine Promotion, während weitere Direktoren während der Hospitation im Promotionsverfahren waren. Weiter haben die ANPs überwiegend einen Masterabschluss. Insgesamt haben 60 % der Mitarbeiter einen Bachelorabschluss. Die Physician-Assistants haben einen Masterabschluss, sind im Stellenplan bei den Ärzten verortet und arbeiten im Tandem mit den Ärzten.

Darüber hinaus wurden „advanced practice registered nurses" (APRNs) eingesetzt. Sie verfügten über eine Weiterbildung zwischen zwei bis vier Jahren. Als Gesundheits- und Krankenpfleger, Hebammen, Pflegeexperten und als Anästhesiefachpflegende waren die APRNs eingesetzt (ANCC 2014, S. 29). Die Weiterbildung zur APRN diente in der Hospitationsklinik häufig zur Rollenfindung.

Die Zusammenarbeit der Berufsgruppen war etwas Selbstverständliches. Auch sind Outsourcing-Bereiche (z. B. Service, Hauswirtschaft, Botendienst) Teil der Teams und werden im Stationsalltag integriert. Ziel des Skill- und Grade-Mixes war es, die verschiedenen Kompetenzstufen in den Alltag zu integrieren und somit eine gute Arbeitssituation für Patienten und Mitarbeiter zu schaffen.

Für die Pflegestrategie war die Orientierung an einem professionellen Rahmen wichtig. Dabei boten in der Hospitationsklinik das Konzept „patient centered care" von Gerteis (2002) und das Konzept „relationship centered care" von Kolorouis (2013) die Grundlagen.

Als Bezugsrahmen für die professionelle Pflege wurde ein Rahmenwerk entwickelt und genutzt (Miles und Vallish 2010, S. 18).

Folgende Vorbereitungen waren für die Einreichung der Dokumente in Bezug auf pflegesensitive Outcomes für die Akkreditierung notwendig und für die Mitarbeiter mit dem Thema „Nurses by the Numbers" in der Klinik transparent:

**Vorbereitungen für die Akkreditierung**

- Erfassung von pflegesensitiven Outcome-Daten für acht Quartale zu den Themen:
  - Sturzrate
  - Dekubitusrate
  - Infektionsrate durch Blasenkatheter
  - Infektionsrate durch Venenverweilkanülen
- Patientenrückmeldungen, Mitarbeiterrückmeldungen, Fluktuationsraten, dabei müssen mindestens 4 Quartale über den nationalen Benchmarks sein
- Strategieplan für die Erhöhung der Bachelorrate, Kooperationen mit Hochschulen (Ziel bis 2021: 80 %)

Das folgende Dashboard (◘ Abb. 12.1) könnte ein Ausschnitt für ein zukünftiges Dashboard für deutsche Kliniken sein. Hinsichtlich der Benchmarkdaten sollte vor der Zertifizierung eine Abstimmung mit der ANCC stattfinden. Bis deutsche Benchmarkdaten vorliegen, könnten internationale Benchmarkdaten verwendet werden. Entscheidend sind die kontinuierliche Qualitätsverbesserung und die transparente Strategie (z. B. Erhöhung der Bachelorrate), die mit Zahlen messbar ist.

Die Hospitationsklinik orientierte sich am Qualitätskennzahlenset der National Database of Nursing Quality Indicators (NDNQI). Zu diesem Kennzahlenset gehören Qualitätsindikatoren wie Sturz (mit Verletzung) oder Dekubitus (erworben zu Hause oder in der Klinik).

Weiter wurden Kennzahlen zum Qualifikationsmix im Team, Pflegestunden pro Patient pro Tag, Zufriedenheit der Pflegenden im Beruf und auf den Stationen, die Arbeitsumgebung (Practice Environment Scale) sowie die Qualifizierung der Pflegenden genutzt. Fluktuationsrate der Pflegenden, Schmerzmanagement/Paravasate bei Infusionen, nosokomiale Infektionen, beatmungsassoziierte Pneumonierate, katheterassoziierte Harnwegsinfektionsrate, ZVK-assoziierte Venenentzündungsrate, Fixierungshäufigkeit und Infektionsraten sind weitere Kennzahlen (ANCC 2014).

### 12.5.5 Lernende Organisation, Kulturentwicklung und Qualifikationen

Auch in den interdisziplinären Besprechungen wurde immer wieder transparent: „we have one goal – the best for the patient!“ Die Patientensicherheit hatte eine hohe Priorität (z. B. Hygiene, Medikamentenmanagement).

Zur Implementierung von neuen Erkenntnissen wurde das Iowa Modell (Brandenburg 2007) für den Theorie-Praxis-Transfer angewandt. Weiter wurden Inhalte der Diffusionstheorie transparent (Rogers 2003). In dieser Theorie werden beispielweise Multiplikatoren entwickelt und Champions identifiziert. Zum einen wurden Champions identifiziert, die Wissen als Facilitatoren in die Praxis bringen (Rogers 2003). Zum anderen diffundiert das Wissen durch verschiedene Multiplikatoren (Rounding-Team, Fellowships, Champions) sowie durch Besprechungen in die Teams.

Strukturen wie CIRS (Critical Incident Reporting System) und die Methode des 360-Grad-Feedbacks boten weitere Bausteine für das gemeinsame Lernen. Durch wöchentliche Kurzbesprechungen wurden die Mitarbeiter in Früh- und Spätschicht informiert. Die „Dashboards“ boten hohe Transparenz durch kontinuierlich verfügbare Information in den Bereichen. Das Skill-Lab war eine wichtige Einrichtung, die ergänzend ermöglichte, interdisziplinär zu lernen.

Praxisanleiter waren zu jeder Tages- und Nachtzeit im Einsatz. Darüber hinaus bestand eine Kultur, in der die Mitarbeiter auch über die fachlich-inhaltlichen Themen hinaus wahrgenommen werden. So wurden in der Hospitationsklinik die Geburtstage gefeiert und auch gemeinsam an Sportevents teilgenommen. Hierfür gab es „Kümmerer“ in der Klinik. Trotz der hohen Verlässlichkeit, Kompetenz und Selbstständigkeit der Pflege waren die Ärzte in alle Behandlungsschritte involviert. Für die Pflege etwas Selbstverständliches:

> » […] wir brauchen die Ärzte, sie wollen auch wissen, wie es ihren Patienten geht, sie wollen wissen, wie die von ihnen hochaufwändige Operation das Ziel erreicht hat und wie es für den Patienten weiterläuft […].

| Jahr: | | | 1. Quartal 2013 | | | 2. Quartal 2013 | | | 3.Quartal 2013 | | | 4. Quartal 2013 | | |
|---|---|---|---|---|---|---|---|---|---|---|---|---|---|---|
| Indikator | Bezug | Ziel | | | | | | | | | | | | |
| **Wachstum** | | | | | | | | | | | | | | |
| Prozent der Pflegenden mit Bachelorabschluss oder höher | | 30% | | | 4.50% | | | 4.50% | | | 5.70% | | | 5.70% |
| **Leistungen** | | | | | | | | | | | | | | |
| Kommunikation mit Pflegefachkräften | HCAHPS | ≥ 76.56* | 80.64 | 78.88 | 79.29 | 79.05 | 75.75 | 77.12 | 79.98 | 77.73 | 82.05 | 83.79 | 73.57 | |
| Schmerzmnagement | HCAHPS | ≥69.46* | 66.01 | 66.48 | 67.81 | 68.02 | 67.67 | 69.92 | 70.59 | 67.00 | 79.17 | 79.79 | 60.03 | |
| Kommunikation über die Medikation | HCAHPS | ≥60.89* | 62.62 | 60.00 | 61.00 | 61.15 | 61.68 | 61.93 | 71.40 | 49.73 | 50.00 | 55.04 | 77.11 | |
| Entlassungsinformationen | HCAHPS | ≥83.54* | 85.10 | 84.93 | 85.14 | 85.93 | 83.72 | 85.80 | 88.21 | 88.79 | 84.62 | 92.64 | 72.64 | |
| **Qualität** | | | | | | | | | | | | | | |
| Gesamte Stürze/Fälle pro 1000 Patiententage (Rate) | NDNQI | <50. | | | 2.47 | | | 7.8 | | | 3.78 | | | 1.23 |
| Prozent der befragten Patienten mit erworbenem Dekubitus | NDNQI | <50. | | | 0.00% | | | 0.00% | | | 0.00% | | | 0.00% |
| ZVK-induzierte Blutstrominfektionen po 1,000 ZVK-Tage | NHSN | 90. | 0.0 | 22.70 | 0.0 | 0.0 | 0.0 | 7.8 | 0.0 | 0.0 | 0.0 | 0.0 | 0.0 | 0.0 |
| Dauerkatheterbedingte Harnwegsinfektioenpro 1000 Kathetertage (Rate) | NHSN | 90. | 0.0 | 0.0 | 0.0 | 0.0 | 0.0 | 23.8 | 0.0 | 0.0 | 0.0 | 0.0 | 0.0 | |
| **Finanzierung** | | | | | | | | | | | | | | |
| Gesamte Ausgaben des Budgets | | | | | | | | | | | | | | |
| **Personen** | | | | | | | | | | | | | | |
| Fluktuation | | | | | | | | | | | | | | |

HCAHPS - Hospital Consumer Assessment of Healthcare Providers and Systems
NDNQI - The National Database of Nursing Quality Indicators
NHSN - National Healthcare Safety Network (NHSN)

**Abb. 12.1** Dashboard, Empirical Outcomes (eigene Darstellung 10.2016)

## 12.6 Leben von Visionen und berufliche Identität

Es wurde deutlich, dass Visionen und Werte gelebt werden. Dabei wird eine Kultur entwickelt, in der jeder Mitarbeiter zentrale Werte leben kann, um hilfsbedürftige Menschen in einer Abhängigkeitssituation aus ihren gesundheitlich bedingten Krisen herauszuführen. Dies erfolgt im Einklang mit der zentralen Herausforderung, die bestmögliche Betreuung des Patienten und der Angehörigen sicherzustellen. Hier wird ein gewisser Spirit, eine Kultur der sinnstiftenden Tätigkeit gespürt, die das Besondere ausmacht und den Mitarbeitern die Identität für den Beruf gibt, auch stolz macht und letztendlich den Patienten das Gefühl der exklusiven Behandlung und Betreuung gibt.

Insgesamt waren die Mitarbeiter sehr offen und freundlich, in allen Hierarchiestufen sehr engagiert und sahen Projekte und Tätigkeiten als persönliche Herausforderungen. So wurde zum Beispiel auch beim täglichen „Bettenmeeting" transparent, dass die Stationsmanager oder die Charge Nurses die freien Betten benannten und der Anforderung der 10.00-Uhr-Entlassung nachkamen, um beispielsweise an diesem Tag den 80 wartenden Patienten in der Notaufnahme ein stationäres Bett zu bieten.

- **Positive Einstellung zur Arbeit**

Die Mitarbeiter sprachen sehr positiv „[…] we can do, it´s a great job […] I like to be here […]".

Neue Mitarbeiter sagten „[…] wir haben hier sehr gute Entwicklungschancen, wir können einen Bachelor machen, wir lernen viel, das Skill-Lab ist sehr interessant […]".

- **Wertschätzung der Gesellschaft – Vertrauen von der Community**

Die Pflege wurde sehr positiv von der Community wahrgenommen: „[…] Nurses are angels […]", konnte die Autorin während der Hospitation auf einigen Karten und Dankesschreiben von Patienten lesen.

Im Dialog mit Führungskräften wurde immer wieder erörtert: „[…] Pflege ist mehr als ein Job, um Geld zu verdienen, Pflegende begleiten die Menschen unserer Community in den schwierigsten Situationen ihres Lebens, häufig sind diese Situationen lebensbedrohlich. Es sind Situationen, die mit Angst verbunden sind, wie beispielsweise nach einem schweren Unfall oder vor einer großen Operation".

Weiter führten sie an, dafür sei die Community dankbar, dass die Pflegenden nicht nur ihren Job machten, sondern sich individuell auf Patienten und Angehörige einstellten und sich als ganze Person einbrachten und den Menschen in einer schwierigen Situation ein heilendes Milieu boten. Gleichzeitig seien sich die Pflegenden dessen bewusst und wollen eine professionelle Arbeit für die Menschen in der Gemeinde bieten. Das gehöre zu ihrer Selbstverständnis („O-Ton" Pflegende in der Hospitationsklinik).

Darüber hinaus berichteten Patienten positiv in der Community. Das schaffte wiederum Vertrauen in der Gesellschaft und erzeugte ein positives Image, das in der zweiten Schlüsselkomponente des Magnetkrankenhausmodells in der Organisationsstruktur transparent wurde.

- **Stolz und „Magnet Moments" – Diffusion von Informationen in der Praxis und Entwicklung einer Lernkultur**

An vielen Stellen kamen Informationen und positive Projekte in die Praxis. Es ging in der lernenden Organisation an verschiedenen Stellen um das Annehmen und die Gestaltung von Lernsituationen (Senge 2003). So konnten die jungen Gesundheits- und Krankenpflegerin von der „Rounding Nurse" lernen.

Lernsituationen wurden von der Charge-Nurse sichergestellt, indem sie den jungen Pflegenden die Sicherheit bot, bei Bedarf Unterstützung zu bekommen. Die Charge-Nurses bekam bei Bedarf Unterstützung durch die Stationsmanager und die Klinikdirektoren. Diese Ansprechbarkeit auf verschiedenen Ebenen ermöglichte Sicherheit und Lernoptionen. Weitere Möglichkeiten zum Lernen boten verschiedene Fortbildungsreihen. Diese wurden für den jeweiligen Bedarf und für die unterschiedlichen Fachgebiete entwickelt.

Außerdem ermöglichten die Champions und Fellowships mit Projektaufträgen auf den Stationen positive Entwicklungen und brachten Innovationen in die Teams. So wie in der Praxis von verschiedenen Stellen Wissen in die Organisation kam, wurde auch in den Besprechungen transparent, dass die Themen von den unterschiedlichen Perspektiven im interdisziplinären Team ergänzt wurden.

- **Evidenzbasierte Pflege – Selbstverständlichkeit in einem Magnetkrankenhaus**

Hierbei wird die vierte Schlüsselkomponente des Magnetmodells sichtbar. Ein hoher Anteil an akademisch qualifizierten Pflegenden setzt evidenzbasierte Pflege (evidence-based practice) um. Evidence-based practice heißt hier, das beste verfügbare Wissen für die individuelle Patientensituation zu nutzen (Behrens und Langer 2004). Hierbei geht es um die Schlüsselkomponente, durch neues Wissen Innovationen und Verbesserungen der Struktur zu unterstützen.

Der Umgang mit Literatur als wichtiges Element zur Beantwortung von Fragen war im Alltag sichtbar, indem Mitarbeiter zu Praxisfragen (unter anderem auch im Rahmen ihres Studiums) recherchierten. Es bestand auf den Stationen ein Zugang zu den umfangreichen Online-Bibliotheken und zur Hochschulbibliothek. Die Zusammenarbeit mit der Universität wirkte sich sehr positiv auf das Lernklima aus. Es waren an manchen Tagen bis zu fünf Pflegestudenten mit Praxisanleitern auf den Stationen. Bei der Direktorin für Magnet und Research liefen die Informationen zu Pflegeforschungsprojekten und die Evaluation der Ergebnisse des Dashboards zusammen.

Pflegeforschungsprojekte wurden von den Klinikdirektoren vorgeschlagen und teilweise auch interdisziplinär entwickelt. Die Finanzierung von Forschungsprojekten für Medizin, Pflege und Pharmazie erfolgte über Spenden und/oder über nationale Fonds und Stiftungen.

Ein berufliches Praxismodell ist der allumfassende konzeptuelle Rahmen für Pflegekräfte, Krankenpflege und professionsübergreifende Patientenversorgung. Es ist eine schematische Beschreibung eines Systems, einer Theorie oder eines Phänomens. Diese zeigt auf, wie Pflegekräfte ihrem Beruf nachgehen, zusammenarbeiten, kommunizieren und sich beruflich weiterentwickeln, um Pflege höchster Qualität für diejenigen bereitzustellen, die von der Organisation versorgt werden (z. B. Patienten, Angehörige und die Umgebung). Das berufliche Praxismodell veranschaulicht die Ausrichtung und Integration der Pflegepraxis an Mission, Vision, Werten und Philosophie, welche die Pflege angenommen hat.

- **Theorie-Praxis-Transfer – der Weg zum Magnetkrankenhaus**

Nach Impulsen aus Hospitationen in einem Magnetkrankenhaus und umfassender Literaturrecherche, Fachgesprächen und der konkreten Auseinandersetzung mit dem Handbuch (ANCC 2014, S. 16ff) sind folgende Schritte bedeutend:

- Begeisterung für das Thema durch die Pflegedirektion, Abteilungsleitungen und Stationsleitungen, Mitarbeiter, Workshops für Stationsleitungen und Mitarbeiter, Thematisierung in der Klinik in anderen Berufsgruppen im Rahmen, Führungskräftesitzungen, Betriebsversammlungen etc.
- Entscheidung der Geschäftsführung
- SWOT-Analyse
- Strategieplan – Pflegedirektion in enger Abstimmung mit Geschäftsführung und Stationsleitungen
- Strukturveränderung der Pflegedirektion (wissenschaftliche Mitarbeiterin mit Masterabschluss: Thema Umsetzung Magnetkrankenhausmodell – Pflegeforschung – Begleitung von Studenten während des Studiums in Praxisfragen)
- Kooperation mit Hochschulen (Praxisplan für die Ausbildungen der Pflegestudenten in der Praxis, Pflegemitarbeiter mit Masterabschluss für IT in der Pflege, Assistentin der Pflegedirektion mit BA-Abschluss)
- Thema Wissensmanagement und das Errechnen des Business- Case for Magnet für die Einrichtung (◘ Abb. 12.2, ◘ Abb. 12.3)

## 12.7 Herausforderungen des Theorie-Praxis-Transfers

Das Change Management unterstützt die Pflege gerade jetzt, vor allem, wenn es um die strategische Ausrichtung geht. Es gibt kaum eine Klinik mehr, die strategische Themen nicht zum einen mit Fragen der Qualität, des Risikomanagements und der Hygiene und zum anderen mit Wissensmanagement im

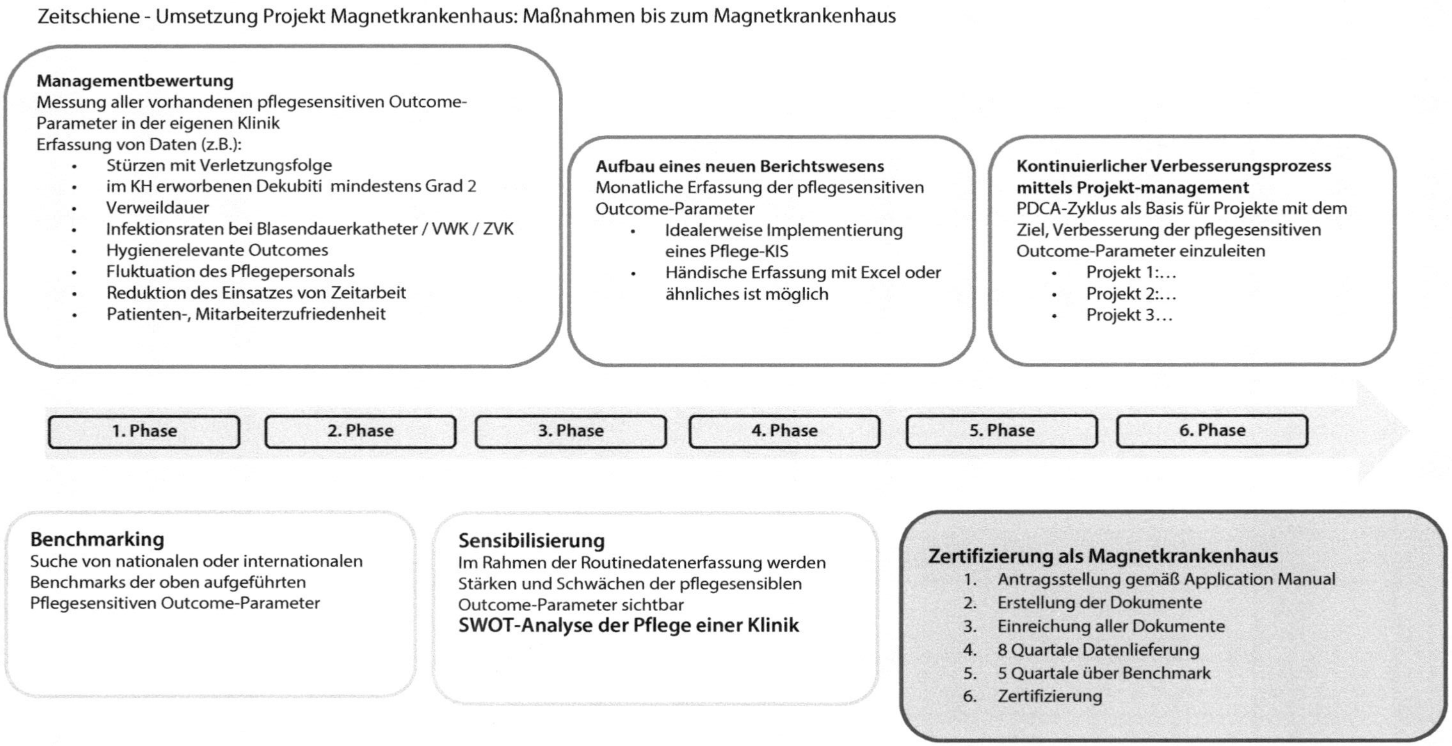

Zeitschiene - Umsetzung Projekt Magnetkrankenhaus: Maßnahmen bis zum Magnetkrankenhaus

**Managementbewertung**
Messung aller vorhandenen pflegesensitiven Outcome-Parameter in der eigenen Klinik
Erfassung von Daten (z.B.):
- Stürzen mit Verletzungsfolge
- im KH erworbenen Dekubiti mindestens Grad 2
- Verweildauer
- Infektionsraten bei Blasendauerkatheter / VWK / ZVK
- Hygienerelevante Outcomes
- Fluktuation des Pflegepersonals
- Reduktion des Einsatzes von Zeitarbeit
- Patienten-, Mitarbeiterzufriedenheit

**Aufbau eines neuen Berichtswesens**
Monatliche Erfassung der pflegesensitiven Outcome-Parameter
- Idealerweise Implementierung eines Pflege-KIS
- Händische Erfassung mit Excel oder ähnliches ist möglich

**Kontinuierlicher Verbesserungsprozess mittels Projekt-management**
PDCA-Zyklus als Basis für Projekte mit dem Ziel, Verbesserung der pflegesensitiven Outcome-Parameter einzuleiten
- Projekt 1:…
- Projekt 2:…
- Projekt 3…

1. Phase | 2. Phase | 3. Phase | 4. Phase | 5. Phase | 6. Phase

**Benchmarking**
Suche von nationalen oder internationalen Benchmarks der oben aufgeführten Pflegesensitiven Outcome-Parameter

**Sensibilisierung**
Im Rahmen der Routinedatenerfassung werden Stärken und Schwächen der pflegesensiblen Outcome-Parameter sichtbar
**SWOT-Analyse der Pflege einer Klinik**

**Zertifizierung als Magnetkrankenhaus**
1. Antragsstellung gemäß Application Manual
2. Erstellung der Dokumente
3. Einreichung aller Dokumente
4. 8 Quartale Datenlieferung
5. 5 Quartale über Benchmark
6. Zertifizierung

**Abb. 12.2** Qualitätsentwicklung in der Pflege am RKU – in Anlehnung an das Magnetkrankenhausmodell aus den USA

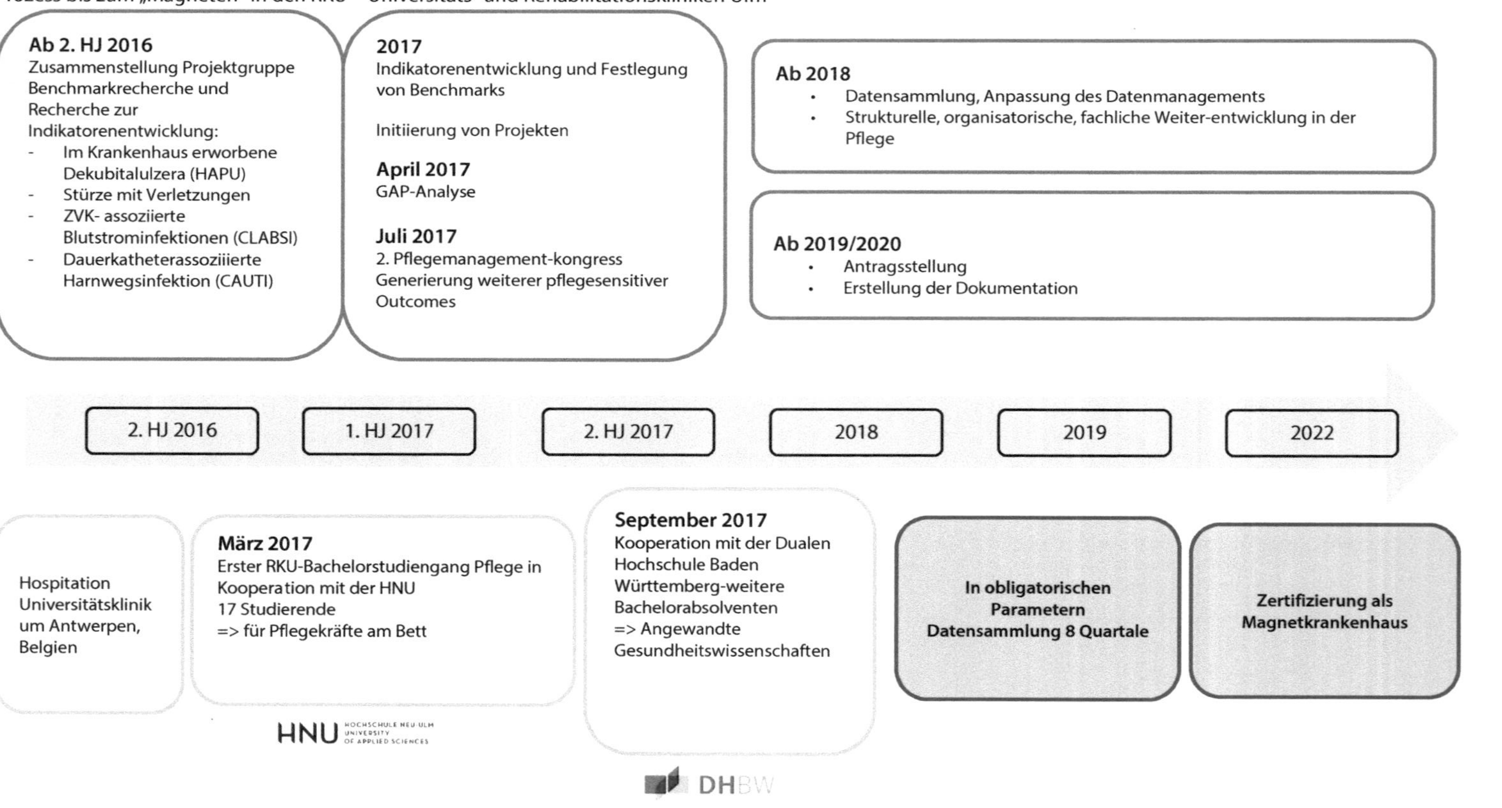


**Abb. 12.3** Prozess bis zum „Magneten" in den RKU – Universitäts- und Rehabilitationskliniken Ulm, 11. 2016

Kontext des Personalmanagements verbindet. Auch kommt in Deutschland an, dass die Pflege- und Medizinstrategie an der Spitze von Gesundheitseinrichtungen wichtige Weichen stellen können. Es wird bereits in vielen Kontexten überdurchschnittlich viel in Qualitätstransparenz und Krankenhausvergleiche investiert. Ähnlich den Magnetkrankenhäusern wird hier bereits schon seit Jahren der Ansatz der Qualitätsmessung durch Routinedaten verfolgt. Auch die Implementierung von Expertenstandards und die Evaluation des Themas „Best Place to Work" sowie die Teilnahme an externen Vergleichen ist in vielen Kliniken präsent.

Darüber hinaus bestehen zahlreiche Zertifizierungsverfahren in Kliniken. Die Zertifizierung nach DIN EN ISO 9001–Zertifizierung ist beispielsweise eine gute Grundlage, das Magnetkrankenhausmodell zu implementieren. Der wirtschaftliche Gewinn liegt auf der Hand, so antwortete die CNO in der Hospitationsklinik in den USA beim Interview:

> » [...] wir haben eine ganz geringe Fluktuationsrate, wir haben viele Bewerber, auch können wir durch verschiedene Studien nachweisen, dass sich unsere Outcome-Daten für die Patienten verbessert haben, und auch die Belegungstage sind angemessen [....].

Im Kontext des Magnetkrankenhauses sind auf wirtschaftswissenschaftlicher Ebene neben der Finanz- und Langfristplanung die strategische Planung und das strategische Management von elementarer Bedeutung (Hungenberg 2001, S. 45). Bei der strategischen Planung geht es um die wertsteigernde Unternehmensstrategie, um nachhaltige Geschäftsprozesse sowie um die Ausrichtung des Unternehmens auf die Umwelt. Im strategischen Management steht der normative Rahmen, die Umsetzung von Strategien durch Strukturen und Systeme und das Personalmanagement zum Aufbau strategischer Qualifikationen im Mittelpunkt (Hungenberg 2001, S. 45).

Im Kontext Magnetkrankenhaus geht es auch darum, die „Marke Pflege" am Markt zu positionieren. Es ist von zentraler Bedeutung, die Qualitäts- und die Grundsatzdiskussion, wie sich die Pflege im Gesundheitswesen einbringen bzw. darstellen soll, zu führen. Neben der Implementierung von Expertenstandards sollte die Entwicklung der Professionalisierung vorangetrieben werden, sodass Pflegende ihre Inhalte selbst definieren, konzentrieren, evaluieren und aktualisieren können. Wenn Pflege die ihr angedachten Aufgaben übernehmen soll, darf und will, ist eine wissenschaftliche Praxis notwendig. Dabei muss die Ausbildung auf einer wissenschaftlichen Basis beruhen und Pflegeforschung ihren festen Platz in der Praxis finden.

Der Weg zum Magnetkrankenhaus wurde während der Hospitation von den Führungskräften häufig wie ein Marathon beschrieben. Es wurde darauf hingewiesen, dass ohne die Implementierung von IT es nur mit hohem Aufwand gelingen könne, pflegesensitive Outcomes zu generieren. Sicher stellt es eine große Hürde dar, die pflegesensitiven Outcome-Daten zu erfassen, verbunden mit der Suche nach geeigneten Benchmarkpartnern. Dabei könnte in einer Übergangsphase die Orientierung an Benchmarks aus den USA bestätigt werden.

Auch bei zahlreichen positiven Faktoren ist es immer mit einer Ungewissheit verbunden, wie sich Dynamiken entwickeln. Der schwierige „Weg zum Magnetkrankenhaus" könnte beispielweise zunächst von einigen Pflegeenden nicht so akzeptiert werden und zunächst eine Fluktuation befördern.

Magnetstärken umzusetzen bedeutet häufig zunächst etwas Schmerzhaftes, die Konfrontation mit der Wahrheit, es bedeutet, sich intensiv mit dem eigenen Selbstverständnis auseinanderzusetzen. Allerdings kann dies auch stärken. Es geht letztendlich um Kulturentwicklung und eine Fokussierung auf den Patienten, an der sich alle Berufsgruppen beteiligen und stolz sind, etwas Besonderes für die bestmögliche Patientenbetreuung zu leisten.

Auch McClure (2010) weist darauf hin, dass das hohe Ziel, die harte Arbeit und vor allem auch das tiefe Commitment der Pflege in den Kliniken zu bekommen, eine hohe Hürde darstellt (McClure 2010). Sie beschreibt weiter, dass ein Benefit für die Kliniken schon in Form der Orientierung an den Prinzipien der Magnetkrankenhäuser erreicht werden kann (McClure 2010).

## 12.8 Sind Magnetkrankhäuser für das deutsche Krankenhaussystem geeignet?

### ■ Zusammenhang von Qualifikation und Qualität

Es steht außer Frage, dass es Zusammenhänge zwischen Qualifikation von Pflegepersonen und der Qualität der Patientenversorgung gibt. Allerdings gibt es in diesen Feld noch Forschungsbedarf. Das Magnetkrankhausmodell stellt durch seine Grundstruktur ein Modell dar, das in seinen Bausteinen die aktuellen Anforderungen im deutschen Gesundheitssystem erfüllen kann. Es geht im Kern auch darum, Führungskräfte zu entwickeln, welche die Transformation des Systems voranbringen, ihre Mitarbeiter auf den Weg mitnehmen und einen Teamspirit versprühen. Von zentraler Bedeutung ist es dabei, eine exemplarische professionelle Praxis zu entwickeln, das heißt beispielsweise innovative Praxismodelle im direkten Patientenkontakt, neues Wissen und Verbesserungen zu nutzen und Transparenz durch die Messung empirischer Outcomes zu schaffen.

Letztendlich geht es auch darum, dass jede Klinik die Umsetzung des Zeitpunktes für eine konsequente Strategie selbst beantworten muss. Hier ist auch zu hinterfragen, welche Mittel im jeweiligen Kontext vorhanden sind. Die Hintergründe mit einer zunehmenden Fokussierung auf den Patienten und dessen Angehörige, die Verpflichtung auf Nachweise für den Erfolg der Behandlung kann nicht ohne die Schlüsselkomponente „empirische Outcomes" beantwortet werden. In diesem Rahmen gibt es bereits zahlreiche Entwicklungen, welche die Möglichkeit bieten, aus Routinedaten pflegesensitive Outcome-Daten zu generieren.

Im Bereich der Akademisierung bieten viele Hochschulen in Deutschland bereits eine Vielfalt an Studiengängen an. Hierbei findet eine zunehmende Zusammenarbeit zwischen Hochschulen und Pflegepraxis statt. Das Thema Personalentwicklung und Wissensmanagement ist längst auch ein bedeutendes Thema in der Pflege: Es geht um eine strukturierte Personalentwicklung, angepasst an die Bedarfe im jeweiligen Kontext und an den Bedürfnissen der Mitarbeiter orientiert, die zur Verfügung stehen.

Mit den Möglichkeiten von Studium und Weiterbildungen ist es wichtig, die jungen Menschen für den Pflegeberuf mit den vielfältigen Perspektiven zu begeistern. Die kontinuierliche, strukturierte Steigerung der Bachelorquote kann in der Praxis viele Vorteile bringen. Schon während des Studiums werden Praxisfragen bearbeitet, welche neue Erkenntnisse für die Praxis liefern und zu einer „Evidence-based Practice" beitragen. Der Einsatz der akademischen Pflege im entsprechenden Praxisfeld muss in der richtigen Mischung im jeweiligen Klinikkontext erfolgen.

Für Experten sowie leitende und lehrende Pflegefachkräfte sollte ähnlich wie in Magnetkrankenhäusern eine hochschulische bzw. eine universitäre Qualifikation eine unbestrittene Voraussetzung für den Eintritt in diese Positionen sein. Die Strategie des konkreten Einsatzes der Bachelorabsolventen gibt zahlreiche Ansätze. Jedoch kommt es auf die Organisation der einzelnen Kliniken an, welche konkreten Bedarfe bestehen und wo die Mitarbeiter konkret eingesetzt werden, sicher im direkten Patientenkontakt.

Wichtig ist, dass die Vor- und Nachteile im jeweiligen Kontext beachtet werden müssen. Beispielsweise die Kosten für das Akkreditierungsverfahren zum Magnetkrankenhaus. Eine große Herausforderung stellen auch die hiermit verbundenen Kosten sowohl für das Akkreditierungsverfahren als auch die Kosten verbunden mit einer „Akademisierung" und damit Kosten für die Personalentwicklung dar. Nicht zuletzt geht es auch um hohe Kosten für die Entwicklungen im IT-Bereich.

Im Kontext der Implementierung von pflegewissenschaftlichen Erkenntnissen wird der Wandel im Gesundheitswesen und somit die Ausrichtung des Unternehmens an der Umwelt neue Konzepte von der Pflege verlangen, um eine wertsteigernde, effiziente und effektive (Effizienz und Effektivität) Unternehmensstrategie zu entwickeln und Wettbewerbsvorteile zu erreichen.

Letztendlich geht es auch darum, Mut zu haben, einen anstrengenden Weg zu gehen, eine klare Vision zu haben und einen stringenten Strategieplan umzusetzen und somit die Transformation des Systems mitzugestalten. Nicht zuletzt muss bemerkt werden, dass einzelne Elemente in deutschen Kliniken bereits vorhanden sind. Diese müssen aber noch stärker in den Fokus gestellt werden.

Durch die „Kräfte des Magnetkrankenhausmodells" kann es gelingen, eine Kultur im

Gesundheitssystem zu etablieren, in welcher die interdisziplinäre Zusammenarbeit kein Problem darstellt, sondern ein Grund sein kann, wieso Mitarbeiter die Arbeit lieben.

**Eine Qualitätsentwicklung in der Pflege in Anlehnung an das Magnetkrankenhausmodell aus den USA, der Weg zur Akkreditierung als Magnetkrankenhaus durch die ANCC oder der Weg zum „pathway to excellence" ist eine echte Zukunftsperspektive und auch eine positive Antwort auf die aktuelle Situation in den deutschen Kliniken und im deutschen Gesundheitssystem.**

## Literatur

Adams, A.; Bond, S. (2000): Hospital nurses job satisfaction, individual and organizational characteristics. In: Journal of Nursing Administration: Volume 32, Issue 3: Pages 536–543.

Agenda Pflegeforschung in Deutschland, Behrens, J; Stefan Görres, Doris Schaeffer, Sabine Bartholomeyczik, Renate Stemmer (2012) Agenda Pflegeforschung für Deutschland", (2012) http://www.dpo-rlp.de/agenda_pflegeforschung.pdf, Zugriff 10.12.2016,

Aiken, L. H.; Clarke, S. P.; Cheung, R. B.; Sloane, D. M.; Silber, J. H. (2003): Educational Levels of Hospital Nurses and Surgical Patient Mortality. In: Journal of the American Medical Association, 290 (12): 1617–1623.

Aiken, L. H.; Sloane, D. M.; Bruyneel, L.; Van den Heede, K.; Griffiths, P.; Busse, R.; Diomidous, M.; Kinnunen, J.; Kozka, M.; Lesaffre, E.; McHugh, M. D.; Moreno-Casbas, M. T.; Rafferty, A. M.; Schwendimann, R.; Scott, P. A.; Tishelman, C.; van Achterberg, T.; Sermeus, W. (2014): Nurse staffing and education and hospital mortality in nine European countries: a retrospective observational study IN: The Lancet Vol.383, No.9931: p 1824–183.

Aiken, L., Sean, C., Douglas S., Lake, E., N; Cheney, T. (2008). Effects of Hospital Care Environment on Patient Mortality and Nurse Outcomes. JONA, 38(5),223–229

Aiken L. H., Clarke, S. P.; Sloane, D. M.; Lake, E. T.; Cheney, T. (2008): Effects of Hospital Care Environment on Patient Mortality and Nurse Outcomes. In: Journal of Nursing Administration, 38 (5), S. 223–229

Aiken, L., University of Pennsylvania: Magnet Recognition as a Strategic Platform for Improving Quality of Hospital Care: Is It Applicable in Germany? Presentation at the Hauptstadtkongress Medizin und Gesundheit, Berlin 2008

ANCC American Nurses Credentialing Center (2010): Die Komponenten und Belege der Evidenz des Magnet-Modells. Online verfügbar unter: http://www.nursecredentialing.org/Magnet/ProgramOverview.aspx., Zugriff 20.8.2016

ANCC American Nurses Credentialing Center (2013) Getting started: An overview of an ANCC Magnet Recognition Program® and pathway to excellence® Programm Silver Spring

ANCC American Nurses Credentialing Center (2014); Magnet Application Manual, Innovate, Involve, Inspire; ANCC; Silver Spring, MD; 2014 Edition

ANCC American Nurses Credentialing Center (2016): Pathway Programme Overview. Online verfügbar unter: http://www.nursecredentialing.org/ForcesofMagnetism.aspx [Zugriff: 20. 08.2016].

AWMF Arbeitsgemeinschaft der Wissenschaftlichen Medizinischen Fachgesellschaften (k.A.): Die AWMF - Aufgaben und Ziele. Online verfügbar unter: http://www.awmf.org/die-awmf/aufgaben-und-ziele.html [Zugriff: 20.08.2016].

Bechtel, P., Smerdka-Arhelger, I. (Hrsg.) (2012): Pflege im Wandel gestalten - Eine Führungsaufgabe. Lösungsansätze, Strategien, Chancen. Springer-Verlag Berlin Heidelberg, S 148.

Behrens, J; Langer, G. (2004): Evidence-based Nursing. Vertrauensbildende Verzauberung der Wissenschaft. Bern, Hans Huber Verlag: 50.

Bölt, U.; Graf, T. (2012): 20 Jahre Krankenhausstatistik. Wirtschaft und Statistik. Herausgegeben von: Statistisches Bundesamt. Online verfügbar unter: https://www.destatis.de/DE/Publikationen/WirtschaftStatistik/Gesundheitswesen/20JahreKrankenhausstatistik.pdf?__blob=publicationFile [Zugriff: 11.13.2015].

Bornewasser, M., Kriegesmann, B., Zülch, J. (Hrsg.) (2014): Dienstleistungen im Gesundheitssektor. Produktivität, Arbeit und Management. Springer Gabler, Springer Fachmedien Wiesbaden.

BQS Institut für Qualität und Patientensicherheit GmbH (2009): in Elsbernd, Allgeier, Lauffer-Spindler 2010, S. 26. Brandenburg.

BQS Institut für Qualität und Patientensicherheit GmbH (2016): Leitbild. Online verfügbar unter: http://www.bqs.de/unternehmen/leitbild [Zugriff: 20.09.2016].

Brandenburg, H. (2007): Das Verhältnis von Theorie und Praxis in der Pflegewissenschaft in in H. Brandenburg, E-M. Panfil; H. Mayer; Pflegewissenschaft 2 Lehr und Arbeitsbuch zur Einführung in die Pflegeforschung, Verlag Hans Huber Bern.

Brandenburg, H.; Dorschner, S. (Hrsg.) (2003): Pflegewissenschaft 1, Lehr und Arbeitsbuch zur Einführung in die Pflegewissenschaft (1. Auflage). Bern, Verlag Hans Huber.

Bundesagentur für Arbeit (2013): Der Arbeitsmarkt in Deutschland -Fachkräfteengpassanalyse. Nürnberg. Stand Juni 2013. Online verfügbar unter: http://statistik.arbeitsagentur.de/Statischer-Content/Arbeitsmarktberichte/Fachkraeftebedarf-Stellen/Fachkraefte/BA-FK-Engpassanalyse-2013-06.pdf, Zugriff, 10.10.2016

Bundestag (1997): 2. GKV-Neuordnungsgesetz von 1997. Artikel 9: 3. Online verfügbar unter: http://dipbt.bundestag.de/doc/btd/13/060/1306087.pdf [Zugriff: 27.01.2015].

Carper, B. (1978): Fundamental patterns of knowing in nursing. In: Advances in Nursing Science. 1. Jg., Heft 1, 13–23

Chinn, P, L. Kramer, l, K.: Pflegetheorie. Konzepte - Kontext - Kritik. Ulstein Mosby. Berlin, Wiesbaden,.1996

DBfK Deutscher Berufsverband für Pflegeberufe e.V. (2013): Advanced Nursing Practice. Pflegerische Expertise für eine leistungsfähige Gesundheitsversorgung: 10.

DBfK Deutscher Berufsverband für Pflegeberufe e.V. (2014): Franz Wagner erhält HRH Princess Muna al-Hussein Award. Online verfügbar unter: https://www.dbfk.de/de/presse/meldungen/2012/Franz-Wagner-erhaelt-HRH-Princess-Muna-al-Hussein-Award.php [Zugriff: 06.08.2016].

DBfK Deutscher Berufsverband für Pflegeberufe e.V., Bundesverband (2015): Empfehlungen der BAG Pflegemanagement für die strategische Personalentwicklung in Gesundheits- und Pflegeeinrichtungen mit Blick auf BSN-Absolvent/innen. Berlin. Online verfügbar unter: http://www.bqs.de/leistungen/18-leistungen/125-mit-sicherheitskultur-zum-erfolg [Zugriff: 20.9.2016].

Drenkard, K. (2010): The business case for Magnet (Number 6). Lippincott/Willkins: Journal of Nursing Administration (Volume 40, Issue 6): 263–271.

DQNP Deutsches Netzwerk für Qualitätsentwicklung in der Pflege (2016): Deutsches Netzwerk für Qualitätsentwicklung in der Pflege. Online verfügbar unter: http://www.dnqp.de/38029.html [Zugriff: 21.02.2015].

ePA-CC GmbH (ePAcc) (k.A.): Über ePAcc. Online verfügbar unter: http://www.epa-cc.de/methode.html [Zugriff: 20.08.2016].

Estabrooks, C. A.; Midodzi, W. K.; Cummings, G. G.; Ricker, K. L.; Giovannetti, P. (2005): The impact of hospital nursing characteristics on 30-day mortality.in Nursing Research 54(2), S. 74–84

Faller, H. (2011):in. http://www.pkv.de/service/pkv_publik/archiv/2011/pkv-publik-nr-07-2011/pkv-publik-nr-7-2011.pdb.pdf, Zugriff 20.8.2016

Feuchtinger, J. (2014): Integration von akademisch ausgebildeten Pflegenden. CNE.fortbildung, 04, 12–16

Gebhardt, B.; Hofmann, J.; Roehl, H. (2016): Zukunftsfähige Führung. Die Gestaltung von Führungskompetenzen und -systemen. Bertelsmann Stiftung: 9. Online verfügbar unter: https://www.bertelsmann-stiftung.de/de/publikationen/publikation/did/zukunftsfaehige-fuehrung/ [Zugriff: 20.08.2016].

Geraedts, M.; Selbmann, H.-K. (2011): Konzepte des Qualitätsmanagements. In: Schaeffer, Doris; Wingenfeld, Klaus (Hrsg.): Handbuch Pflegewissenschaft. Weinheim und München: S. 599–615.

Gerteis M.et al.: (1993) Through the Patient ´s Eyes. Understanding and Promoting Patient- Centered Care. Josey Bass, New York

Gerteis, M. (2002) Through the Patient's Eyes: Understanding and Promoting Patient-Centered Carehttps://books.google.de/books/about/Through_the_patient_s_eyes.html?id=4kEQAQAAMAAJ&redir_esc=y

Giebing H. Francois-Kettner, H. Roes, M, Marr, H. (1999) : Pflegerische Qualitätssicherung. Konzepte, Methode, Praxis. 3. Auflage. Verlag Hans Huber. Bern.1999 S. 12–13.

g-plus (2015):Internationales Hospitationsprogramm Pflege und Gesundheit. Online verfügbar unter: http://www.g-plus.org/internationales-hospitationsprogramm-pflege-und-gesundheit/ [Zugriff: 20.08.2016].

g-plus (2016) Internationales Hospitationsprogramm Pflege und Gesundheit, Robert Bosch Stiftung Care for conical conditione, Robert Bosch Stiftung

Greß, S., Stegmüller, K (2014): Personalbemessung und Vergütungsstrukturen in der stationären Versorgung S.8.

Greß, S., Stegmüller, K. (2014): Personalbemessung und Vergütungsstrukturen in der stationären Versorgung. Gutachterliche Stellungnahme für die vereinte Dienstleistungsgesellschaft (ver.di). pq-papers; 2014,03. http://fuldok.hs-fulda.de/opus4/frontdoor/index/index/docId/301

Guirgis FW1, Gerdik C, Wears RL, Williams DJ, Kalynych CJ, Sabato J, Godwin S (2013) Proactive rounding by the rapid response team reduces inpatient cardiac arrests, 013 Dec;84(12):1668–73. doi: 10.1016/j.resuscitation.2013.08.013. Epub 2013 Aug 29.

Haubrock, M./Peters, S.H.F./ Schär, W. (1997): Betriebswirtschaft und Management im Krankenhaus, Berlin, Ullstein Mosby, Wiesbaden

Hessisches Sozialministerium (2014) Situation der Pflege in Hessischen Akutkrankenhäusern, Bremen / Fulda, S. 150 ff

Hoffman, A. J.; Scott, L. D. (2003): Role stress and career satisfaction among registered nurses by work shift patterns. In: Journal of Nursing Administration: Volume 33, Issue 6: p 337–342.

Hungenberg, H: Strategisches Management in Unternehmen. Verlag Dr. Th. Gabler, Wiesbaden 2001 Internet 4 QD (2016) : http://www.qualitätskliniken.de/kliniksuche.php, Zugriff 10.10.2016

Isfort, M.; Weidner, F. et al. (2010): Pflege-Thermometer 2009. Eine bundesweite Befragung von Pflegekräften zur Situation der Pflege und Patientenversorgung im Krankenhaus. Herausgegeben von: Deutsches Institut für angewandte Pflegeforschung e.V. (dip), Köln: 12. Online verfügbar unter http://www.dip.de.

Kalisch, B.; Tschannen, D.; Lee, K. (2011): Do staffing levels predict missed nursing care? In: International Journal for Quality in Health Care, 23 (3), S. 302–308

Kellnhauser, E. (1993): Grundlagen der Qualitätssicherung der Pflege. In: Die Schwester der Pfleger 3: 245–250

Kelly, L. A.; McHugh, M. D.; Aiken, L. H. (2011): Nurse Outcomes in Magnet® and Non-Magnet Hospitals. In: J Nurs Adm. 2011 Oct; 41(10): 428–433.

Koloroutis. M. (2004) Relationship- Based Care; A Model For Transforming Practice, Creative health Care Management, Minneapolis

Kutney-Lee, A.; Sloane, D. M.; Aiken, L. H. (2013): An Increase In The Number Of Nurses With Baccalaureate Degrees Is Linked To Lower Rates Of Postsurgery Mortality. In: Health Affairs, 32, no.3 (2013):579-586. https://www.amazon.ca/Relationship-Based-Care-Model-Transforming-Practice/dp/0826128459

Kutney-Lee, A.; Aiken, L. (2008): Effect of Nurse Staffing and Education on the Outcomes of Surgical Patients With

Comorbid Serious Mental Illness. In: Psychiatric Services, 59 (12), S. 1466–1469

Mc.Gillis Hall, L. M.; Doran, D.; Pink, L. (2008): Outcomes of interventions to improve hospital nursing work environments. In: Journal of Nursing Administration: Volume 38, Issue 1: pp 40–46.

McClure, M. L. et al. (1983): Magnet hospitals: Attraction and retention of professional nurses. Kansas City, Mo. (2420 Pershing Rd., Kansas City 64108): American Nurses' Association.

McClure, M. L.; Poulin, M. A.; Sovie, M. D.;Wandelt, M. A. (2002): Magnet Hospitals: At- traction and Retention of Professional Nurses (The Original Study). In ML McClure & AS Hinshaw (eds), Magnet Hospitals Revisited: Attraction and Retention of Professional Nurses, American Nurses Publishing, Washington: pp.1–24.

McGillis Hall, L.; Doran, D.; Pink, L. (2004): Nurse Staffing Models, Nursing Hours, and Patient Safety Outcomes. In: Journal of Nursing Administration, 34 (1), S. 41–45

Miles KS1, Vallish R (2010) Creating a personalized professional practice framework for nursing in : Nurs Econ.;28(3): 171–80, 189

NDNQI - http://www.nursingquality.org patientsfirstma.org (k.A.): Online verfügbar unter: http://www.patientsfirstma.org [Zugriff: 10.10.2016]

NEXT Studie () in http://www.pflege-wissenschaft.info/archiv/2005/juli-august/850-HJTEFMLGUBNVS-XKYCRZWPD(Zugriff 10.11.2016)

Patrician, P.; Loan, L.; McCarthy, M.; Fridman, M.; Donaldson, N.; Bingham, M.; Brosch, L. R. (2011): The association of shift-level nurse staffing with adverse patient events. In: Journal of Nursing Administration, 41 (2), S. 64–70

Pflegeförderprogramm (2010) Zweiter Bericht des GKV Spitzenverband für das Kalenderjahr 2010 in: http://www.dkgev.de/dkg.php/cat/49/aid/8413, Zugriff 20.8.2016

RCN Policy and International Departement Disscussion Paper (2015): The Magnetrecognition Programme: A discussion of its development, sucess and challenges for adoption in the UK", Royal College of Nursing

Robert Bosch Stiftung (1992) „Pflege braucht Eliten", Denkschrift der Robert Bosch Stiftung

Rogers, Everett; (2003). Diffusion of Innovation, New York

Sackett, D,L. Richardsen, W,S. Rosenberg, W,R,& Heynes, R, B.: Evidenzbasierte Medizin. Zuckerschwerdt. Dt. Ausgabe. Kunz, R. u. Fritche, L. München. 1999

Schiemann, D. Möers, M: Expertenstandards in der Pflege. Vorgehensweise der Deutschen Netzwerks für Qualitätsentwicklung in der Pflege (DNQP) und Nutzen für die Praxis.: Pflege und Gesellschaft.9. Jahrgang 3/2004

Schneider, M. (2013): Wertschöpfungsorientierte Arbeitsteilung im Krankenhaus. Effizienzbewertung und Auswahl von Organisationsformen am Beispiel der Pflege. Eine organisationstheoretische Analyse. Schriften zur Gesundheits-ökonomie (Band 77). Bayreuth, Verlag P.C.O: 256.

Senge, P. M. (2003): Die fünfte Disziplin: Kunst und Praxis der lernenden Organisation. Stuttgart: 500 ff.

Simon, M. (2008): Personalabbau im Pflegedienst der Krankenhäuser. Hintergründe – Ursachen – Auswirkungen (1. Auflage). Bern: Verlag Hans Huber: 67–108.

Statistisches Bundesamt (2010) Engpässe beim Pflegepersonal in : http://www.rp-online.de/wirtschaft/unternehmen/engpaesse-beim-pflegepersonal-drohen-aid-1.2319950, Zugriff 20.8.2016

Statistisches Bundesamt (2010): Pressemeldung vom 06.12.2010. S. 1. Online verfügbar unter: http://www.presseportal.de/pm/32102/1729544/demografischer-wandel-engpaesse-beim-pflegepersonal-werdenzunehmen [Zugriff: 19.01.2015].

Thomas, D., Reifferscheid, A., Pomorin, N., Wasern, J. (2014): Instrumente zur Personalbemessung und -finanzierung in der Krankenhauspflege in Deutschland. IBES Diskussionsbeitrag Nr.204, September 2004. OECD-WHO (2011): Switzerland. OECD-Review of Health Systems. OECD and WHO, OECD Publishing, Paris

Tourangeau, A.; Giovannetti, P.; Tu, J. V.; Wood, M. (2002): Nursing-related determinants of 30-day mortality for hospitalized patients. In: The Canadian Journal of Nursing re-search, 33 (4), S. 71–88

Tourangeau, A.; Doran, D. M.; McGillis Hall, L.; O'Brien Pallas, L.; Pringle, D.; Tu, J. V.; Cranley, L. A. (2007): Impact of hospital nursing care on 30-day mortality for acute medical patients. In. Journal of Advanced Nursing, 57 (1), S. 32–44

Van der Heede, K.; Lesaffre, E.; Diya, L.; Vleugels, A.; Clarke, S. P.; Aiken, L. H.; Sermeus, W. (2009a): The relationship between inpatient cardiac surgery mortality and nurse numbers and educational level: analysis of administrative data. In: International Jour-nal of Nursing Studies, 46 (6), S. 796–803

Vollmar, G. (2000) Qualitätsmanagement braucht Wissensmanagement. Reutlingen.

Zander, B. (2010) RN4 Cast: auf dem Weg zu zufriedenen Pflegekräften. In die Schwester, der Pfleger: Ausgabe 5.2010

# Qualifikationsanforderungen in der Altenpflege aus Sicht der betrieblichen Praxis

*Ingrid Hastedt*

**13.1 Pflegefachpersonal im Feld der Altenhilfe – 182**

13.1.1 Pflegefachpersonen in der Altenhilfe in Zahlen – 182

13.1.2 Vorhandene Einsatzprofile für Pflegeakademiker im Pflegeheim – 183

**13.2 Anforderungen im Einsatzfeld Pflegeheim – 187**

13.2.1 Bewohnerstruktur – 188

13.2.2 Betreuungskonzepte im Pflegeheim – 189

13.2.3 Organisation innerhalb von Pflegeteams – 190

**13.3 Anforderungen im Einsatzfeld häusliche Pflege – 192**

**13.4 Anforderungen im Zusammenhang mit Qualitätsbewertungen – 193**

**13.5 Fazit – 194**

**Literatur – 195**


A. Simon (Hrsg.), *Akademisch ausgebildetes Pflegefachpersonal*,
https://doi.org/10.1007/978-3-662-54887-5_13

Inhaltliche und organisatorische Aspekte müssen beim Einsatz von Pflegekräften mit akademischem Grad in der direkten Pflege und Betreuung im Pflegeheim bedacht werden. Anforderungen durch Bewohnerstruktur und Betreuungskonzepte im Pflegeheim werden dargestellt und Qualifizierungsanforderungen abgeleitet. Daneben werden Aufgabenverteilungen innerhalb von Pflegeteams, Schichtorganisation und Personalausfallmanagement als organisatorische Determinanten der Einsetzbarkeit akademischer Pflegekräfte im Schichtdienst an der Basis betrachtet. Deutlich wird, dass deren Präsenz wohngruppenübergreifend und zeitlich eingeschränkt gedacht werden muss.

## 13.1 Pflegefachpersonal im Feld der Altenhilfe

Der Altenpflegeberuf entstand im Zuge der Professionalisierung der Einrichtungen und Dienste der Altenhilfe. Auf die Versorgung pflegebedürftiger Älterer spezialisierte Einrichtungen und Dienste entstanden erst im 20. Jahrhundert, vor allem ab den 1950er Jahren, als die vom Zweiten Weltkrieg ausgelöste Wohnungsnot durch Neubauten beseitigt wurde. Anfang der 1960er Jahre konzipierten Verbände, insbesondere der Paritätische Wohlfahrtsverband, eine Ausbildung für die Pflege von Älteren (Elster 2000). Die Regulierung der Altenpflegeausbildung als staatlich anerkanntem Beruf geschah durch die Landesebene.

Teils handelte es sich beim Altenpflegeberuf um eine zweijährige Ausbildung, teils um eine dreijährige. Erst 2003 verabschiedete der Bundesgesetzgeber eine bundeseinheitliche Altenpflegeausbildungsregelung (AltPflG vom 25.08.2003). Damit existierte vier Jahrzehnte nach den Anfängen erstmals eine bundesweit einheitliche, sich auf drei Jahre erstreckende Ausbildung in der Altenpflege. Nach dualem Muster gestrickt umfasst sie 2.100 Stunden Theorie, die an staatlichen und privaten Berufsfachschulen der Altenpflege gelehrt wird, sowie 2.500 Stunden praktische Ausbildung.

### 13.1.1 Pflegefachpersonen in der Altenhilfe in Zahlen

Die Zahl der Altenpflegefachkräfte in Pflegeheimen und -diensten erreicht inzwischen bundesweit fast die Zahl der Gesundheits- und Krankenpflegefachkräfte: Nach Bundespflegestatistik zum 15.12.2013 arbeiteten dort 68.649 staatlich examinierte Altenpflegekräfte (52.868 Vollzeitäquivalente) und 81.226 examinierte Gesundheits- und Krankenpflegekräfte (54.864 Vollzeitäquivalente) (Statistisches Bundesamt 2015). Trotz steigender Beschäftigtenzahlen von Altenpflegefachkräften handelt es sich um einen Mangelberuf: Die Wiederbesetzungsdauern bei examinierten Altenpflegern betrugen von Juni 2015 bis Mai 2016 durchschnittlich 153 Tage gegenüber 128 Tagen bei Gesundheits- und Krankenpflegern (Bundesagentur für Arbeit 2016).

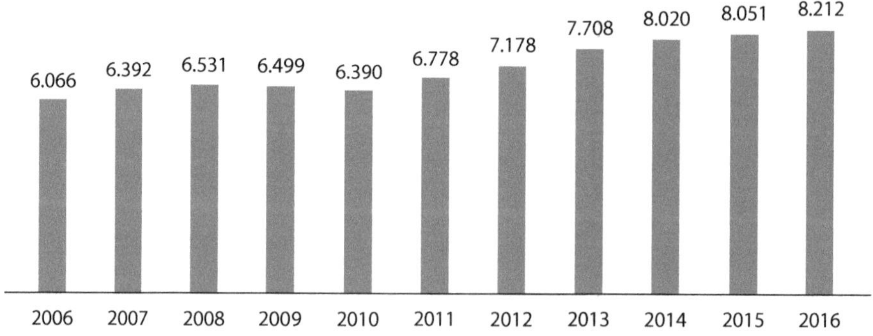


**Abb. 13.1** Zahl der Auszubildenden in der dreijährigen Altenpflegeausbildung in Baden-Württemberg 2006 bis 2016 (Datenquelle: KVJS; Grafik: Wohlfahrtswerk)

Wie das Beispiel Baden-Württemberg zeigt (◘ Abb. 13.1), ist der Mangel nicht in fehlender Ausbildung durch die Pflegeeinrichtungen begründet. In diesem Bundesland mit einer seit Jahrzehnten vorhandenen Umlagefinanzierung der praktischen Ausbildung in Pflegeheimen ist die Zahl der Auszubildenden im betrachteten Zeitraum von 2006 bis 2015 kontinuierlich gewachsen. Trotz rückläufiger Zahl an Schulabgängern allgemeinbildender Schulen seit 2005 (Wolf 2007) befinden sich 2015 35 % mehr Personen in einer dreijährigen Altenpflegeausbildung als zehn Jahre zuvor. Auch die Beschäftigtenzahlen von Pflegefachpersonen in Pflegediensten und Pflegeheimen zeigen deutlichen Zuwachs: Von 44.975 Personen am 15.12.2007 stieg die Zahl staatlich anerkannter Altenpfleger in den ambulanten Pflegediensten auf 68.649 am 15.12.2013, also um 52,6 %. Die Zahl der examinierten Altenpfleger in Pflegeheimen stieg von 133.927 am 15.12.2007 um 18,3 % auf 158.505 am 15.12.2013 (Statistisches Bundesamt 2015).

Der wesentliche Grund für den Fachkräfteengpass sind demographisch induzierte Marktentwicklungen, die zu steigender Arbeitskräftenachfrage führen (Augurzky et al. 2015, Bräutigam et al. 2015, Rothgang et al. 2015). Durch die soziale Pflegeversicherung wird zudem die Nachfrage nach professioneller Unterstützung bei Pflegebedürftigkeit gefördert.

In den Altenpflegeeinrichtungen arbeiten an der Basis, also direkt in die Pflege und Betreuung eingebunden, neben dreijährig ausgebildeten Altenpflegern und Gesundheits- und Krankenpflegern heute nur sehr selten Pflegeakademiker – also Personen mit Diplom, Bachelor- oder Masterabschluss in Pflegewissenschaft, Pflegepädagogik oder Pflegemanagement. Die Bundespflegestatistik 2013 weist insgesamt 4.155 Personen mit pflegewissenschaftlicher Ausbildung an einer Fachhochschule oder Universität in den ambulanten und stationären Pflegeeinrichtungen aus (◘ Tab. 13.1). Das sind 1,1 % aller dort am Stichtag beschäftigten, qualifizierten Alten- und Krankenpflegekräfte.

Die Tätigkeitsbereiche dieser Pflegeakademiker listet die Bundespflegestatistik getrennt nach dem Einsatzfeld Pflegedienst und Pflegeheim (◘ Tab. 13.2). Im ambulanten Bereich sind 44 % in der Führung als Pflegedienstleitung tätig und knapp ein Drittel in der Geschäftsführung oder Verwaltung des Dienstes. Circa 14 % sind überwiegend in der Grundpflege tätig. Da die Erhebung keine Auskunft zur Nationalität der Beschäftigten liefert, lässt sich zu diesen Personen lediglich vermuten, dass sich darunter aus dem Ausland rekrutierte Pflegekräfte befinden, deren Berufsqualifikation grundsätzlich auf Hochschulniveau angesiedelt ist. Im Einsatzfeld Pflegeheim sind knapp 30 % der Pflegeakademiker in Pflege und Betreuung eingesetzt. Allerdings wird dort im Gegensatz zur Statistik der Pflegedienste keine Angabe zur Funktion Pflegedienstleitung gemacht, deren Tätigkeit im Pflegeheim der Pflege und Betreuung zuzuordnen ist.

Daher kann angenommen werden, dass das Drittel der im Pflegeheim in Pflege und Betreuung überwiegend tätigen Pflegeakademiker analog zu den Pflegediensten die Pflegedienstleitung ausübt und einige wenige Personen dieser Gruppen aus dem Ausland angeworbene Kräfte sind, die an der Basis eingesetzt werden. Circa 58 % der studierten Pflegekräfte im Pflegeheim sind auf der Ebene der Geschäftsführung, Heimleitung oder in anderer Verwaltungsfunktion – zu denken ist z. B. an das Qualitätsmanagement – tätig.

### 13.1.2 Vorhandene Einsatzprofile für Pflegeakademiker im Pflegeheim

Die Bundespflegestatistik zeigt, dass die vorhandenen Pflegestudienangebote vor allem zu Stellenbesetzungen in Führungsfunktionen und sonstigen, außerhalb des Schichtdienstes angesiedelten Funktionen geführt haben. Durch die vorhandenen Studienangebote in Pflegemanagement, Pflegewissenschaft und Pflegepädagogik werden bereits vielfältige Bedarfe abgedeckt.

In den Führungsfunktionen der Pflegeheime und Pflegedienste – konkret auf Ebene der Einrichtungsleitung und bei der hierarchisch eine Ebene tiefer angesiedelten Pflegedienstleitung – finden sich Personen mit einem pflegerischen Universitäts- oder Fachhochschulabschluss. Das Aufgabenspektrum der Einrichtungsleitung existiert unabhängig vom spezifischen beruflichen Hintergrund und Stelleninhaber haben diverse fachliche Hintergründe.

Das Ordnungsrecht macht jedoch landesbezogene Vorgaben. Im Leistungsrecht finden sich formale Vorgaben für die „verantwortliche Pflegefachkraft“ in § 71 Abs. 3 SGB XI. Gefordert wird kein

**Tab. 13.1** Pflegefachpersonen in Pflegediensten und Pflegeheimen am 15.12.2013 (Bundespflegestatistik 2013und eigene Berechnungen) (VZÄ=Vollzeitäquivalente)

| | **Pflegedienste** | | | **Pflegeheime** | | | **Gesamt** | | |
|---|---|---|---|---|---|---|---|---|---|
| | **Personen** | **VZÄ** | **Vollzeitanteil** | **Personen** | **VZÄ** | **Vollzeitanteil** | **Personen** | **VZÄ** | **Vollzeitanteil** |
| **Staatlich anerkannte/r Altenpfleger/in** | 68.649 | 52.868 | 38,7 % | 158.505 | 132.083 | 50,5 % | 227.154 | 184.951 | 46,9 % |
| **Gesundheits- & Krankenpfleger/in** | 81.226 | 54.864 | 32,9 % | 54.385 | 41.671 | 42,2 % | 135.611 | 96.535 | 36,6 % |
| **Pflegeakademiker/in** | 1.094 | 917 | 63,6 % | 3.061 | 2.694 | 73,1 % | 4.155 | 3.611 | 64,1 % |
| **Summe** | 150.969 | 108.649 | – | 215.951 | 176.448 | – | 366.920 | 285.097 | – |

**Tab. 13.2** Überwiegende Tätigkeitsbereiche von Pflegefachpersonen in ambulanten und stationären Pflegeeinrichtungen am Stichtag 15.12.2013 (Quelle: Bundespflegestatistik 2013, eigene Berechnungen)

| | Ex. Altenpfleger | | Ex. Krankenpfleger | | Pflegeakademiker | | Gesamt |
|---|---|---|---|---|---|---|---|
| **Überwiegende Tätigkeitsbereiche in ambulanten Pflegediensten** | | | | | | | |
| Pflegedienstleitung | 4.848 | 7,06 % | 10.125 | 12,47 % | 482 | 44,06 % | 15.455 |
| Grundpflege | 57.853 | 84,27 % | 61.902 | 76,21 % | 153 | 13,99 % | 119.908 |
| Häusliche Betreuung | 752 | 1,10 % | 948 | 1,17 % | 20 | 1,83 % | 1.720 |
| Hauswirtschaftl. Versorgung | 466 | 0,68 % | 612 | 0,75 % | 11 | 1,00 % | 1.089 |
| Verwaltung, Geschäftsführung | 1.179 | 1,72 % | 2.343 | 2,88 % | 346 | 31,63 % | 3.868 |
| Sonstiger Bereich | 3.551 | 5,17 % | 5.296 | 6,52 % | 82 | 7,49 % | 8.929 |
| Summe | 68.649 | 100 % | 81.226 | 100 % | 1.094 | 100 % | 150.969 |
| **Überwiegende Tätigkeitsbereiche in Pflegeheimen** | | | | | | | |
| Pflege und Betreuung | 151.877 | 95,82 % | 49.820 | 91,61 % | 908 | 29,66 % | 202.605 |
| Soziale Betreuung | 1.967 | 1,24 % | 869 | 1,60 % | 218 | 7,15 % | 3.054 |
| Zusätzliche Betreuung (§87b) | 801 | 0,51 % | 353 | 0,65 % | 34 | 1,11 % | 1.188 |
| Hauswirtschaftsbereich | 233 | 0,15 % | 149 | 0,27 % | 23 | 0,75 % | 405 |
| Haustechnischer Bereich | 44 | 0,03 % | 17 | 0,03 % | 7 | 0,23 % | 68 |
| Verwaltung, Geschäftsführung | 3.184 | 2,01 % | 2.887 | 5,31 % | 1.784 | 58,28 % | 7.855 |
| Sonstiger Bereich | 399 | 0,25 % | 290 | 0,53 % | 87 | 2,84 % | 776 |
| Summe | 158.505 | 100 % | 54.385 | 100 % | 3.061 | 100 % | 215.951 |

Studium, sondern eine dreijährige Pflegeausbildung, u. a. ergänzt um eine Weiterbildung von mindestens 460 Stunden für leitende Funktionen. Dem Weiterbildungserfordernis wird auch durch ein pflegewissenschaftliches Studium, einen betriebs- oder sozialwirtschaftlichen akademischen Abschluss Genüge getan. Inhaltliche Vorgaben sind in den „Maßstäben und Grundsätzen für die Qualität und die Qualitätssicherung sowie für die Entwicklung eines Qualitätsmanagements nach § 113 SGB XI in der vollstationären Pflege vom 27. Mai 2011" konkretisiert.

Vorhandene Einsatzprofile in der Altenpflege für Pflegefachpersonen mit Studium zeigt das folgende Beispiel des Wohlfahrtswerks für Baden-Württemberg (▶ Exkurs „Wohlfahrtswerks für Baden-Württemberg").

Die Funktionsinhaber der im Beispiel genannten Einsatzprofile wurden durch die vorhandenen Pflegestudiengänge in geeigneter Weise auf ihre Tätigkeitsfelder vorbereitet. Für welches Einsatzprofil in der direkten Altenpflege und Betreuung, die rund um die Uhr und an 365 Tagen im Jahr stattfindet, demgegenüber eine akademische Ausbildung qualifizieren sollte, ist offen. Noch fehlt es an spezifischen Einsatzprofilen, die sich zudem von bereits vorhandenen abgrenzen lassen.

Dass dieses eigene Profil benötigt wird, zeigen auch Erfahrungen mit dem Einsatz aus dem Ausland rekrutierter, akademisch qualifizierter Pflegekräfte in deutschen Pflegeheimen. Das für sie vorgesehene Einsatzprofil liegt in der direkten Versorgung von Pflegebedürftigen und entspricht dem der Alten- und Krankenpflegefachkräfte.

**Wohlfahrtswerks für Baden-Württemberg**

Im Wohlfahrtswerks für Baden-Württemberg ist die Führungsfunktion der Pflegedienstleitung nur vereinzelt mit Pflegeakademikern besetzt. Sofern Stabsfunktionen der Pflegedienst- oder Einrichtungsleitung existieren und diese einen pflegerischen Hintergrund vorsehen, werden sie dagegen zunehmend von Pflegeakademikern bekleidet. Ein Ziel dieser Stabsfunktionen ist das Freisetzen von Ressourcen für Führungsaufgaben bei der Einrichtungs- oder Pflegedienstleitung. Das Tätigkeitsspektrum der „Assistenz der PDL" hat in den Pflegeheimen jedoch ein uneinheitliches Profil. Es umfasst zum einen Qualitätssteuerung und reicht dann von Pflegevisiten über Audits der Pflegedokumentation und Durchführung von Schulungen bis zur Leitung von Projekten. Zum anderen dient die Funktion der organisatorischen Unterstützung der Pflegedienstleitung. Dabei reicht das Spektrum vom Medikamentenmanagement über Dienstplanerstellung, Führen des Organisationshandbuchs und Begleitung bei externen Begehungen bis zum Erstellen von Fortbildungsplänen. Häufig handelt es sich um eine Zwitterfunktion, die sowohl Aufgaben der Reorganisation als auch der Revision umfasst.
Unterstützung erhalten die pflegerischen Führungskräfte daneben durch in der Zentrale des Trägers angesiedelte Pflegeakademiker: Die Funktion der „Organisationsentwicklung" (OE) unterstützt auf Anforderung bei der Reorganisation, beispielsweise bei der Gestaltung der Pflegeorganisation, Entwicklung und Einführung von Standards oder Anwendung von Assessmentinstrumenten und begleitet bei Modellprojekten. Auf Trägerebene beobachtet die OE die fachliche Entwicklung, bewertet sie hinsichtlich Handlungsbedarfen für die Praxis und entwickelt Lösungsvorschläge. Sie ist zudem Ansprechpartner bei fachlichen Einzelanfragen.
Die Unterstützung seitens der ebenfalls zentral beim Träger verorteten „Innenrevision Pflege" ist fokussiert auf die Identifikation organisatorischer oder fachlicher Risiken und Schwachstellen durch Audits und die Begleitung bei Begehungen von externen Prüfinstitutionen samt deren Nachbereitung. Hinzu kommt die Bearbeitung von Beschwerden und gegebenenfalls versicherungsrelevanten Schadensfällen.
Die Begleitung von Pflegeschülern geschieht in Pflegeheimen und -diensten durch Pflegefachkräfte. Landesrechtlich vorgeschrieben ist in Baden-Württemberg eine Weiterbildung für Praxisanleiter (§ 19 Abs. 5 LPflG) sowie bei Pflegeheimen ein auf die Zahl der Auszubildenden bezogener Stellenumfang für die Praxisanleitung (§ 19 Abs. 4 LPflG). Für die alltägliche Praxisanleitung sind terminlich fixierte zeitliche Ressourcen die Ausnahme, sie wird im Rahmen der Schicht mit erbracht. Die beim Wohlfahrtswerk zentral angesiedelte Praxisanleitung ergänzt dieses. Sie ist mit Pflegeakademikern, u. a. einer Pflegepädagogin besetzt. Die Einrichtungen können diese Expertise für die regelmäßige Begleitung der Pflegeazubis anfordern und auch die inhaltliche Abstimmung mit der Berufsfachschule entsprechend delegieren.

Beim Beispiel Wohlfahrtswerk beziehen sich die Praxiserfahrungen auf den Einsatz akademisch qualifizierter Krankenpflegekräfte: Jüngere Personen aus China und Vietnam mit erster Berufserfahrung nach Studienabschluss als Bachelor of Nursing sowie Pflegeakademiker aus Rumänien und Bulgarien. Erkenntnis ist, dass berufspraktische Erfahrungen in einem Ausmaß, wie es deutsche Pflegefachkräfte mit dreijähriger Pflegeausbildung haben, bei ausländischen, am Beginn des Berufslebens stehenden Pflegeakademikern nicht erwartet werden dürfen. Selbst bei zufriedenstellenden Deutschkenntnissen kann keine eigenständige Einsatzfähigkeit im Pflegeheim innerhalb weniger Monate erwartet werden.

Stattdessen besteht Anleitungsbedarf in der Pflegepraxis, der teilweise an die Unterweisung von Auszubildenden im ersten Jahr der dreijährigen Altenpflegeausbildung heranreicht. Wie Experteninterviews bei Personalverantwortlichen von sieben Pflegeheimen zum Einsatz von Bachelors of Nursing aus China deutlich machten,

> » [...] war auch ein Einsatz als Pflegehelfer ohne Hilfe und Betreuung schwer durchführbar. Auch nach dem Anerkennungsverfahren als Fachkraft und einem Jahr Berufserfahrung in einem deutschen Pflegeheim konnte nur in wenigen Fällen ein Einsatz als Fachkraft effektiv realisiert werden. [...] Es ist nicht auszuschließen, dass die im Schnitt eher ungünstige Bewertung der Kompetenzen, besonders der Handlungskompetenzen, durch eine fehlende Handlungsorientierung während der akademischen Ausbildung in China zustande kommt. (Hoffner 2016)

Auch Bonin et al. (2015) stellen bei einer Befragung von Personalverantwortlichen aus Pflegeheimen (61 % der Befragten), ambulanten Diensten (30 %) und Krankenhäusern (8,5 %) fest, dass nur 8 % der Personalverantwortlichen die Praxiserfahrung bei den ausländischen Kräften besser beurteilen als bei der inländischen Belegschaft.

Eine weitere Erklärung für Unzufriedenheit mit dem im Ausland erworbenen Abschluss als Bachelor of Nursing beim Einsatz im Pflegeheim ist, dass in vielen Herkunftsstaaten kein vergleichbar ausdifferenziertes Altenhilfe-Angebotsspektrum existiert, sondern die berufliche Sozialisation zwangsläufig in Krankenhäusern stattfindet. Das berufliche Selbstverständnis liegt in der Arzt-Assistenz. Die Identifikation mit einem Einsatzfeld, in dessen Personalstamm sich keine Ärzte finden und das auf Nutzerorientierung fokussiert, fällt solchermaßen geprägten Personen schwer. Dies führt leicht zur Abwanderung vom Arbeitsort Pflegeheim hin zum Arbeitsort Krankenhaus.

Bezogen auf die akademische Qualifizierung von Pflegekräften für direkte Pflege und Betreuung in der hiesigen Altenpflege geben die o. g. Erfahrungen Anlass, abwechselnde Theorie- und Praxiseinheiten obligatorisch einzubauen, wobei die Praxisblöcke ein intensives Kennenlernen der spezifischen Kultur von Altenpflegeeinrichtungen zu leisten haben. Und bei der Entwicklung hin zum beruflichen Selbstverständnis gilt es, die Nutzorientierung zu betonen.

## 13.2 Anforderungen im Einsatzfeld Pflegeheim

Die Qualitätsanforderungen in der Altenpflege werden wesentlich durch die Rahmenbedingungen beeinflusst. Zu den durch die Pflegeversicherung anteilig finanzierten pflegerischen Leistungen formuliert § 11 SGB XI als Maßstab für alle Leistungserbringer, dass die Leistungen „dem allgemein anerkannten Stand medizinisch-pflegerischer Erkenntnisse" entsprechen müssen. Für Altenpflegekräfte ist es diesbezüglich egal, ob sie in einer Tagespflege für Senioren tätig sind, in einem Altenpflegeheim oder in einem ambulanten Pflegedienst. Der Anspruch an alle lautet, bei der täglichen Arbeit stets auf dem aktuellen Stand des Wissens zu sein. Nimmt man diesen hohen Anspruch ernst, empfiehlt sich, bereits in der Ausbildung Lernstrategien zu vermitteln, die Pflegekräfte auf das bevorstehende, berufsimmanente lebenslange Lernen vorbereiten. Von Akademikern kann diesbezüglich eine höhere Selbstlernkompetenz erwartet werden als von auf Berufsfachschulniveau ausgebildeten Pflegefachpersonen. Beiden Gruppen sollte darauf aufbauend bei der betrieblichen Anpassungsqualifizierung eine Auswahl unterschiedlicher didaktischer Wege eröffnet werden.

Die umfassende Verantwortung, die an die Betriebszulassung von Pflegeheimen geknüpft ist, führt im Pflegealltag zu ethischen Dilemmata. Bewegungsfreiheit versus Selbstgefährdung ist beispielsweise ein sehr häufiges. Bei einer intradisziplinären Entscheidungsfindung haben Pflegende eine zentrale Rolle, wenn sie durch ihre Pflegetätigkeit eine gute Kenntnis der Person haben. Eine weitere allgemeine Anforderung lautet daher, dass der Ethikunterricht Pflegefachpersonen auch auf solche und andere Konfliktsituationen vorbereiten sollte.

### 13.2.1 Bewohnerstruktur

59,1 % der Pflegeheimbewohner hatten am 15.12.2013 eine eingeschränkte Alltagskompetenz. Bei Pflegebedürftigen, die unter Mitwirkung von ambulanten Pflegediensten versorgt werden, traf dies für 27,8 % zu (Statistisches Bundesamt 2015). Das Personal in Pflegeheimen muss daher in weit größerem Umfang als Beschäftigte ambulanter Dienste den Umgang mit den Phänomenen, die sich aus kognitiven Beeinträchtigungen ergeben, beherrschen.

Das Pflegeheim ist der Lebensraum für die Bewohner, ihr Wohnort meist bis zum Lebensende. Auswertungen der Wohndauer zeigen eine breite Spanne: Das Ev. Johanneswerk e. V. hat die Ein- und Auszüge von Bewohnern der Jahre 2007 bis 2014 in den eigenen Pflegeheimen analysiert. Von den 8.286 in diesem Intervall Verstorbenen lebten dort 17,9 % bis zu einem Monat, nach 3 Monaten waren kumuliert insgesamt 29 % verstorben und innerhalb eines Jahres 46,8 % (Techtmann 2015). Die Statistik der Pflegeheime des Wohlfahrtswerks zeigt ein ähnliches Bild: Von den 2015 verstorbenen 363 Bewohnern lebten 15 % längstens einen Monat dort, innerhalb von 3 Monaten nach Einzug verstarben weitere 15 % und insgesamt 45 % der 2015 Verstorbenen lebten bis zu einem Jahr im Heim. Bei einem Teil der Bewohner begünstigen somit längerfristige Betreuungssituationen das Kennenlernen der Gewohnheiten und Bedarfe der zu Pflegenden. Pflegende müssen sich jedoch auch bei kurzen Wohndauern mit den individuellen Vorlieben vertraut machen können und diesbezügliche Instrumente, mit denen Informationen zum Bewohner erhoben werden, beherrschen.

Versicherungsdaten zeigen, dass direkt aus dem Krankenhaus kommende neue Bewohner nur kurze Zeit im Pflegeheim leben: Die Analyse von 5.500 bei der DAK versicherten Pflegeheimbewohnern ergab:

> » Etwa zwei Drittel der Pflegebedürftigen mit vollstationärer Pflege im letzten Quartal vor dem Tod nahmen diese unmittelbar nach einem stationären Aufenthalt (maximal 2 Tage nach dem Datum der regulären Entlassung) in Anspruch. (Schulte et al. 2016, S. 46)

Die Ausbildung muss daher umfassende Kompetenzen der palliativen Pflege vermitteln. Außerdem sollte sie zu einem professionellen Umgang mit Trauer befähigen, denn eine durchschnittliche Verweildauer von 29,9 Monaten aller beim Ev. Johanneswerk 2007 bis 2014 verstorbenen Bewohner zeigt: Viele leben mehrere Jahre im Heim, Trauerempfinden bei Mitarbeitenden ist eine natürliche Folge und stellt einen Belastungsfaktor dar. Generell begegnen Pflegende in der Altenpflege Menschen in Grenzsituationen des Lebens. Auf damit zusammenhängende ethische Aspekte und eine angemessene Verarbeitung der psychischen Beanspruchung durch häufige Konfrontation mit Sterben und Tod muss die Qualifizierung alle Pflegenden einstimmen und befähigen.

Nur wenige Menschen wünschen sich das Krankenhaus als Sterbeort (Klie 2016). Die berufliche Qualifizierung sollte auch dazu beitragen, beruflichen Erfolg zu empfinden, wenn Präferenzen der Pflegebedürftigen nachgekommen werden konnte – bis dahin, dass Pflegeheimbewohnern der Wunsch, in ihrem Zuhause zu sterben, erfüllt werden kann.

Bei einer Bewohnerfluktuation zwischen 30 % und 50 % im Jahr ist die Pflege- und Betreuungsplanung bei Neueinzug eine kontinuierliche Aufgabe für die Pflegefachpersonen. Der Pflege- und Assistenzbedarf lässt sich dabei nur zu einem geringen Teil aus ärztlichen Diagnosen ableiten. Das persönliche Gespräch mit der neu eingezogenen Person und deren Angehörigen ist für die Betreuungsplanung daher zentral. Erwartungen der Angehörigen an den Versorgungsumfang lassen sich dabei nicht ausblenden. Wenn Angehörige zuvor selbst an der Pflege und Betreuung beteiligt waren, befinden sie sich nicht selten in einer psychisch labilen Situation. Schuldgefühle, psychische Überforderung durch kräftezehrende Pflege eines Demenzkranken und innerfamiliäre Konflikte können bestehen und die Erwartung an die Versorgung im Pflegeheim beeinflussen.

Zu einer professionellen Gesprächsführung durch die Pflegefachperson zählt dann, dass sie diese implizit oder explizit ausgedrückten Faktoren erkennt, darauf eingehen und die Möglichkeiten und Grenzen des Leistbaren darlegen kann. Herausfordernde Gesprächssituationen können auch zu anderen Zeitpunkten zu bewältigen sein. Anlässe sind zum Beispiel Situationen, in denen ein Bewohner zu Schaden gekommen ist und Angehörige die Schuld beim Pflegeheim sehen. Für die Qualifizierung ergibt sich daraus, eine Methodik zu vermitteln, die Belastungssituationen bei Bezugspersonen von Bewohnern identifizieren hilft. Daneben sollten Übungsmöglichkeiten zur Gesprächsführung mit psychisch belasteten Personen eröffnet werden.

Obige Anforderungen ergeben sich unabhängig von Krankheitsbildern der Bewohner. Pflegefachpersonen mit und ohne Studium benötigen diese Befähigung gleichermaßen. Hinsichtlich krankheitsbezogener Pflege lässt sich eine Abstufung hingegen vorstellen. Dieses umso eher, je mehr die Zahl von Bewohnern mit komplexen krankheitsbedingten Versorgungssituationen wächst.

### 13.2.2 Betreuungskonzepte im Pflegeheim

„Die" Altenpflege ist organisatorisch gesehen ein vielschichtiges Gebilde; damit können verschiedene Versorgungsettings gemeint sein: einerseits die Versorgung alleinstehender einzelner Älterer in ihrer Häuslichkeit – im Extremfall rund um die Uhr; andererseits eine Wohnsituation in der Gruppe in einer familienähnlichen Art oder in eher nach dem Schema rationeller Krankenhausabläufe organisierten, institutionellen Strukturen. Pflegefachpersonen werden im Laufe ihres Berufslebens möglicherweise in all diesen Versorgungssettings tätig.

Für die Bewohner ist das Pflegeheim eine Lebenswelt, die sich von der vorherigen räumlich und von den Mitbewohnern her deutlich unterscheidet. Der Tagesablauf hat individuell mehr oder weniger Unterschiede zum vorherigen. Bei Menschen mit Demenz kann eine verlässliche Tagesstruktur, wie sie standardisierte Abläufe im Pflegeheim gewährleisten, vorteilhaft sein. Auf andere Bewohner mögen diese eher bevormundend wirken. Für das Bewusstsein über die Einflüsse der Arbeitsorganisation als Pflegeteam auf das Selbstbestimmungs-Empfinden der Bewohner muss in der Ausbildung eine Basis geschaffen werden.

Die konventionelle Organisation im Pflegeheim wurde vor Jahrzehnten aus Krankenhaus-Abläufen übertragen. Dies lässt sich noch heute erkennen am Begriff „Station" für räumlich zusammen gruppierte Bewohnerzimmer, am Vorhandensein einer Großküche, in der effizient Mahlzeiten nach einem mehrere Wochen im Voraus erstellten Menüplan zubereitet werden und an einem auf Fachpflege konzentrierten Qualitätsverständnis.

Seit Ende der 1990er Jahre wird in Deutschland demgegenüber ein soziotherapeutisches Organisationskonzept unter der Bezeichnung Hausgemeinschaftskonzept (Dühring 2007) als alternative Organisationsform für Pflegeheime propagiert. „Normalität" wird dabei als ein gut geeignetes Leitbild für die Betreuung von Menschen mit Demenz angesehen (Schnitger 2000). Das Wohnen mit aus dem früheren Alltag bekanntem Haushaltsgeschehen in räumlicher Nähe zu den Bewohnerzimmern steht dabei im Vordergrund.

Das dezentralisierte Haushaltsgeschehen in den einzelnen Wohngruppen dieser „vierten Generation der Pflegeheime" (Arend 2005) wird kurz als Maxime der „Alltagsnormalität" im Gegensatz zur institutionsdominierten Denke bezeichnet. Bewohnern werden sinnhafte Mitwirkungsoptionen eröffnet, die keine bloße Beschäftigung darstellen. Der Einsatz noch vorhandener Kompetenzen wird außerhalb der punktuell aktivierenden Gruppenveranstaltungen gefördert. Pflegeakademiker sollten die hinter der Organisationsform stehenden Erkenntnisse der Gerontologie und Psychologie zum erfolgreichen Altern, damit zusammenhängende ethische Ansprüche (z. B. Selbstverantwortung, Autonomie) und ihre Umsetzungsformen im Lebensalltag von Älteren mit Pflege- und Unterstützungsbedarf kennen.

Beim Hausgemeinschaftskonzept müssen Pflegende eng mit Kollegen des Funktionsbereichs zusammenwirken, der den Haushalt der Wohngruppe führt, die Bewohner in ihrer Freizeitgestaltung unterstützt und ad hoc-Handreichungen für einzelne Bewohner übernimmt. Im Gegensatz zu den wohngruppenübergreifend tätigen Pflegekräften erlebt das Personal des räumlich der Wohngruppe zugeordneten Funktionsbereichs die Bewohner zeitlich umfassend im Tagesverlauf und kennt deren Alltag.

Die in der pflegerischen Ausbildung erfolgende berufliche Sozialisation muss Achtsamkeit gegenüber Gewohnheiten und tagesspezifischen Besonderheiten des Alltags vermitteln und entsprechende Hinweise der – häufig ‚Alltagsbegleiter' oder Präsenzkräfte genannten – Kollegen respektieren. Einer Haltung, bei der generelle pflegerisch-organisatorische Überlegungen das Tagesgeschehen der Bewohner dominieren, gilt es entgegenzuwirken. Eine Ausbildung auf akademischem Niveau sollte Grundlagen für die kritische Reflexion solcher und anderer konzeptionell wirksamer Phänomene schaffen.

### 13.2.3 Organisation innerhalb von Pflegeteams

Drei organisatorische Sphären spielen bei der Frage von Einsetzbarkeit und Aufgabenprofil akademisch qualifizierter Pflegekräfte in der direkten Bewohnerversorgung eine Rolle.

#### Aufgabenverteilung

Unterhalb der Ebene der einrichtungsweiten Konzeption sind die Organisationskonzepte von Pflegeteams unterscheidbar. Die Art der Aufgabenverteilung ist eines der Kennzeichen teaminterner Organisation. Bei der Funktionspflege werden einzelne Pflegehandlungen nach der dafür erforderlichen Fachlichkeit verteilt. So konzentrieren sich die Pflegefachkräfte auf die Durchführung der Behandlungspflege, Pflegehilfskräfte übernehmen die Grundpflege und hauswirtschaftliche Kräfte erledigen die Aufgaben „rund ums Bett".

Bei der Gruppenpflege wird Mitarbeitenden insbesondere die Unterstützung nach dem Aufstehen und vor dem Zubettgehen – verkürzt: die Hilfe bei Morgen- bzw. Abendtoilette – bei definierten Bewohnern für die jeweilige Schicht zugeordnet. Pflegefachkräfte überwachen und verantworten dabei die von nicht examinierten Teammitgliedern durchgeführte Behandlungspflege. Die Aufgabe der Pflegeplanung übernehmen vielfach die Pflegepersonen mit Leitungsfunktion, wenngleich dieses nicht zwingend ist.

Eine dritte Organisationsform ist die Bezugspflege bzw. das Primary Nursing. Bei diesem Ansatz versorgt die Bezugspflegekraft in jeder Schicht stets die gleichen Bewohner. Darüber hinaus ist ihr die Verantwortung für das Treffen von Entscheidungen bezüglich den zugeordneten Bewohnern auferlegt. Sie ist „dafür verantwortlich, wie die Pflege durchgeführt werden soll und sie trägt auch die Verantwortung dafür, dass die anderen Pflegekräfte diese Informationen in Form von Pflegeanweisungen erhalten". Die im Großen und Ganzen für die Durchführung der Pflege verantwortliche Bezugspflegekraft ist damit von der Pflegeplanung bis zur Evaluation bewohnerbezogen verantwortlich. In der täglichen Arbeitszuweisung müssen die Bedarfe der zu Pflegenden mit den Möglichkeiten des Personals in Einklang gebracht werden (Manthey 2011).

Vor allem bei Bezugspflege als Prinzip der Aufgabenverteilung sind die Stärken einer akademischen Qualifizierung anwendbar.

So sieht eine Arbeitsgruppe des Verbands der Pflegedirektoren der Unikliniken zum Einsatz akademisch ausgebildeter Pflegefachpersonen in der Praxis den Einsatzschwerpunkt in Universitätskliniken bei der bezugspflegerischen Betreuung. Dabei wird ein „stationsübergreifendes Poolmodell" vorgeschlagen, bei dem Poolmitarbeiter die Stellung von Bezugspflegepersonen haben und damit verantwortlich sind für die Planung und Evaluation des Pflegeprozesses (VPU 2015, S. 6).

Für Pflegeheime kann diese Überlegung nur eingeschränkt gelten: Bezugspflege im Sinne von Manthey ist bis dato längst nicht die in Pflegeheimen am weitesten verbreitete Organisationsform in den Pflegeteams. So würde ein Einsatz von Pflegeakademikern, deren Tätigkeitsfeld besonders auf die Umsetzung von Bezugspflege abhebt, von vielen Pflegeheimen zunächst eine einschneidende Reorganisation erfordern. Im Umkehrschluss scheinen Überlegungen angebracht, wie die Stärken der Pflegeakademiker bei den anderen Organisationsformen der Pflegeteams Wirkung entfalten können.

Einige Felder pflegerischen Handelns, die Grünewald et al. bei Pflegeakademikern verorten, sind in Altenpflegeheimen bei dreijährig ausgebildeten Pflegefachkräften mit einer Weiterbildung vorhanden – so z. B. die kollegiale Beratung bei Wundmanagement, Stomatherapie oder Pflege von Bewohnern mit herausforderndem Verhalten. Grünewald et al. sehen „Kollegiale Beratung und Anleitung von anderen Pflegefachpersonen in Bezug auf Kommunikation in herausfordernden, konfliktbehafteten oder komplexen Pflegesituationen" dagegen als erweiterte Aufgaben für akademisch qualifizierte Pflegefachpersonen (Grünewald et al. 2014, S. 19).

Gleiches gilt für die Einführung evidenzbasierter pflegerischer Maßnahmen. Die Überprüfung vorhandener Verfahrensanweisungen, Formulare, Standards und Abläufe in Bezug auf die wissenschaftliche Fundierung und deren Anpassung in Absprache mit dem Team mag in einem Uniklinikum bei in die Versorgung eingebundenen Pflegeakademikern richtig angesiedelt sein. In den viel kleineren Organisationseinheiten der Pflegeheime und ambulanten Pflegedienste kann dieses ebenso gut durch zentral angesiedelte, punktuell hinzugezogene Pflegewissenschaftler oder akademisch qualifizierte Pflegemanager erfolgen.

Auch weitere, von den Pflegedirektoren der Unikliniken für akademische Pflegepersonen vorgeschlagene Tätigkeiten müssen nicht zwingend bei in die dezentrale, direkte Versorgung eingebundenen Personen angesiedelt sein. So schlagen die Pflegedirektoren der Unikliniken zur interprofessionellen Zusammenarbeit vor, dass dreijährig qualifizierte Gesundheits- und Krankenpfleger/innen sich aktiv für eine kooperative Zusammenarbeit aller beteiligten Berufsgruppen einsetzen und Fall- und Teambesprechungen initiieren und anleiten.

Den akademischen Pflegepraktikern wird demgegenüber Prozessanalyse und die Erarbeitung von Vorschlägen zur Optimierung der Zusammenarbeit, Einleitung der Umsetzung und Evaluation zugeordnet (VPU 2015, S. 20). Diese Organisationsentwicklung wird beim o. g. Beispiel des Wohlfahrtswerks von den jeweiligen Führungskräften angestoßen und in Kooperation mit den akademisch qualifizierten, zentral beim Träger angesiedelten Mitarbeitenden der OE umgesetzt. Diese arbeiten bei Bedarf zur Prozessanalyse auch in der direkten Versorgung der zu Pflegenden mit.

Für solche und andere projekthaft umsetzbare Weiterentwicklungen der Pflegepraxis eine akademische Qualifikation vorauszusetzen, erscheint angemessen, wenngleich nicht zwingend, was die Tätigkeit von Pflegefachpersonen mit Fachweiterbildungen mit oder ohne staatlich anerkanntem Abschluss verdeutlicht.

### Organisation des Nachtdienstes

Weiter unterscheidet sich die Organisation von Pflegeteams beim Nachtdienst: Die Pflegekräfte werden entweder rollierend im Tag- und Nachtdienst eingesetzt oder es gibt Dauernachtwachen.

Die Betrachtung des Nachtdienstes führt zu anderen grundsätzlichen Überlegungen. So werden beispielsweise Gerechtigkeitsfragen zu diskutieren sein, wenn bei rollierendem Nachtdienst Pflegeakademiker aus dem Wechsel von Tag- und Nachtdienst ausgeschlossen werden sollten. Bezieht man sie in den Nachtdienst ein, wird kein ausgeprägtes spezifisches Einsatzprofil für sie möglich sein, sofern lediglich eine Person als Nachtwache vorgesehen ist. Bei größeren Einrichtungen mit zwei und mehr Kollegen im Nachtdienst können dagegen im Tagdienst übliche Aufgabenverteilungen auf die Nacht analog übertragen werden.

### Personalausfallmanagement

Last but not least unterscheiden sich Pflegeeinrichtungen durch die Organisation bei Personalausfällen. Die Kompensationsformen reichen vom „Holen aus dem Frei" über den Abruf von Zeitarbeitskräften bei Fremddienstleistern bis zu geplanten Springerdiensten.

Die Kompensation von Personalausfällen ist umso herausfordernder, je kleiner der Personalpool ist, aus dem man schöpfen kann. Eine Herausforderung ist, Vertretungslösungen durch akademisch qualifizierte Kollegen vorzuhalten. Ein Rückgriff auf Zeitarbeitsfirmen bei Personalausfall könnte nur greifen, wenn auch diese passend qualifizierte Pflegeakademiker vorhalten. Besser ist, Vertretungslösungen im eigenen Personalstamm zu berücksichtigen.

- **Kapazitätsbetrachtungen – Beispielrechnung zum Stellenumfang für Pflegeakademiker in direkter Pflege und Betreuung**

Wenn durchgängig in einem vierzehnstündigen Tagdienst zumindest eine akademisch qualifizierte Kraft einsetzbar sein soll, erfordert dies unter Annahme von 1.600 Stunden Jahresnettoarbeitszeit je Vollzeitstelle mindestens 3,0 Vollzeitäquivalente, die je nach Teilzeitquote mit zirka drei bis sechs Personen zu besetzen sind.

Eine vereinfachte Beispielrechnung für je ein Pflegeheim mit 50 und mit 100 Plätzen zeigt die quantitativen Auswirkungen eines Standards von 14 Stunden Tagdienst-Präsenz mit mindestens einer akademisch qualifizierten Pflegeperson: Bei einem unterstellten – unrealistisch guten – Personalschlüssel von 1 zu 2,0, also einer Stelle je zwei Bewohner, hat die Einrichtung 25 bzw. 50 Vollzeitstellen zur Verfügung. Diese sind im Beispiel gemäß Ordnungsrecht des Bundeslandes mindestens zu 50 % mit Pflegefachpersonen zu besetzen. Dies ergibt 12,5 bzw. 25 Vollzeitstellen für Pflegefachkräfte mit und ohne Studium. Diese Pflegefachpersonalstellen werden mit ca. 18 bis 25 bzw. 35 bis 50 Personen besetzt. Bezogen auf die Gesamtpersonalmenge im Pflegedienst des Beispielheims mit 50 Plätzen sind dann 24 % des Stellenkontingents für Pflegefachkräfte durch Pflegeakademiker zu besetzen, beim Pflegeheim mit 100 Plätzen 12 %. In Köpfen gerechnet bedeutet dies für das kleinere Pflegeheim: Je nach Inanspruchnahme von Teilzeit müssen zwischen 12 und 33 % der Pflegefachpersonen akademisch qualifiziert sein. Für das größere Pflegeheim heißt dies, dass zwischen 6 und 17 % der Pflegefachpersonen nach Köpfen ein Pflegestudium haben müssen. Bei einem schlechteren Personalschlüssel als dem hier exemplarisch angenommenen wären die Personalanteile der Akademiker zur Umsetzung des genannten Standards noch höher.

Für ein Bundesland wie Baden-Württemberg, in dem das Landesheimrecht eine Obergrenze von 100 Plätzen je Pflegeheim definiert und in dem wegen wohnortnaher Pflegeinfrastruktur Kapazitäten von bis zu 50 Pflegeplätzen weder im ländlichen Raum noch in den Ballungsräumen unüblich sind, stimmt die Beispielrechnung nachdenklich. Ein einheitlicher Standard akademisch qualifizierter, in die Bewohnerversorgung direkt eingebundener Pflegepersonen kann kaum unabhängig von der Einrichtungsgröße diskutiert werden.

Die Arbeitsgruppe des Verbands der Pflegedirektoren der Unikliniken zum Praxiseinsatz akademisch ausgebildeter Pflegefachpersonen fordert, dass diese nicht für die Sicherung der Regelversorgung vorzusehen seien und nicht bei der akuten Personalausfallkompensation berücksichtigt werden sollten (VPU 2015, S. 5f). Obige Beispielrechnung verdeutlicht demgegenüber, dass in Pflegeheimen ein Standard „Präsenz *einer* akademisch qualifizierten Pflegeperson im Tagdienst" ohne Einbezug in die Regelversorgung gar nicht denkbar ist. Die im Vergleich zu Krankenhäusern kleineren Gesamtpersonalkörper von Einrichtungen der Altenpflege müssen daher fast zwangsläufig zu einem breiteren und weniger von auf Berufsfachschulniveau qualifizierten Pflegefachpersonen abgrenzbaren Einsatzprofil führen.

## 13.3 Anforderungen im Einsatzfeld häusliche Pflege

Eine Tätigkeit in der ambulanten Pflege geht für die dort Tätigen mit anderen Herausforderungen einher als im Wirkungsfeld Pflegeheim. Ein zentraler Unterschied ist die Arbeit ohne Teamkollegen in räumlicher Nähe. Ausreichende fachliche Routine vorausgesetzt, muss dies jedoch keine besondere Anforderung an die Qualifizierung bedeuten; eigenverantwortliches Handeln und situativ angemessene Rückkopplung mit Vorgesetzten oder Experten sind berufliche Kennzeichen unabhängig vom Einsatzfeld.

Zwei weitere Besonderheiten der Versorgung Pflegebedürftiger in ihrer Häuslichkeit bringen dagegen zusätzliche Anforderungen für die Qualifizierung mit sich: Zum einen verfügen professionelle Pflegekräfte, die Menschen mit Assistenzbedarf nur an einem kleinen Ausschnitt im Tagesverlauf erleben, nur über unvollständige Informationen. Sie sind – besonders bei Vorliegen einer Demenz – daher angewiesen auf Informationen aus dem Umfeld. Sollte der für die pflegerische Versorgung erforderliche Informationsaustausch nicht über die

Pflegedokumentation oder mündliche Übergabe erfolgen können, sind andere organisatorische Elemente einzusetzen.

Zum anderen ist das soziale Netz, bestehend aus Angehörigen und anderen Personen, teils sehr intensiv in die Betreuung und Unterstützung eingebunden. Deshalb sollte im Rahmen der Ausbildung Bewusstseinsbildung für die Chancen des Zusammenwirkens bei der täglichen Versorgung vermittelt werden. Dies impliziert das Erkennen eventueller Anleitungsbedarfe der Angehörigen und auf Berufsfachschulniveau zumindest rudimentäre, diesbezügliche didaktische Fähigkeiten. Akademisch geschulte Pflegefachpersonen werden in der Praxis eher bei Klienten mit komplexen Krankheitsbildern oder aufwändiger Behandlungspflege zum Einsatz kommen. Die Angehörigen solcher Pflegebedürftigen können vielfältige Anleitungsbedarfe haben. Bei der akademischen Qualifizierung sollte daher der Berufsdidaktik höhere Aufmerksamkeit gewidmet werden.

Bei der allgemeinen ambulanten Palliativversorgung haben Pflegefachkräfte eine wichtige Rolle. Komplexe Versorgungssituationen sprechen hier besonders für den Einsatz von Pflegeakademikern in der direkten Pflege. Der DAK-Pflegereport 2016 zeigt jedoch eine andere Realität auf:

> » Die haus- bzw. die fachärztliche Begleitung prägt die Begleitung sterbender Pflegebedürftiger. Die enge Zusammenarbeit zwischen behandelnden Ärzten und Pflegediensten im Rahmen der häuslichen Krankenpflege bildet nach den Datensätzen eher die Ausnahme. Dagegen ist für viele Pflegebedürftige ein Krankenhausaufenthalt in den letzten Lebensmonaten Versorgungsrealität. (Klie 2016 S. 9)

Die Zahl von zirka hundert in der Grundpflege in ambulanten Diensten eingesetzten Pflegeakademikern (■ Tab. 13.2) verdeutlicht drastisch, dass es sich um ein Einsatzgebiet für akademisch qualifizierte Pflegekräfte mit großem Ausbaupotenzial handelt. Die Qualifikationsanforderungen unterscheiden sich dabei nicht von denen bezüglich palliativer Praxis im Pflegeheim.

## 13.4 Anforderungen im Zusammenhang mit Qualitätsbewertungen

Mit der 1995 eingeführten Pflegeversicherung ging ein Interesse der Pflegekassen an bundesweit einheitlichen fachlichen Standards der Pflege einher. Der Gesetzgeber hat zur Wahrung dieser Versicherungsinteressen sowie im Verbraucherinteresse Qualitätsprüfungen durch den Medizinischen Dienst der Krankenkassen gesetzlich verankert. Der Erfüllungsgrad dessen, was der Spitzenverband der Medizinischen Dienste der Krankenkassen auf Bundeseben (MDS) als State of the art in der Altenpflege festlegt, wird seit 2011 jährlich in allen ambulanten und stationären Pflegeeinrichtungen überprüft (§ 114 Abs. 2 SGB XI).

Anforderungen an die Praxis in den Altenhilfeeinrichtungen werden seitdem ganz wesentlich durch die Qualitätsaudits der Gutachter des MDK extern beeinflusst. MDS und MDK rekurrieren bei ihrer Standardsetzung auf die in Deutschland seit den 1990er Jahren im Auf- und Ausbau befindlichen Erkenntnisse der Pflegewissenschaften. Eine praktische Umsetzbarkeit solchermaßen begründeter Anforderungen im betrieblichen Alltag – sei es organisatorisch oder finanziell – steht weder bei den Qualitätsprüfinstitutionen noch bei der Pflegewissenschaft im Fokus. Die erbrachte Pflege und eigene berufliche Ansprüche gegenüber Auditoren gesetzlich installierter Prüfstellen zu verteidigen, ist damit zu einer Herausforderung geworden, der Pflegefachkräfte in der Altenpflege mit Regelmäßigkeit gegenüberstehen.

Heimaufsichtsbehörden haben im Laufe der Jahre ihre Bewertungskriterien bei Begehungen vielfach an die vom MDK angewandten Maßstäbe angepasst. Begutachtungsergebnisse von Qualitätsprüfinstitutionen haben für die Pflegeheime und Pflegedienste eine hohe Bedeutung, da Betriebszulassung und Abrechnungserlaubnis damit zusammenhängen. Bis dato hat zudem die schriftliche Pflegedokumentation bei Begehungen von MDK und Heimaufsicht eine zentrale Bedeutung. Die genaue Nachvollziehbarkeit des individuellen Bewohner- oder Klientenzustands anhand der Pflegedokumentation entscheidet vielfach, ob in die Tiefe gehend nach Mängeln gesucht wird oder nicht. Nicht selten folgt aufgrund fehlender schriftlicher Nachweisbarkeit erbrachter Pflegeleistungen eine aufwändige, schriftliche Auseinandersetzung zum pflegerischen Zustand einzelner Personen.

Als Qualifikationsanforderung ergibt sich daraus eine sehr hohe Praxisorientierung beim Lehren der Pflegedokumentation. Verbalisierung konkreter Pflegeziele, Pflegehandlungen und Evaluationsergebnisse sollte viel Aufmerksamkeit gewidmet und intensiv geübt werden. Eine eingeschränkte Ausdrucksfähigkeit von Auszubildenden mit und ohne deutsche Muttersprache – letztere bilden in manchen Berufsfachschulklassen die Mehrheit – muss dabei bedacht werden.

Der kritische Blick über die Schulter der Pflegekräfte bei Begehungen stellt faktisch eine Prüfungssituation dar, die umso besser bewältigt wird, je mehr Routine darin besteht. Gegenüber Experten Pflegeleistungen fachlich begründen und verteidigen zu können oder zu erläutern, warum eine von Prüfern geforderte schriftliche Dokumentation fachlich unpassend ist, sollte insbesondere einer Ausbildung auf akademischem Niveau inhärent sein.

Ob eine fachliche Anforderung organisatorisch umsetzbar ist oder deren Umsetzung finanziert ist, bleibt bei den extern definierten Anforderungen an die Betriebe und die Altenpflegekräfte außen vor. Mit systembedingter Überforderung im Arbeitsalltag umzugehen, ist daher eine Herausforderung für die Führungskräfte ebenso wie für die Mitarbeitenden der Basis. Bewältigungsstrategien im Rahmen der beruflichen Qualifizierung zu vermitteln, erscheint deshalb sinnvoll.

Nach 2017 sollen Qualitätsbewertungen der Pflegeheime und Pflegedienste durch eine neue, indikatorengestützte Methodik abgelöst werden (§ 113b Abs. 4 SGB XI). Alle Pflegeheime und -dienste haben dann anhand standardisierter Assessmentinstrumente eine Vielzahl von Bewohner- und Klientendaten routinemäßig zu erheben und weiterzuleiten. Künftig wird die Kenntnis und reflektierte Anwendung standardisierter Assessments somit einen hohen Stellenwert in der Pflegepraxis haben und die Werkzeuge werden in der regulären Pflegedokumentation zu verorten sein.

Die Ausbildung auf Berufsfachschulniveau ebenso wie auf akademischem Niveau muss der Beobachtung und Einschätzung anhand von Instrumenten, die einer objektiv nachvollziehbaren und einheitlichen Datengrundlage dienen, daher einen zentralen Stellenwert einräumen.

## 13.5 Fazit

Das passende Einsatzprofil für Pflegeakademiker in direkter Pflege und Betreuung in Altenpflegeheimen muss noch gefunden bzw. entwickelt werden. Doch geeignete Stellenprofile müssen organisatorisch sinnvoll und an die Stellenzahl angepasst sein. Akademiker erwarten zudem eine höhere tarifliche Eingruppierung als jene für Pflegefachkräfte. Dies erfordert eine zeitlich überwiegende Tätigkeit auf anderem Kompetenzniveau als es von den auf Fachschulniveau qualifizierten Pflegepersonen erwartet wird.

Einer von drei möglichen Ansatzpunkten dafür ist Job Enrichment: Eine Übernahme von Aufgaben jenseits der direkten Pflege und Betreuung stellt insbesondere für Vollzeitstellen eine Option dar. Je nachdem, welche Tätigkeiten ergänzt werden, muss die Qualifizierung erfolgen.

Ein zweiter Weg ist – wegen der generell geringen Stellenzahl für Pflegeakademiker in den überschaubaren Betriebsgrößen der Pflegeheime – ein Einsatzprofil als Pflegeexperte. Ohne Präsenz über den gesamten Tagdienst und ohne Gewähr von 365 Präsenztagen im Jahr könnten wenige Personen abwechselnd auf dem Dienstplan stehen. Deren Einsatzbereiche könnten sich auf spezielle Bewohnergruppen beschränken: Beispielsweise auf demenzkranke Bewohner, die pflegerische Versorgung ablehnen und für die mit dem Team nach Lösungswegen zu suchen ist. Oder auf Schwerstkranke kurz nach Krankenhausaufenthalt oder generell Personen mit komplexen Versorgungssituationen.

Ein dritter Ansatz für passende Einsatzprofile in Pflegeheimen mag sich künftig eröffnen durch Reformen des Berufe- und Leistungsrechts. Sollten Modellversuche gemäß § 63 SGB V zu entsprechenden Gesetzesänderungen führen, könnte die Pflegeprofession künftig z. B. Wundversorgung eigenverantwortlich durchführen oder Pflegehilfsmittelverordnungen selbst ausstellen. Die Abhängigkeit der Pflegeheime von ärztlichen Verordnungen würde reduziert, Entbürokratisierung die Folge. Daneben können und müssen Prävention,

Rehabilitation und Pflege künftig viel stärker als bisher ineinandergreifend strukturiert und vernetzt werden (Herrmann 2016, S. 90).

Wenn künftig Rehabilitationspotenziale auch bei Pflegebedürftigkeit besser ausgeschöpft werden sollen und sogar leistungsrechtliche Reformen Anreize setzen sollten, könnte dies akademisch qualifizierten Pflegenden auch eine bewohnerbezogene Reha-Steuerungsfunktion eröffnen. Auch für die damit verbundene interdisziplinäre Zusammenarbeit sollten akademisch qualifizierte Pflegefachpersonen vorbereitet sein.

## Literatur

Augurzky, Boris et al. (2015). Pflegeheim Rating Report 2015.

Arend, Stefan (2005). Hausgemeinschaften – vom Modellversuch zur Regelversorgung.

Bonin, Holger et al. (2015). Internationale Fachkräfterekrutierung in der deutschen Pflegebranche –Chancen und Hemmnisse aus Sicht der Einrichtungen.

Bräutigam, Christoph et al. (2015). Personalbedarf in Wohn- und Versorgungsformen für Pflegebedürftige. In: Jacobs, Klaus et al. (Hrsg.): Pflege-Report 2015. Pflege zwischen Heim und Häuslichkeit, S. 109–120.

Bundesagentur für Arbeit (2016). Fachkräfteengpassanalyse Dezember 2016. Verfügbar unter https://statistik.arbeitsagentur.de/Statischer-Content/Arbeitsmarktberichte/Fachkraeftebedarf-Stellen/Fachkraefte/BA-FK-Engpassanalyse-2016-12.pdf; letzter Abruf 21.01.2017.

Dühring, Angela (2007). Macht das „Setting" den Unterschied? Beitrag der verschiedenen Formen der stationären Altenhilfe zur Lebenszufriedenheit dementiell erkrankter Menschen, Saarbrücken.

Elster, Ruth (2000). Der Agnes-Karll-Verband und sein Einfluß auf die Entwicklung der Krankenpflege in Deutschland: ein Beitrag zur Geschichte des Pflegeberufs und eines Berufsverbandes. Hrsg.: Deutscher Berufsverband für Pflegeberufe (DBfK)

Grünewald, Matthias et al (2014). Einsatz akademisch ausgebildeter Pflegefachpersonen in der Praxis http://www.vpu-online.fde/de/pdf/presse/2014-04-10_skill-mix_abschlussbericht_final5.pdf, letzter Abruf 06.11.2016

Herrmann, Christopher (2016). Alter plus 3. Unsere Verantwortung. In: AOK Baden-Württemberg (Hrsg.): Formel Zukunft – Alter plus 3. Bericht vom Fachkongress für Prävention, Reha, Pflege. 29. Juni 2016, Stuttgart, S. 90–95

Hoffner, Amelie (2016). Eingliederung chinesischer Pflegekräfte in die deutsche Altenpflege. Was sind hemmende und fördernde Faktoren bei der Rekrutierung und Entwicklung chinesischer Mitarbeiter? Unveröffentlichte Bachelorthesis, Hochschule Heilbronn.

Klie, Thomas (2016). „Sterben daheim?" Die letzten Lebensmonate Pflegebedürftiger: Zentrale Ergebnisse des DAK-Pflegereport 2016, S. 1–17. In: Rebscher, Herbert (Hrsg.): Pflegereport 2016. Palliativversorgung: Wunsch, Wirklichkeit und Perspektiven.

Kruse, Andreas (2016). Rehabilitation und Alter. In: AOK Baden-Württemberg (Hrsg.): Formel Zukunft – Alter plus 3. Bericht vom Fachkongress für Prävention, Reha, Pflege. 29. Juni 2016, Stuttgart, S. 41–49

Manthey, Marie (2011). Primary Nursing. Ein personenbezogenes Pflegesystem.

Rothgang, Heinz et al. (2015). Barmer GEK Pflegereport 2015. Pflegen zu Hause.

Schnitger, Ruth (2000). Wohnen und Dienstleitungen im „Anton-Pieck-Hofje". In: Wohlfahrtswerk für Baden-Württemberg (Hrsg.): Lebensgestaltung und Unterstützungsbedarf älterer Menschen als Herausforderung für soziale Dienstleister in Europa. Dokumentation zum Internationalen Kongress vom Juli 1999 Band 2

Schulte, Timo et al. (2016). Eine Analyse von Routinedaten der DAK-Gesundheit für den Pflegereport 2016, S. 43–67. In: Rebscher, Herbert (Hrsg.): Pflegereport 2016. Palliativversorgung: Wunsch, Wirklichkeit und Perspektiven.

Statistisches Bundesamt (2015). Pflegestatistik 2013. Pflege im Rahmen der Pflegeversicherung. Deutschlandergebnisse.

Techtmann, Gero (2015). Die Verweildauern sinken. Statistische Analysen zur zeitlichen Entwicklung der Verweildauer in stationären Pflegeeinrichtungen. Verfügbar unter: http://www.alters-institut.de; letzter Abruf 06.11.2016

VPU Verband der Pflegedirektoren der Unikliniken (Hrsg.) (2015). Einsatz akademisch ausgebildeter Pflegefachpersonen in der Praxis. http://www.vpu-online.de/de/pdf/presse/2015-09-29_abschlussbericht.pdf (letzter Abruf 13.12.2016)

Wolf, Rainer (2007). Vorausrechnung der Schüler-und Schulabgängerzahlen bis 2025. In: Statistisches Landesamt Baden-Württemberg Monatsheft 11/2007. Verfügbar unter http://www.statistik.baden-wuerttemberg.de/serviceVeroeff/Monatshefte/200711; letzter Abruf 22.01.2017.

# Neue Gesundheitsfachberufe im ambulanten Sektor

*Johannes Fechner*

**14.1 Bestandsaufnahme nichtärztlicher Berufe im ambulanten Sektor – 198**
14.1.1 Medizinische/r Fachangestellte (MFA) – 198
14.1.2 Fachwirt/in für ambulante medizinische Versorgung – 199
14.1.3 Versorgungsassistent/in in der Hausarztpraxis (VERAH) – 199
14.1.4 Nichtärztliche/r Praxisassistent/in (NäPa) im hausärztlichen Versorgungsbereich – 200
14.1.5 Nichtärztliche/r Praxisassistent/in (NäPa) im fachärztlichen Versorgungsbereich – 200
14.1.6 Entlastungsassistent/-in in der Facharztpraxis („EFA") – 200
14.1.7 AGnEs – EVA – MOPRA – 200
14.1.8 Physician Assistant (PA) – 202

**14.2 Bedarf an Nichtärztlichen Assistenzberufen – 202**
14.2.1 Ausgangslage – 202
14.2.2 Patientensteuerung und Strukturänderung – 202
14.2.3 Ärztemangel und nichtärztliche Assistenzberufe – 203
14.2.4 Substitution in freiberuflicher Selbstständigkeit? – 204
14.2.5 Vergütung – 205

**14.3 Fazit – 205**

**Literatur – 205**


A. Simon (Hrsg.), *Akademisch ausgebildetes Pflegefachpersonal*,
https://doi.org/10.1007/978-3-662-54887-5_14

Die problematische Konstellation von Mangel an Haus- und Fachärzten einerseits, demographischem Wandel sowie permanentem Fortschritt in Diagnostik und Therapie andererseits wird nur durch eine mutige Weiterentwicklung der ambulanten Versorgungsstrukturen gemeistert werden können. Dabei kommt den nichtärztlichen Assistenzberufen eine bedeutende Rolle zu. Um die Ärzte umfassender entlasten zu können, steht den Medizinischen Fachangestellten heute ein vielfältiges Fortbildungsangebot zur Verfügung, für Angehörige der Pflegeberufe sogar eine akademische Ausbildung mit Bachelorabschluss. Die Assistenzberufe, gleich welcher Qualifikation, übernehmen ärztliche Tätigkeiten in Delegation. Die Heilkundeübertragung in Substitution ist vorerst auf Modellversuche nach § 63c SGB V beschränkt, eröffnet aber spannende Optionen für ein modernes, Zukunft weisendes Versorgungssystem. Die Patienten werden von einem Team aus Ärzten und Nicht-Ärzten betreut.

In der weiteren Entwicklung wird allerdings darauf zu achten sein, dass nicht durch einen neuen Berufszweig weitere Schnittstellen im überregulierten deutschen Gesundheitssystem entstehen.

## 14.1 Bestandsaufnahme nichtärztlicher Berufe im ambulanten Sektor

Schon immer benötigten die mittlerweile rund 165.000 Haus- und Fachärzte sowie Psychotherapeuten in Deutschland qualifizierte Unterstützung für die tägliche Arbeit in den Praxen. Assistenzberufe koordinieren den Praxisablauf, erledigen administrative Tätigkeiten wie Patientenverwaltung, Terminmanagement und Abrechnung, assistieren bei Untersuchungen und Eingriffen, führen Blutentnahmen und Injektionen sowie Laboruntersuchungen durch.

Jahrzehntelang war die engagierte Ehefrau oft einzige Mitarbeiterin des Arztes. Daraus entwickelte sich in den 1960er Jahren das Berufsbild der Arzthelferin als zunächst 2-jährigem dualem Lehrberuf. Seit 1986 ist die Arzthelferin ein 3-jähriger Lehrberuf mit staatlich anerkanntem Abschluss, der interessante Weiterbildungsmöglichkeiten eröffnet. Bis zum heutigen Tag ist der Beruf überwiegend weiblich. Mit einer Frauenquote von über 97 % führt er die Tabelle der typischen Frauenberufe mit an (gbe-bund 2014).

### 14.1.1 Medizinische/r Fachangestellte (MFA)

Als Reaktion auf veränderte Anforderungen an die Arzthelferinnen wurden 2006 die Ausbildungsinhalte angepasst: Der Laborbereich wurde auf das Präsenzlabor reduziert, die Bereiche Kommunikation, Qualitätsmanagement, Assistenz bei diagnostischen und therapeutischen Maßnahmen sowie Prävention und Notfallkompetenz wurden hervorgehoben. Aktuell entspricht der medizinische Anteil des Unterrichtstoffs 60 %, die restlichen 40 % entfallen auf administrative Bereiche. Zeitgleich mit der neuen Ausbildungsordnung wurde die Berufsbezeichnung in *Medizinische Fachangestellte/Medizinischer Fachangestellter* (MFA) geändert. Über die Qualität der Ausbildung wachen die Landesärztekammern. In Baden-Württemberg wurden zwischen 2011 bis 2014 jährlich rund 1.800 MFA erfolgreich ausgebildet (Bibb 2016).

Die Aufgabenliste der MFA ist vielseitig und anspruchsvoll, wie diese Aufzählung des Verbands medizinischer Fachberufe anschaulich darstellt (Vmf 2014).

MFA:

- assistieren bei Untersuchung, Behandlung und chirurgischen Eingriffen und helfen bei Notfällen
- betreuen den Patienten vor, während und nach der Behandlung
- informieren Patienten über die Ziele und Möglichkeiten der Vor- und Nachsorge
- führen Hygienemaßnahmen durch
- führen Laborarbeiten durch
- wenden Vorschriften und Richtlinien des Umweltschutzes an
- organisieren Betriebsabläufe und überwachen die Terminplanung
- wirken bei Qualitätsmanagement mit
- führen Verwaltungsarbeiten durch
- dokumentieren Behandlungsabläufe und erfassen erbrachte Leistungen für die Abrechnung
- ermitteln den Bedarf an Material, beschaffen und verwalten es

- wenden Information und Kommunikationssysteme an
- beachten die Regeln des Datenschutzes und der Datensicherheit
- arbeiten team- und prozessorientiert

Der Beruf ist eine Mischung aus Krankenpflege und Medizinisch-technischer Assistenz und steht für modernes Sekretariat und Praxismanagement – bei variabler Aufgabengewichtung. Längst ist der Berufsabschluss als MFA keine Sackgasse mehr, sondern Basis für ein wachsendes Spektrum an Weiterqualifizierungsangeboten. Entsprechend breit ist demnach auch der Einsatzbereich. MFA arbeiten in Arztpraxen aller Fachrichtungen, aber auch in Krankenhäusern, Reha-Kliniken und in zahlreichen Institutionen des Gesundheitssektors (z. B. öffentlicher Gesundheitsdienst, MDK, Krankenkassen).

### 14.1.2 Fachwirt/in für ambulante medizinische Versorgung

Aktuell bilden die Landesärztekammern nach Curricula der Bundesärztekammer Fachwirte in über 15 medizinischen Spezialqualifikationen aus. Die Fortbildung zum/r Fachwirt/in für ambulante medizinische Versorgung umfasst 420 Unterrichtsstunden und gliedert sich in einen Pflicht- und einen Wahlteil. Der Pflichtteil dauert im Regelfall 2 Jahre. Abhängig davon, ob man den Wahlteil während oder außerhalb des Pflichtteils absolviert, verlängert sich die Dauer entsprechend. Wie die MFA sind auch die Fachwirte Allrounder in der ambulanten medizinischen Versorgung, jedoch auf höherem Niveau und mit Führungskompetenzen ausgestattet.

Im Rahmen der ärztlichen Delegation sind Fachwirte mitverantwortlich für die Patientenbetreuung, aber auch für das Qualitätsmanagement und die wirtschaftliche Betriebsführung. Fachwirte übernehmen verantwortungsvolle Aufgaben in medizinischen Bereichen wie ambulante Chirurgie, gastro-enterologische Endoskopie, Pneumologie, Onkologie oder in der Dialyse. Sie versorgen Palliativpatienten und ältere Patienten zu Hause. Innerhalb des Teams nehmen sie Führungsfunktionen wahr, betreuen Auszubildende und sind spezialisiert auf die Administration von Praxisverwaltungssystemen. Die Unterstützung durch angestellte Fachwirte wird sich dabei nur in größeren Praxiskooperationen wirtschaftlich darstellen lassen.

Die exakte Anzahl der in den Praxen in Baden-Württemberg beschäftigten Fachwirte ist mangels gesonderter Abrechnungsziffer nicht ermittelbar. Einen ungefähren Anhalt ergeben die jüngsten Zahlen der Fachwirte in Ausbildung: 2015 haben 43 Teilnehmer die Fortbildung zur Fachwirtin für ambulante medizinische Versorgung erfolgreich abgeschlossen. 81 Teilnehmer/innen bemühten sich 2016 um den begehrten Abschluss. Für den Lauf 2016/2017 liegen 113 Anmeldungen vor, wie die Landesärztekammer für Baden-Württemberg auf Anfrage meldete

### 14.1.3 Versorgungsassistent/in in der Hausarztpraxis (VERAH)

**VERAH** ist eine Entwicklung der selektivvertraglichen **hausarztzentrierten Versorgung** (HzV). Medizinische Fachangestellte mit einschlägiger Berufserfahrung können sich seit 2008 über das Institut für hausärztliche Fortbildung (IhF) zur Versorgungsassistentin in der Hausarztpraxis durch eine 200 Unterrichtseinheiten umfassende Fortbildung mit Präsenzseminaren und Praktika weiter qualifizieren und nach absolvierter Prüfung den Hausarzt insbesondere beim Medikations- und Impfmanagement, bei Wundbehandlungen, in der Hausbesuchstätigkeit und im Praxismanagement qualifiziert unterstützen. Stand Juli 2016 sind in Baden-Württemberg nach Angaben (IhF, Dr. Hans-Michael Mühlenfeld, August 2016) des Deutschen Hausärzteverband 2.600 VERAH bei den an der hausarztzentrierten Versorgung teilnehmenden Ärzten beschäftigt. Die VERAH entlasten die Ärzte bei der Versorgung ihrer Patienten spürbar und erfahren zugleich eine Steigerung der eigenen Berufszufriedenheit.

#### VERAH Plus

> » Die VERAH®-Basisqualifikation führt oft schnell zu verantwortlicheren Aufgaben und größerer Berufszufriedenheit. Das vorhandene Wissen aus der Erstausbildung und Erfahrungswissen,

gewonnen bei der praktischen Berufstätigkeit, wird durch die VERAH®-Weiterbildung sinnvoll ergänzt und strukturiert.

Mit diesen Worten begründet der Hausärzteverband das Fortbildungsangebot für die VERAH.

Stand August 2016 bietet der Hausärzteverband unter anderem folgende Module zur weiteren Spezialisierung an:

- Arzneimittelversorgung
- Burnout
- DMP Diabetes
- Demenz
- Gewaltfreie Kommunikation
- Herzinsuffizienz
- Hygienemanagement
- Impfen
- Notfall-Refresher
- Palliative Care – häusliche Sterbebegleitung
- Pflegeversicherung
- Patientenberatung und Antragswesen
- Patienten-Empowerment
- Schmerzmanagement
- Ulcus Cruris als Workshop (IhF 2016)

Nach Angaben des Verbandes absolviert jede VERAH durchschnittlich 1,7 VERAH-Plus-Kurse pro Jahr.

### 14.1.4 Nichtärztliche/r Praxisassistent/in (NäPa) im hausärztlichen Versorgungsbereich

Hinter der sperrigen Berufsbezeichnung verbirgt sich das Analogon zur VERAH im kollektiv-vertraglichen System der Kassenärztlichen Vereinigungen. MFA mit Berufserfahrung, aber auch Angehörige der Pflegeberufe, können nach einer ähnlich umfangreichen Fortbildungsmaßnahme wie der des Hausärzteverband und abschließender Lernerfolgskontrolle (nicht Prüfung) durch die Landesärztekammern seit dem 01.01.2015 gesondert abrechenbare Leistungen erbringen. Anders als bei der VERAH beschränken sich diese abrechnungsfähigen Leistungen jedoch auf Haus- und Pflegeheimbesuche (◘ Abb. 14.1).

### 14.1.5 Nichtärztliche/r Praxisassistent/in (NäPa) im fachärztlichen Versorgungsbereich

Seit dem 01.07.2016 ist die nichtärztliche Praxisassistentin (NäPa) auf den fachärztlichen Versorgungsbereich erweitert. Der Einsatz der fachärztlichen Assistentin ist auf die Versorgung in Pflegeheimen beschränkt und muss, wie bei den Hausärzten, vorab von der jeweiligen Kassenärztlichen Vereinigung genehmigt werden. Auch die fachärztliche NäPa muss eine abgeschlossene Berufsausbildung sowie eine dreijährige Berufserfahrung in einer fachärztlichen Praxis nachweisen. Zudem ist ein Nachweis über die Begleitung von 20 Hausbesuchen zur Verrichtung medizinisch notwendiger delegierbarer Leistungen in Alten- oder Pflegeheimen oder in anderen beschützenden Einrichtungen erforderlich. Das Interesse der Fachärzte ist da. Erste NäPa-Genehmigungen wurden in Baden-Württemberg bereits im Sommer 2016 erteilt.

### 14.1.6 Entlastungsassistent/-in in der Facharztpraxis („EFA")

Die EFA ist eine weitere Entwicklung der Selektivverträge. Der MEDIVERBUND hat gemeinsam mit den Berufsverbänden für die selektivvertraglichen Facharztverträge ein Qualifizierungsangebot für MFA zur EFA in den Bereichen Neurologie, Kardiologie und Gastroenterologie entwickelt (MEDI-Verbund AG 2016)

### 14.1.7 AGnEs – EVA – MOPRA

Andere Bundesländer – andere Überlegungen zur Weiterqualifizierungsangeboten für die MFA. Allen gemeinsam ist das Ziel, die Kompetenzen der Praxismitarbeiterin zu steigern und damit den (Haus-) Arzt zu entlasten. Sie spielen in Baden-Württemberg zahlenmäßig keine Rolle und bleiben daher außerhalb der Betrachtung.

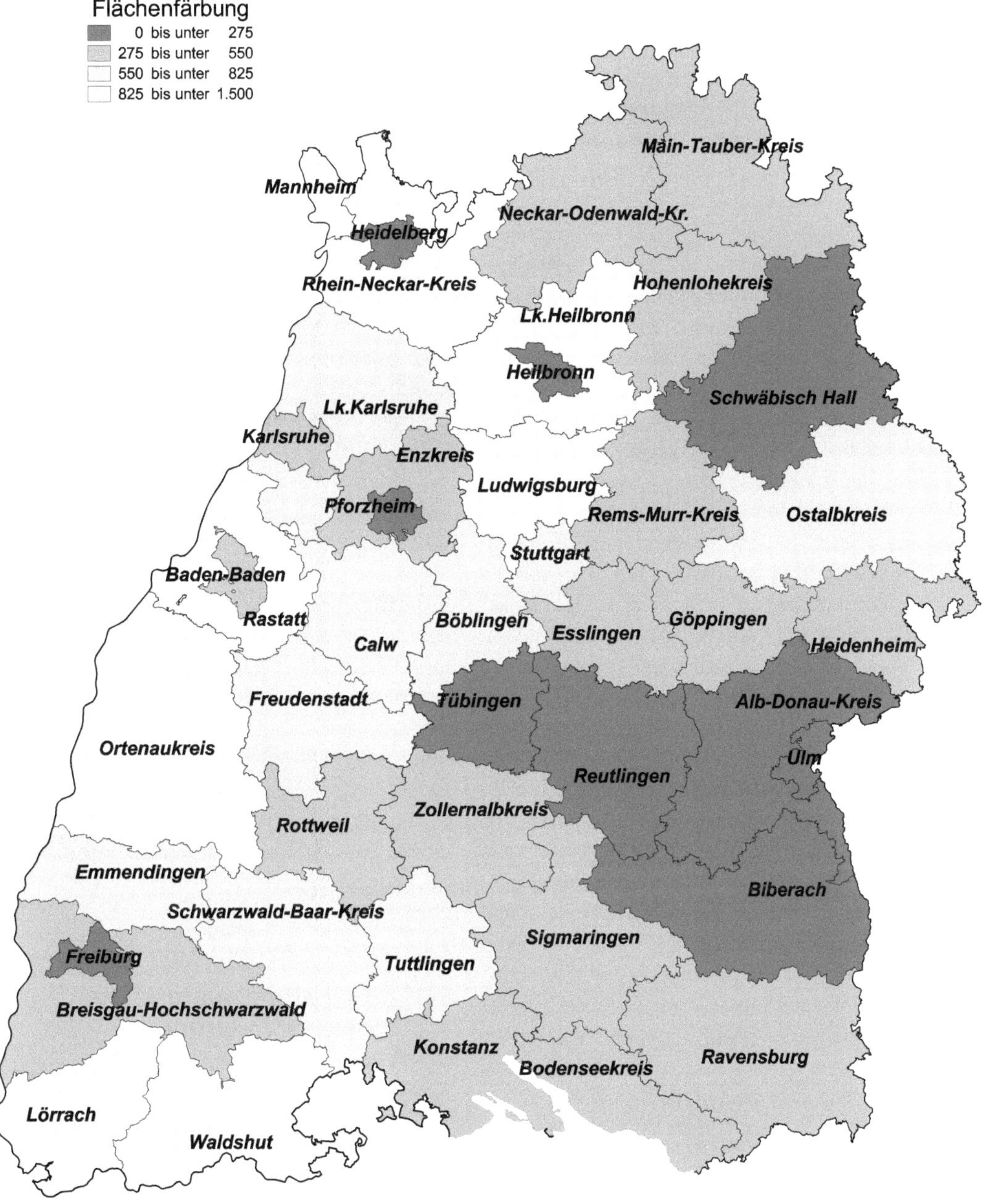


**Abb. 14.1** Durch nichtärztliche Praxisassistenten im Abrechnungsquartal 4/2015 in Baden-Württemberg erbrachte Hausbesuche

### 14.1.8 Physician Assistant (PA)

Die für die Zukunft wohl spannendste Entwicklung ist der in Deutschland bisher wenig bekannte Physician Assistant. Der medizinische Beruf aus dem angloamerikanischen und europäischen Umfeld ist auf dem besten Weg, sich auch hierzulande zu etablieren. PA übernehmen an der Schnittstelle zwischen Pflege und Arzt anspruchsvolle Aufgaben in Delegation. Das sind Aufgaben organisatorischer Art, aber auch patientennahe, wie die Aufklärung der Patienten, Voruntersuchungen oder die Durchführung von kleineren Eingriffen wie Wundversorgung und Wundverschlüsse oder orientierende Sonografie. Dank dieser Assistenz auf hohem Niveau haben die Ärzte wieder mehr Zeit für ihre Kernaufgabe, die Patientenversorgung.

Das 6-semestrige Studium in Baden-Württemberg setzte bislang auf ein Pflegeexamen auf. Physician Assistants werden im klinischen Bereich ausgebildet und finden dort auch ihren Arbeitsplatz. Das Studium schließt mit dem akademischen Grad B.Sc. ab. Als Besonderheit konnte die Duale Hochschule Baden-Württemberg auf der Basis einer Modellklausel im Landespflegegesetz bislang zusätzlich den Weiterbildungsabschluss „Staatlich anerkannter Arztassistent" vermitteln.

Nachdem die Modellklausel Ende 2016 ohne Verlängerung ausgelaufen ist, kann der staatliche Weiterbildungsabschluss für künftige Absolventen nicht mehr angeboten werden. Hintergrund ist, dass sich das Berufsbild nun bereits ausreichend etabliert hat, sodass eine staatliche Regulierung nicht mehr zwingend geboten erscheint. Diese Entwicklung macht es möglich, dass zunehmend auch Teilnehmer mit anderen Vor-Ausbildungen im Gesundheitsbereich (z. B. MTA) das Studium absolvieren. Die Abgänger sind bei Kliniken sehr gefragt. Eine Beschäftigung der Absolventen in der Niederlassung ist durchaus möglich, aber Stand 2016 nicht existent (Blum et al. 2016).

## 14.2 Bedarf an Nichtärztlichen Assistenzberufen

### 14.2.1 Ausgangslage

**In den nächsten 5 bis 10 Jahren werden allein in Baden-Württemberg 10.000 Praxisnachfolger gesucht. Obwohl das Medizinstudium sich ungebrochen höchster Beliebtheit erfreut, mühen sich Krankenhäuser und Kassenärztliche Vereinigungen zunehmend um ärztlichen Nachwuchs.**

Die Gründe dafür sind vielfältig. Einerseits leidet die Attraktivität ärztlicher Tätigkeit unter der ausufernden Bürokratie in den Praxen und Krankenhäusern. Gleichzeitig sinkt die zur Verfügung stehende Arbeitszeit der jungen Mediziner. Einmal durch den Trend, dass die jungen Ärzte auch im ambulanten Sektor bevorzugt in Anstellung mit fester Wochenarbeitszeit von ca. 40 Stunden oder auch nur in Teilzeit arbeiten möchten. Die selbstständig tätigen, niedergelassenen Ärzte arbeiten dagegen durchschnittlich 52 Stunden pro Woche (ZIPP 2013).

In den letzten zehn Jahren ist der Anteil der angestellten Ärzte im niedergelassenen Bereich bundesweit von 3 % (2006) auf 16 % (2015) gestiegen (KBV 2016). Die in Baden-Württemberg im Jahr 2015 neu in die ambulante vertragsärztliche Versorgung eingetretenen Ärzte wählten zu mehr als 50 % die Anstellung. Gleichzeitig führt die Feminisierung des Arztberufs zu einer weiteren Reduktion der Ressource Arztzeit, wenn sich die Ärztinnen während der Erziehungszeit der Doppelbelastung Familie und Beruf stellen.

Folgerichtig geht der Sachverständigenrat davon, dass zwei ausscheidende Ärzte durch drei nachrückende ersetzt werden (SVR /Gutachten 2014).

### 14.2.2 Patientensteuerung und Strukturänderung

Der zunehmende Ärztemangel wird durch die im internationalen Vergleich einmalig hohe Zahl von 18 Arzt-Patienten-Kontakten (SVR/Gutachten 2014) verschärft. Angebot und Nachfrage stimmen nicht mehr überein. Deswegen sind nicht nur neue Wege der Patientensteuerung zu diskutieren. Gleichzeitig müssen, wie in den Gutachten des Sachverständigenrates zur Entwicklung im Gesundheitswesen aus den Jahren 2009 und 2014 vorgetragen, innovative Versorgungsmodelle entwickelt und etabliert werden.

Mit dem Förderkonzept RegioPraxis BW hat die Kassenärztliche Vereinigung Baden-Württemberg die Vorgaben des Sachverständigenrates erstmals 2012 im Landkreis Freudenstadt in Baiersbronn modellhaft umgesetzt. Dort arbeiten drei Fachärzte für Allgemeinmedizin und ein hausärztlicher Internist mit 11 medizinischen Fachangestellten in einer Praxisgemeinschaft zusammen. Die RegioPraxis Baisersbronn ist in einem ansprechend umgebauten ehemaligen Feuerwehrhaus untergebracht und beschäftigt zwei weitere Allgemeinärzte als Angestellte und einen allgemeinärztlichen Weiterbildungsassistenten. Das Konzept der RegioPraxis BW trägt einerseits der Freiberuflichkeit des Arztes Rechnung. Gleichzeitig wird das wirtschaftliche Risiko für den ärztlichen Nachwuchs gesenkt. Als Angestellte mit flexiblen Arbeitszeitangeboten können die jungen Mediziner allmählich in eine bestehende Struktur hineinwachsen.

Die **notwendigen Strukturänderungen** umfassen zum einen die Praxisorganisation in **kooperativen Praxisformen** wie Ärztezentren mit größeren Gemeinschaftspraxen oder Medizinischen Versorgungszentren (MVZ). Aber auch **personelle Weiterentwicklungen** sind unumgänglich.

### 14.2.3 Ärztemangel und nichtärztliche Assistenzberufe

Die zukünftig reduzierte Anzahl der Haus- und Fachärzte wird auch bei Ausschöpfung aller Rationalisierungsreserven und des Potenzials von Telemedizin und weiteren IT-Einsätzen nicht ausreichen, die ambulante medizinische Versorgung der Bevölkerung auf dem bisherigen anerkannt hohen Qualitätsstandard zu gewährleisten. Durch die demographische Entwicklung und Morbiditätsverdichtung wird die Herausforderung an das Gesundheitswesen der BRD verschärft und ist daher von den verbleibenden Ärzten ohne den Einsatz nichtärztlicher Berufe nicht zu meistern. Nichtärztliche Assistenzberufe können entsprechend Qualifikation, Ausbildungsstand und persönlicher Neigung patientennah in vielfältigen Funktionen eingesetzt werden und umfangreiche Aufgaben in der Patientenversorgung übernehmen.

#### Übertragung ärztlicher Tätigkeiten in Delegation

Nennenswerte Entlastung können die Haus- und Facharztpraxen aber nur erfahren, wenn **ärztliche Tätigkeiten** auch **von Nicht-Ärzten ausgeführt** werden. Dies ist heute schon im Rahmen der **Delegation** möglich. Das SGB V regelt in § 13, dass:

> » [...] ärztliche Behandlung von Ärzten erbracht wird. Sind Hilfeleistungen anderer Personen erforderlich, dürfen sie nur erbracht werden, wenn sie vom Arzt angeordnet und von ihm verantwortet werden.

Dabei hat der Arzt sicherzustellen, dass der Mitarbeiter aufgrund seiner beruflichen Qualifikation oder allgemeiner Fähigkeiten und Kenntnisse für die Erbringung der delegierten Leistung geeignet ist (**Auswahlpflicht**). Weiter hat er hat ihn zur selbstständigen Durchführung der zu delegierenden Leistung anzuleiten (**Anleitungspflicht**) sowie regelmäßig zu überwachen (**Überwachungspflicht**) (KBV 2015).

Eine nicht abschließende Aufstellung delegierbarer Leistungen ist in der Vereinbarung zwischen der Kassenärztlichen Bundesvereinigung und dem GKV-Spitzenverband gelistet (KBV 2015).

#### Übertragung ärztlicher Tätigkeiten in Substitution

Eine weitergehende Übertragung von ärztlichen Tätigkeiten an Nicht-Ärzte ist in der Bundesrepublik derzeit nur im Rahmen von Modellvorhaben nach § 63 Abs. 3c SGB V und nur auf Berufsangehörige der Kranken- und Altenpflege möglich. Medizinische Fachangestellte sind im Gesetz nicht aufgeführt.

Grundlage für entsprechende Modellversuche ist die am 22.03.2012 in Kraft getretene Richtlinie des Gemeinsamen Bundesausschusses vom 20.10.2011, kurz Heilkunde-Übertragungsrichtlinie. Hier macht der G-BA Vorgaben für die Übertragung ärztlicher Tätigkeiten zur selbstständigen Ausübung von Heilkunde an Nichtärzte und legt einen abschließenden Katalog übertragbarer ärztlicher Tätigkeiten fest (G-BA 2011).

Die Definition des Begriffs **Heilkunde** ist bemerkenswerter Weise erstmals im Heilpraktiker-Gesetz von 1939 definiert. Demnach ist Heilkunde

> [...] jede berufs- oder gewerbliche vorgenommene Tätigkeit zur Feststellung, Heilung oder Linderung von Krankheiten, Leiden oder Körperschäden bei Menschen, auch wenn sie im Dienste von anderen ausgeübt wird. (Reichsgesetzblatt 1939)

Für die Ausübung der Heilkunde benötigt es entweder der Bestallung als **Arzt** oder der behördlichen Erlaubnis unter der Berufsbezeichnung **Heilpraktiker**. Mit der Heilkunde-Übertragungs-Richtlinie des G-BA wird nunmehr einer dritten Berufsgruppe die Ausübung der Heilkunde, wenn auch in definiertem Umfang ermöglicht, nämlich den Berufsangehörigen der **Alten- und Krankenpflege**, die auf Grund einer Ausbildung nach § 4 Abs. 7 Krankenpflegegesetz und § 4 Krankenpflege- bzw. Altenpflegegesetz (KrPflG bzw. AltPflG) qualifiziert sind

Ohne vorherige ärztliche Veranlassung im Einzelnen können diese **Pflegekräfte** bestimmte ärztliche Leistungen erbringen. Sie treten als eigenständige Leistungserbringer auf und erbringen die Leistung **selbstständig** und **eigenverantwortlich**. Die Selbstständigkeit der Ausübung ist dabei gekennzeichnet durch die Übernahme fachlicher, wirtschaftlicher und rechtlicher Verantwortung. Die Richtlinie stellt klar, dass eine ärztliche Verantwortlichkeit für die von den Pflegekräften nach dieser Richtlinie ausgeübten Tätigkeiten nicht besteht. Allerdings kann die selbstständige und eigenverantwortliche Ausübung der Heilkunde durch die Angehörigen der Pflegeberufe grundsätzlich nur im durch die Richtlinie vorgegebenen Rahmen erfolgen. Voraussetzung hierfür ist das Vorliegen einer ärztlichen Diagnose und Indikationsstellung und die Übertragung der Aufgaben durch einen Arzt.

**Diagnostik und Indikationsstellung sind notwendige Voraussetzung der Vornahme ärztlicher Tätigkeiten. Sie gehören zum Kernbereich ärztlichen Handels und können daher nicht auf Pflegefachkräfte übertragen werden (G-BA, 2011).**

Die Heilkundeübertragungs-Richtlinie begrenzt die im Rahmen der Modellvorhaben übertragbaren ärztlichen Tätigkeiten auf folgende Krankheitsbilder:
- Diabetes mellitus Typ I und II
- Hypertonie
- Chronische Wunden
- Demenz

In einem umfangreichen Katalog werden die übertragbaren heilkundlichen Tätigkeiten, wie beispielsweise Infusionen/Injektionen, Stomaversorgung, Blasenkatheterismus, Patienten-, Case- und Überleitungsmanagement, nach Art und Umfang definiert sowie die erforderlichen Qualifikationsvoraussetzungen festgelegt.

Aktuell arbeiten viele Universitäten und (Duale) Hochschulen an Curricula, die zu der erforderlichen Qualifikation führen.

### 14.2.4 Substitution in freiberuflicher Selbstständigkeit?

Die Substitution ärztlicher Leistung durch Nichtärzte setzt nicht voraus, dass die Pflegefachkraft im steuerrechtlichen Sinn selbstständig, beispielsweise in einem eigenen ambulanten Pflegedienst, tätig sein muss. Vielmehr kann die Unterstützungsleistung auch in Anstellung in Arztpraxen erfolgen. Der anstellende Arbeitgeber (Arztpraxis/MVZ/Klinik) kann nun, völlig legal, bisher Ärzten vorbehaltene Tätigkeiten an den nichtärztlichen Mitarbeiter übertragen, ohne dass dieser die Erlaubnis nach dem Heilpraktiker-Gesetz innehaben müsste. Wie oben dargestellt, ist unabdingbar, dass die neuen qualifizierten Pflegefachkräfte Hand in Hand mit den Ärzten zusammenarbeiten.

Allerorten wird zu recht beklagt, dass unser Gesundheitswesen an der überkommenen sektoralen Gliederung krankt: Die überfällige Überwindung von Schnittstellen, die Verbesserung der Versorgungsbereichsübergreifenden Kommunikation zwischen Haus- und Fachärzten sowie zwischen ambulantem und stationärem Sektor weisen ein enormes Potenzial an Qualitätssteigerung bei gleichzeitigen Einsparungen auf.

In dieser Situation wäre es mehr als widersinnig und inkonsequent, wenn sich das durch die Substitution ermöglichte neue Berufsbild zu einem neuen, eigenständigen Sektor im Gesundheitswesen entwickeln und damit die Zahl der heute noch vorhandenen Schnittstellen nicht abgebaut, sondern im Gegenteil um eine weitere ergänzt würde.

### 14.2.5 Vergütung

Das Gehalt der **Medizinischen Fachangestellten** bestimmt sich nach einem bundesweit gültigen Tarifvertrag. Gestaffelt nach Berufsjahren, Berufserfahrung und dem Aufgabenspektrum der MFA liegt das Gehalt im Niveau etwas unterhalb der Pflegeberufe. Die meisten Praxen gewähren allerdings übertarifliche Gehälter, zumal sich qualifizierte Mitarbeiterinnen zunehmend schwieriger finden lassen. Erweiterte Qualifikationen (VERAH, NäPA, Fachwirt/in für ambulante medizinische Versorgung u. a.) führen je nach verantwortetem Aufgabenbereich zu besserer Bezahlung.

Das Gehalt für **akademisch ausgebildete Assistenzberufe** bewegt sich nach einer Internetrecherche mit beträchtlichen Abweichungen zwischen 3.500–4.500 € p. a. Es liegt also zwischen den Gehältern für Pflegeberufe und den Ärzten. Da die akademisch ausgebildeten Assistenzberufe fast ausnahmslos für den stationären Bereich ausgebildet sind und dort zum Einsatz kommen, gibt es (noch) keine Zahlen über die Verdienstmöglichkeiten für Tätigkeiten in niedergelassen Praxen.

Das komplexe Vergütungssystem der vertragsärztlichen Versorgung sieht in seinem einer Gebührenordnung ähnlichen „Einheitlichen Bewertungsmaßstab – EBM" derzeit lediglich für die Hausbesuchstätigkeit der (qualifizierten) MFA eine mit den gesetzlichen Krankenkassen abrechnungsfähige Position vor. Diese ist zudem noch Mengenbegrenzungs-Regelungen unterworfen und mit 17,32 €, einschließlich Wegegeld, nicht überbewertet (KBV 2016).

Als Voraussetzung dafür, dass Angehörige akademisch ausgebildeter Assistenzberufe auch im ambulanten Versorgungsbereich beschäftigt werden können, sind weitere Gebührenordnungspositionen im EBM zu schaffen. Dies ist Aufgabe des Bewertungsausschusses, einem Gremium aus Vertretern des GKV Spitzenverbands und der Kassenärztlichen Bundesvereinigung unter Aufsicht des Bundesministeriums für Gesundheit. Bis zur Umsetzung steht ein länger dauernder Prozess bevor. Zumal über die finanzielle Ausstattung hinaus noch die Ergebnisse der noch nicht gestarteten Modellversuche abzuwarten und weitere grundsätzliche Fragen zu klären sind.

## 14.3 Fazit

Aktuell dürfen, wie oben ausgeführt, im ambulanten und im stationären Bereich heilkundliche Kern-Tätigkeiten auf Nicht-Ärzte nur im Rahmen von Modellversuchen nach § 63 Abs. 3c SGB V übertragen werden. Somit können in den kommenden Jahren akademisch ausgebildete Angehörige der Pflegeberufe in den Praxen der niedergelassenen Ärzte im Rahmen der Delegation lediglich unterstützend tätig werden. Dabei kann der Rahmen der Delegationsfähigkeit durch zusätzliche Qualifikationen durchaus erweitert werden, wie das Beispiel des Physician Assistant zeigt. Nicht möglich ist dagegen vorerst eine vollständig eigenverantwortliche Tätigkeit, wie es der besseren Ausbildung und Qualifikation entsprechen würde.

Dennoch sind die Chancen auf Arbeitsmöglichkeiten im ambulanten Bereich, sowohl in Hausarzt- als auch in spezialisierten Facharztpraxen, als außerordentlich günstig einzustufen. Allein die eingangs skizzierte Konstellation erzwingt den Wandel zu neuen Versorgungsformen: Schließlich will der stetig steigende Bedarf einer alternden Bevölkerung nach Teilhabe am ungebremst wachsenden medizinischen Fortschritt bewältigt werden – trotz rückläufiger Anzahl von niederlassungswilligen Haus- und Fachärzten.

**Zukünftig werden Krankenbehandlung, aber auch präventive Gesundheitsleistungen Hand-in Hand im Team aus Ärzten mit (akademisch) qualifizierten nicht-ärztlichen Assistenzberufen erbracht werden.**

## Literatur

Barmer GEK Arztreport, 2010. https://presse.barmer-gek.de/barmer/web/Portale/Presseportal/Subportal/Infothek/Studien-und-Reports/Arztreport/Arztreport-2010/Content-Arztreport-2010.html

Berufswunsch Medizinische/r Fachangestellte/r, © Verband medizinischer Fachberufe e.V., Geschäftsstelle: Gesundheitscampus-Süd 33, 44801 Bochum, www.vmf-online.de, Stand 12/2014, Seite 3

BiBB Bundesinstitut für Berufsbildung, https://www2.bibb.de/bibbtools/de/ssl/1866.php

Blum, Karl; Marschall, Tanja; Hoffmann, Marcus 2016: Physician Assistant – ein neues Berufsbild etabliert sich. Das Krankenhaus 5.2016

G-BA Gemeinsamer Bundesausschuss, 2011, Richtlinie des G-BA über die Festlegung ärztlicher Tätigkeiten zur Übertragung auf Berufsangehörige der Kranken- und Altenpflege zur selbstständigen Ausübung von Heilkunde im Rahmen von Modellvorhaben nach § 63 Abs. 3c SGB V (Heilkundeübertragungsrichtlinie).

gbe Gesundheitsberichterstattung des Bundes, 2014, www.gbe-bund.de

IhF – Institut für hausärztliche Fortbildung www.verah.de/ueber-verah/verah-plus

KBV Kassenärztliche Bundesvereinigung, Einheitlicher Bewertungsmaßstab EBM 2016, http://www.kbv.de/html/ebm.php

KBV Gesundheitsdaten 2016

KBV Kassenärztliche Bundesvereinigung 2015, Vereinbarung über die Delegation ärztlicher Leistungen an nichtärztliches Personal in der ambulanten vertragsärztlichen Versorgung gem. § 28 Abs. 1 S 3 SGB V.

MEDI-Verbund AG – www.medi-verbund.de

Reichsgesetzblatt 1939, Heilpraktikergesetz. Gesetz über die berufsmäßige Ausübung der Heilkunde ohne Bestallung.

Sachverständigenrat zur Begutachtung der Entwicklung im Gesundheitswesen / Gutachten 2014 -Bedarfsgerechte Versorgung – Perspektiven für ländliche Regionen und ausgewählte Leistungsbereiche

ZIPP Zentralinstitut für die Kassenärztliche Versorgung: ZI Praxis-Panel Jahresbericht 2013

# Schlusskapitel

Kapitel 15 Pflege auf dem Weg – 209
*Anke Simon*

# Pflege auf dem Weg

*Anke Simon*

**15.1 Blick in die Zukunft1 – 210**

**15.2 Qualität der Gesundheitsversorgung erhalten und verbessern – 211**

**15.3 Kompetenzen der Pflege erweitern und vertiefen – 212**

**15.4 Berufsidentität und Reputation der Pflege stärken – 214**

**Literatur – 216**


A. Simon (Hrsg.), *Akademisch ausgebildetes Pflegefachpersonal*,
https://doi.org/10.1007/978-3-662-54887-5_15

Das Schlusskapitel dieses Sammelbandes wirft einen Blick in die Zukunft der Pflegeakademisierung in Deutschland. Die ferne visionäre Zukunft des Gesundheitssystems bildet den Rahmen. Im mittleren Zeithorizont werden drei wesentliche Tendenzen herausgegriffen und getreu dem Titel dieses Beitrages „Pflege auf dem Weg" in ihrer Entwicklung thematisiert: (1) Qualität der Gesundheitsversorgung erhalten und verbessern, (2) Kompetenzen der Pflege erweitern und vertiefen und (3) Berufsidentität und Reputation der Pflege stärken. Persönliche Erfahrungen der Autorin aus 30 Jahren Berufstätigkeit fließen punktuell ein.

## 15.1 Blick in die Zukunft[1]

Menschen haben sich schon immer mit der Zukunft beschäftigt. So auch im Jahre 1900. Der Frage nachgehend, wie die Welt in hundert Jahren aussehen wird, hat der Künstler Jean-Marc Côté mit einer Gruppe von Malern in seiner Reihe „France in the Year 2000" Bilder für die Weltausstellung in Paris gesammelt, die auch als Postkarten oder Bildchen in Zigarrenboxen im Umlauf waren (Côté 1899). Sie zeigen fliegende Menschen, Reinigungsroboter, Siedlungen auf dem Meeresgrund, die automatisierte Feldbestellung und vieles andere mehr. Manchmal lustig anzuschauen und manchmal erstaunlich treffsicher, geben sie einen Einblick, wie existenzielle Menschheitswünsche über die letzten Jahrhunderte in Erfüllung gehen.

Menschen wollten frei sein und ihr Leben frei gestalten dürfen, nicht hungern müssen, ein möglichst lange Leben haben. Auch das Fliegen ist ein Jahrtausende alter Menschheitstraum, der in Erfüllung gegangen ist. Das Internet hat niemand vorhergesagt. Die Digitalisierung gilt heute in vielen Branchen und insbesondere im Gesundheitssektor als Schlüsseltechnologie.

Die Entschlüsselung des Genoms wäre ohne Hochleistungscomputer nicht denkbar gewesen. Die Digitalisierung ermöglicht neue Innovationsfelder wie Gen-Editing, Robotik oder Tissue Engineering. Digitalisierung bringt auch ungeahnte Möglichkeiten und Chancen für die Pflege. Die Informations- und Kommunikationstechnologie gilt als Enabler, ob im Krankenhaus durch mobile Systeme der digitalen Patientenakte, Telemedizin im ambulanten Sektor und der Altenpflege oder Erhöhung des Patienten Empowerment durch Mobile Apps und Body Sensorik.

Pflegeroboter mit künstlicher Intelligenz, wie in dem Kinofilm „Robot & Frank" (Schreier 2012), oder gar das Nachwachsen einer neuen Niere, nachdem Dr. McCoy in einer Serie der SF-Reihe Star Trek einer Patientin mit Nierenversagen eine Tablette verabreichte (Lipartiti 2011), werden wohl noch Wunschvorstellungen für die ferne Zukunft bleiben. Momentan verfügen noch nicht einmal alle Pflegeheime über einen WLAN-Anschluss für die Bewohner.

Die Digitalisierung bringt aber auch einen Umbruch in der Berufswelt mit sich. Befürchtungen, dass Arbeitsplätze wegfallen und Berufsfelder überflüssig werden, sind gar nicht so weit hergeholt. So hatte die Gesundheits- und Fürsorgedirektion Bern im Rahmen einer Informationskampagne ein Video mit dem düsteren Zukunftsszenario eines Krankenhauses fast ohne Pflegekräfte geschaffen (Gesundheits- und Fürsorgedirektion Bern 2008).

Neben fiktiven Betrachtungen liegen wissenschaftliche Untersuchungen vor. Eine viel beachtete britische Studie zur Substituierbarkeit von Berufen (Frey und Osborne 2013) wurde kürzlich in methodischer Hinsicht auch auf Deutschland übertragen. Die Berechnungen bestimmen, wie wahrscheinlich die Digitalisierung und Automatisierung in rund 1.300 Berufen ist. Die Berufe der Gesundheits- und Krankenpflege sowie der Altenpflege gehören zur Gruppe der Top 10 der ungefährdeten Berufe im Ranking der Autoren für die kommenden zwei Dekaden (Kearney 2016).

Im Folgenden sollen drei aus Sicht der Autorin wesentliche Entwicklungsströme, welche die Pflege heute und noch viel mehr in der Zukunft verändern, aufgegriffen werden.

---

1 Dieser Beitrag basiert auf dem Keynote Vortag zum 1. Pflegekongress der Regionalen Kliniken Holding am 16.03.2017 und enthält Elemente der Festrede zum 75 jährigen Jubiläum der Pflegeschule am Klinikum in Esslingen am 19.11.2014.

## 15.2 Qualität der Gesundheitsversorgung erhalten und verbessern

> Germany has traditionally had what could be described as the most restriction-free and consumer-oriented healthcare system in Europe, with patients allowed to seek almost any type of care they wish whenever they want it. (Health Consumer Powerhouse 2012, ähnlich auch die Berichte 2013 und 2015)

Die freie Arztwahl, eine ausgeprägte Facharztstruktur, überdurchschnittlich viele Krankenhäuser und Niedergelassene, kaum Wartezeiten im Vergleich zu anderen Ländern und relativ geringe Zuzahlungen, verbunden mit einem möglichst solidarischem KV-Beitrag sollen auch zukünftig allen Bürgern eine Gesundheitsversorgung auf hohem Niveau gewährleisten.

**Verglichen mit anderen Ländern hat Deutschland eines der besten Gesundheitssysteme der Welt.**

Allerdings ist Deutschland den gleichen Herausforderungen wie alle OECD-Länder ausgesetzt (OECD 2016). Wie allseits bekannt und immer wieder (fast schon „Mantra"-artig) wiederholt: Die epidemiologische Entwicklung, vor allem die chronischen Erkrankungen, verursachen hohe und weiter wachsende Versorgungs- und Pflegeaufwendungen. Der demographische Wandel, der erfreulicherweise mit einer höheren Lebenserwartung verbunden ist, aber um den Preis, dass insbesondere im hohen Alter Multimorbidität, Gebrechlichkeit und Pflegebedarf zunehmen. Und das „Mantra" schließt typischerweise mit dem Mangel an Pflegekräften ab (jetzt schon spürbar und in Zukunft je nach Schätzung mit dramatischen Ausmaßen, Sachverständigenrat Gesundheit 2012 sowie Bundesinstitut für Berufsbildung 2017).

Dabei ist das Thema keineswegs ein Problem der Neuzeit und Zukunft. Wie in der Chronik einer Pflegeschule zu lesen, wurde als Beweggrund für die Gründung im Jahre 1937 „allgemeiner Schwesternmangel" benannt; genau ist zu lesen:

> Zu diesem Zwecke muss die schwere Schwesternarbeit nach Möglichkeit erleichtert und so gestaltet werden, dass die richtige Berufsfreudigkeit erhalten bleibt; desgleichen muss die wirtschaftliche Stellung der Schwestern gehoben werden. (Klinikum Esslingen 2009)

Um die besorgniserregende Kostenentwicklung in den Griff zu bekommen, sind viele Länder dazu übergegangen, Entgeltsysteme nach Fallpauschalen zur Leistungsabrechnung einzuführen. Die Umstellung von Pflegetagen auf DRG-Fallpauschalen war ursprünglich als ordnungspolitisches Anreizsystem gedacht, um den Wettbewerb um die gedeckelten Ressourcen anzukurbeln.

Der politisch gewollte Wettbewerb intendierte darüber hinaus die Senkung der Verweildauern und die Steigerung der Auslastung. Schlussendlich sollte etwa ein Drittel der Krankenhausbetten abgebaut bzw. die Krankenhäuser geschlossen werden. Ebenso verfolgte der politisch gewollte Wettbewerb das Ziel, mit der internationalen Entwicklung Schritt zu halten und die Bürger und Bürgerinnen in Deutschland nicht noch weiter mit Sozialabgaben zu belasten.

Nun was kam dabei heraus? Die Effekte sind bekannt. Um es mit den Worten von Moers zu formulieren:

> Unter dem Würgegriff der Fallpauschalen-Garotte sind inzwischen die Hälfte bis zwei Drittel der Krankenhäuser blau angelaufen, wollen aber nicht freiwillig aufgeben, obwohl sie nur noch röcheln. (Moers 2014)

Cost Cutting war die vorherrschende Strategie der letzten Jahre. Beim damit einhergehenden Personalabbau war und ist in aller Regel die Pflege am meisten betroffen.

Damit die hohe Qualität unseres Gesundheitssystems möglichst erhalten bleibt, hat die Gesundheitspolitik einiges an Maßnahmen eingeleitet, u. a. die Akademisierung der Gesundheitsfachberufe. Deutschland, bisher ein Schlusslicht, hat in den letzten Jahren massiv aufgeholt. Mittlerweile dürfte es über 40 grundständige Pflegestudiengänge in Deutschland geben (Stöcker und Reinhart 2012). Viele Studien der Wirksamkeitsforschung zeigen positive Effekt der höheren Qualifikation für die Patientenversorgung (▶ Kap. 7 Akademisierung der Pflege – Evidenz und Wirksamkeitsforschung). In der letzten großen Länderstudie zeigte Aiken, dass mit 10 % mehr Bachelorpflegekräften die Mortalität um 7 % gesenkt werden kann (Aiken et al. 2014).

## 15.3 Kompetenzen der Pflege erweitern und vertiefen

Wie bekannt, sprach sich der Wissenschaftsrat im Jahr 2012, ausgehend von den gewachsenen Anforderungen in den Tätigkeitsfeldern, für die hochschulische Ausbildung der Pflege und anderer Gesundheitsberufe aus (Wissenschaftsrat 2012). Ein Jahr später wird das duale Studium vom Wissenschaftsrat besonders in den Vordergrund gestellt:

> » Eine sinnvolle Akademisierung klassischer Ausbildungsberufe, die zum Teil durch stark veränderte berufliche Anforderungen erforderlich geworden ist, zeigt sich im Gesundheitsbereich besonders deutlich. Das duale Studium ist hier ein Erfolgsmodell und stellt aus Sicht des Wissenschaftsrates ein geeignetes Instrument zur Schaffung neuer Qualifizierungs- und Aufstiegsperspektiven für den Bereich der Gesundheitsfachberufe dar. (Wissenschaftsrat 2013)

Die Kompetenzen, die durch ein grundständiges Pflegestudium vermittelt werden sollen, werden daher exemplarische am Beispiel der Bildungsstrategie der DHBW Stuttgart beschrieben (▶ Exkurs: Kompetenzniveau des Bachelorstudiengangs, DHBW 2017).

Neben den Fähigkeiten und Fertigkeiten, über die auch eine examinierte Pflegekraft verfügt, setzen

**Kompetenzen des Bachelorstudiengangs**

Mit dem Bachelorstudiengang wird ein Kompetenzniveau, das dem Level 6 des Europäischen bzw. Deutschen Qualifikationsrahmen (EQF/DQR) entspricht, angestrebt. Auf der Basis des EQR/DQR und den damit zusammenhängenden Vorgaben und Empfehlungen des Akkreditierungsrates des WR, des Fachqualifikationsrahmens Pflege sowie der Anforderungen des anstehenden neuen Pflegeberufsgesetzes für die akademische Qualifizierung, wird folgendes Kompetenzprofil angestrebt:

Die Studierenden sind nach dem Studium in der Lage

- in Situationen, die durch eine hohe Komplexität und die Notwendigkeit zum settingübergreifenden Handeln gekennzeichnet sind, die Gesamtverantwortung für den Pflegeprozess zu übernehmen,
- in berufsgruppeninternen und -übergreifenden Teams selbstständig, verantwortlich und auftragsbezogen die Leistungen weiter zu entwickeln,
- die Betreuung vor dem Kontext wissenschaftlicher Untersuchungen zu reflektieren und Erkenntnisse aus dem praktischen Pflegehandeln in die wissenschaftliche Weiterentwicklung des Fachgebiets einzubringen (insbesondere in empirischer Hinsicht),
- sich aktiv an der Entwicklung und Etablierung neuer und erweiterter Rollen von Pflegefachpersonen bzw. Hebammen zu beteiligen.
- Hierfür bringen sie folgende Voraussetzungen mit:
- Sie verfügen über breite fachspezifische Kenntnisse und Fertigkeiten. Darüber hinaus sind sie in der Lage, Theorien und Konzepte kritisch zu hinterfragen und dadurch zu einem detaillierten und vertieften Verständnis der wissenschaftlichen Grundlagen ihrer Disziplin und deren Bezugswissenschaften zu kommen.
- Sie sind in der Lage, übergeordnete Prozesse auf Gesundheitssystemebene und in der Gesundheitspolitik einzuordnen, sie können die interdependenten Beziehungen der Akteure im Gesundheitssystem verstehen und sind in der Lage, positive Entwicklungen und innovative Ansätze zur kontinuierlichen Verbesserung der Gesundheitsversorgung zu unterstützen und eigene Beiträge hierfür zu entwickeln.
- Sie beherrschen sowohl die pflegespezifischen Methoden und Instrumente (Clinical Reasoning, Assessments) als auch betriebswirtschaftliche Methoden und Instrumente (z. B. Projektmanagement und Strategieentwicklung) zur Bearbeitung und Lösung komplexer Probleme und können diese situationsadäquat einsetzen.

- Sie sind in der Lage, in der Qualitätsentwicklung und im Qualitätsmanagement Verantwortung für das Management von materiellen, zeitlichen, finanziellen und personellen Ressourcen zu übernehmen.
- Sie können komplexe fachbezogene Probleme, Fragestellungen und Lösungen gegenüber Nichtfachleuten verständlich darstellen und gegenüber Fachpersonen argumentativ vertreten und im Diskurs verhandeln.
- Sie arbeiten kontinuierlich an ihrer Kontakt- und Dialogfähigkeit und entwickeln dadurch eine professionell-fürsorgliche und empathische Haltung gegenüber Pflegeempfängern/-empfängerinnen und deren Angehörigen.
- Sie treffen Entscheidungen reflektiert und verantwortungsbewusst, indem sie sowohl ethische als auch psychosoziale und gesellschaftliche Fragestellungen berücksichtigen.
- Sie sind sich der Bedeutung kritischen Denkens bewusst, sind aufmerksam für Entwicklungen in ihrem Arbeitsfeld und ihrer Disziplin, die mit neuen Anforderungen an die eigene berufliche Handlungskompetenz einhergehen und qualifizieren sich deshalb kontinuierlich weiter.

sich die Pflegestudierenden tiefer und bereiter mit den relevanten Gesundheits- und Pflegefächern auseinandergesetzt. Darüber hinaus verfügen sie über ein ganzes Portfolio an Methoden, kennen sich mit Studien aus, finden sich in ungeplanten Situationen flexibler zurecht, können sich schneller in neue Aufgabengebiete einarbeiten und auch mit hohem Leistungsdruck umgehen.

**Neben den Kompetenzen, die in der direkten, unmittelbaren Patientenversorgung gebraucht werden, verfügen die Absolventen auch über Wissen über den Tellerrand der Pflege- und Gesundheitsfächer hinaus.**

Im Folgenden soll exemplarisch ein Beispiel aus den vielfältigen Bezugswissenschaften herausgegriffen werden.

Die Absolventen wissen, wie sich ein Krankenhaus finanziert und sind sich der engen Verflechtung zwischen den klinischen Prozessen und dem Medizincontrolling bewusst. Sie „plappern“ nicht einfach polemisch gesetzte Schlagworte nach, sondern loten tiefer aus. So wird beispielsweise die Ökonomie (in manchen Medien ist auch der bewusst negativ, fast wie ein Krankheitsbild formulierte Begriff der „Ökonomisierung“ zu finden) für viele aktuelle Fehlentwicklungen im Gesundheitssystem verantwortlich gemacht, eine Einschätzung, die wissenschaftlich betrachtet nicht richtig ist.

Die Studierenden lernen im Studium, dass der Kern der Ökonomie (von den Wurzeln Adam Smith ausgehend) in rationalem, vernünftigem Handeln besteht (viele frühe Ökonomen stammten aus der Philosophie, Adam Smith war Moralphilosoph, Suntum 2013). Wenn unter Ökonomie verstanden wird, die Behandlungsabläufe wirtschaftlicher zu gestalten – in dem Sinne, dass die knappen Ressourcen zielgenauer eingesetzt werden und Verschwendung vermieden wird – dann kann dieser Zielsetzung wohl kaum jemand widersprechen.

Ebenso wird von Laien nicht selten die Gewinnerzielungsabsicht bezogen auf Gesundheitseinrichtungen nahezu als moralisch verwerflich verpönt. Die Pflegestudierenden haben jedoch gelernt, dass es für jede Organisation überlebensnotwendig ist, einen Ergebnisüberschuss zu erzielen, um notwenige Ersatz- und Neuinvestitionen zu tätigen und Mittel für Entwicklungsprojekte bereit zu stellen, z. B. die Personalentwicklung.

Die Ökonomisierung wird irrtümlicher Weise nicht selten mit Kommerzialisierung gleichgesetzt. Eine Tendenz, die mit Blick auf Sozialunternehmen aus persönlicher Sicht der Autorin kritisch zu sehen ist. Das Thema kann jedoch an dieser Stelle nicht weiter vertieft werden.

Jedes Bachelorstudium legt die Grundlagen für eine Fach- und/oder Führungslaufbahn. Letzteres typischerweise nach einigen Jahren Berufserfahrung und wenn Eignung, Neigung und situative Rahmenbedingungen dies ermöglichen.

#### Frauen in Führungspositionen

Frauen in Führungspositionen haben es alles andere als einfach. Selbst bei besten Rahmenbedingungen und herausragenden Fähigkeiten führt die jahrhundertealte Sozialisation zu einem Paradox.

Führungsqualitäten, wie zielorientiertes oder dominantes Vorgehen, bei männlichen Führungskräften als selbstverständlich angesehen („der hat Biss"), werden beim weiblichen Pendent nicht selten als aggressiv oder gar „zickig" eingestuft. Ausgeprägte Empathie und Mitarbeiterorientierung im Führungsstil – bei Männern eher selten und daher viel gelobt – werden Frauen tendenziell als Schwäche ausgelegt.

Das Paradox besteht darin, dass im momentanen sozio-kulturellen Kontext unserer Gesellschaft Frauen keine männlichen Verhaltensmuster annehmen können und auch nicht typisch weiblich sein dürfen. Weibliche Führungskräfte müssen daher über eine gesunde Resilienz verfügen (viel Humor ist nach persönlicher Ansicht der Autoren auch sehr hilfreich).

Fachlichkeit und Wissenschaftlichkeit reichen jedoch nicht aus. Dem humanistischen Bildungsideal im Humboldt'schen Sinne folgend, soll das Studium auch zur Persönlichkeitsbildung beitragen.

**Beispiel**

Exemplarisch aus der Bildungsstrategie der DHBW Stuttgart werden drei Persönlichkeitsattribute besonders hervorgehoben, die während des Studiums indirekt gefördert werden:

- Wissenssucher
- Verantwortung übernehmen
- Diplomatischer Querdenker

**Zusammenfassend soll festgehalten werden, dass Studiengänge kein Allheilmittel oder Patentrezept darstellen. Aber es zeigt sich gemäß statistischer Wahrscheinlichkeiten, dass höhere Qualifikationen mit erweiterten Kompetenzen einhergehen.**

Manchmal hat es auch positive Seiten, ein wenig in der Entwicklung zurück zu liegen. So kann Deutschland von den anderen Ländern lernen – auch von deren Fehlern. Beispielsweise verfügen die Bachelorabsolventen in Australien nur über 800–1040 Stunden Pflegepraxis (und zwar angeleitete Pflegepraxis, Health Workforce Australia 2014). Im Vergleich mit den 2.500 geforderten Stunden in Deutschland ein definitiver Nachteil im Berufsstart.

## 15.4 Berufsidentität und Reputation der Pflege stärken

Weite Teile der Pflege sind in einem umfangreichen Prozess der Identitätsfindung, der noch weiter anhalten wird. Dabei ist das angesichts der vielfältigen Entwicklung im Berufsfeld Pflege nicht ganz einfach, den originären Kern des Pflegeberufs auszumachen. Bedarfsgetriebene Spezialisierungen und kreative Wortschöpfungen des Marketings bringen viele neue Berufsbezeichnungen hervor, wie zum Beispiel Case Manager, Präsenzkraft, Versorgungsmanager, Pflegeberater, Study Nurse, Reach-out-Nurse, Entlassmanager, Familienpflegerin und Brückenschwester.

Die Zahl an Berufen in den Gesundheitsfachberufen ist vielfältig und nimmt zuweilen vor dem Hintergrund immer neuer Versorgungslücken, die „gut und günstig" gestopft werden müssen, nahezu chaotische Züge an. Eine Untersuchung zu den Berufsbildern kommt auf eine Anzahl von 36 Gesundheitsfachberufen im engeren Sinne; außerhalb der staatlichen Regulation lassen sich 800 Gesundheitsberufe und, bezogen auf die Gesundheitswirtschaft, in einem weiter gefassten Verständnis ca. 1.900 Berufsangebote finden. Die Autoren vom Institut für Arbeit und Technik ziehen das Fazit:

> » Die Entwicklung ist also von stark heterogenem Charakter und vermittelt teilweise den Eindruck eines „heiteren Berufebastelns". (Bräutigam et al. 2013)

Die 10–20 Prozent an empfohlener Akademisierungsquote (Wissenschaftsrat 2012) werden mit Blick auf die Zukunft in der nächsten Dekade noch nicht erreicht sein. Das angestrebte Kompetenzniveau der Studiengänge stimmt jedoch hoffnungsfroh für die zukünftige Qualifikation der Pflege.

Allerdings muss es auch gelingen, die erweiterten Pflegekompetenzen in der Politik und Gesellschaft ausreichend bekannt zu machen. Dies stellt nach Erfahrung der Autorin eine bisher noch unterschätzte Herausforderung dar. Ein logisches Dilemma entsteht (◘ Abb. 15.1), wenn es nicht gelingt, den Mehrwert der studierten Pflegefachpersonen in der Bevölkerung und unter Gesundheitspolitikern überzeugend und ganz praxisrelevant darzulegen.

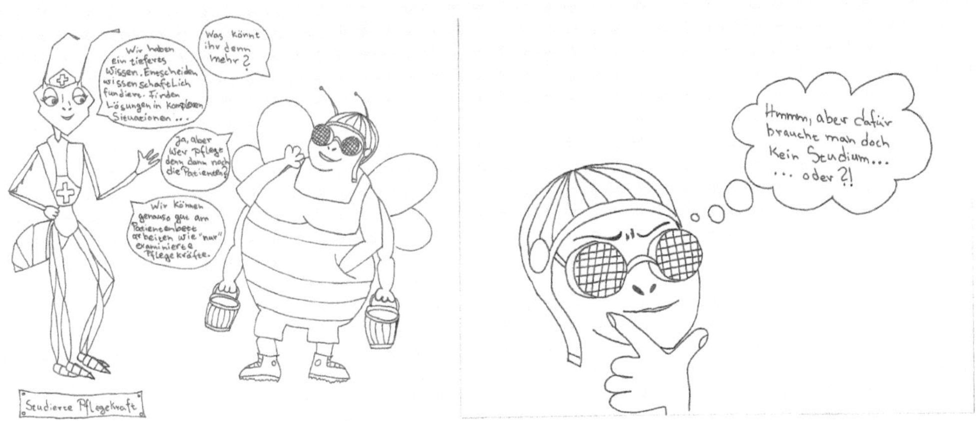


**Abb. 15.1** Logisches Dilemma: Dafür brauche ich doch kein Studium ... oder?!

**Abb. 15.2** Ansehen der Pflege in der Gesellschaft (IfD Allensbach 2013)

## Die Allensbacher Berufsprestige-Skala

Frage: "Hier sind einige Berufe aufgeschrieben. Könnten Sie bitte die fünf davon heraussuchen, die Sie am meisten schätzen, vor denen Sie am meisten Achtung haben?" (Vorlage einer Liste)

| Beruf | % |
|---|---|
| Arzt | 76 |
| Krankenschwester | 63 |
| Polizist | 49 |
| Lehrer | 41 |
| Handwerker | 38 |
| Pfarrer, Geistlicher | 29 |
| Hochschulprofessor | 26 |
| Ingenieur | 26 |
| Rechtsanwalt | 24 |
| Apotheker | 22 |
| Unternehmer | 21 |
| Journalist | 13 |
| Spitzensportler | 12 |
| Offizier | 9 |
| Buchhändler | 7 |
| Politiker | 6 |
| Fernsehmoderator | 3 |
| Banker, Bankangestellter | 3 |

Basis: Bundesrepublik Deutschland, Bevölkerung ab 16 Jahre
Quelle: Allensbacher Archiv, IfD-Umfrage 11007

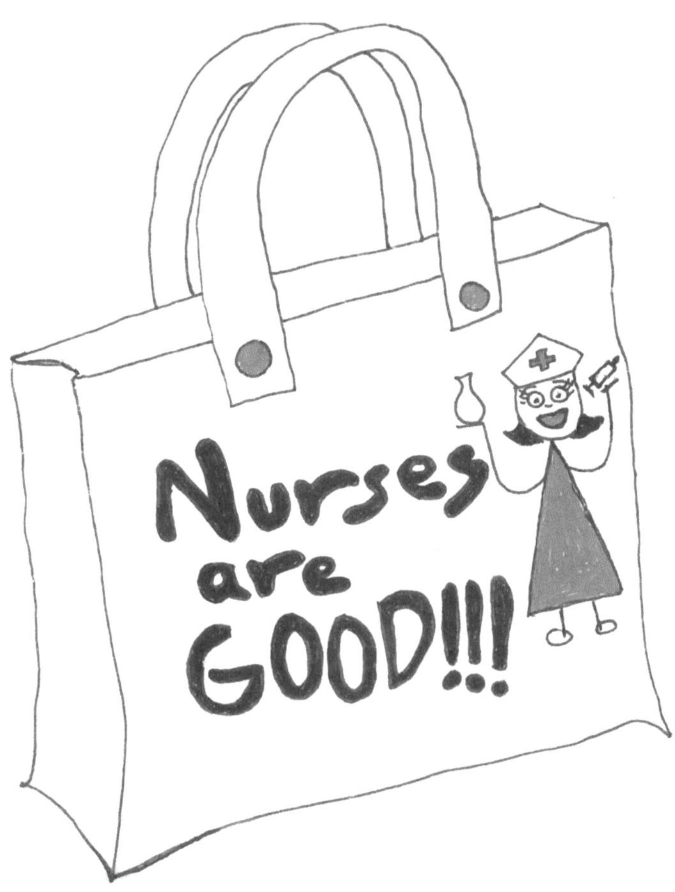


**Abb. 15.3** Tasche

Häufig wird das schlechte Image der Pflege in Deutschland beklagt. Umfragen unter Schülern ergeben regelmäßig, dass der Pflegeberuf auf den hinteren Rängen der Berufswunschliste zu finden ist. Auf der anderen Seite ist die Reputation der Pflege in der Bevölkerung außerordentlich groß.

Wie die letzte bevölkerungsrepräsentative Allensbachstudie zeigt, kommt kaum ein anderer Berufsstand an das hohe Ansehen der Pflege in der Gesellschaft heran (Abb. 15.2).

**Es ist also nicht die fehlende Reputation oder das niedrige Image, sondern die schlechten Arbeitsbedingungen, welche die jungen Menschen davon abhalten, in den Beruf zu gehen oder im Pflegeberuf zu bleiben.**

Pflegende, eher dafür bekannt, eigene Wünsche zurückzustellen, und immer auf das Patientenwohl bedacht, dürfen daher ruhig ein bisschen stolz auf ihren Beruf sein und ein gesundes Selbstbewusstsein entwickeln. Ein kleines, ganz unspektakuläres Beispiel zeigt auch hier positive Entwicklungstendenzen:

Auf dem Parkplatz eines Supermarktes einer kleinen Stadt in der Nähe von Stuttgart beobachtete die Autorin dieses Beitrages an einem Samstag eine Dame mittleren Alters mit Einkaufstasche. An für sich nichts Sonderbares, dürfte sich der geneigte Leser sagen. Auch auf die Gefahr etwas sentimental zu erscheinen, das Besondere war, was auf der Einkaufstasche der Dame zu lesen stand: „Nurses are good" (Abb. 15.3).

## Literatur

Aiken, L. H., Sloane, D. M., Bruyneel, L., Van den Heede, K., Griffiths, P., Busse, R., Diomidous, M. Kinnunen, J., Kozka, M., Lesaffre, E., McHugh, M. D., Moreno-Casbas, M. T., Rafferty, A. M., Schwendimann, R., Scott, P. A., Tishelman, C., van

Achterberg, T., Sermeus, W., Rn Cast consortium. (2014). Nurse staffing and education and hospital mortality in nine European countries: a retrospective observational study. Lancet, 383(9931), 1824–1830. doi:S0140-6736(13)62631-8 [pii], 10.1016/S0140-6736(13)62631-8 [doi].

Bräutigam C, Evans M, Hilbert J (2013) Berufsbilder im Gesundheitssektor. Vom „Berufebasteln" zur strategischen Berufsbildungspolitik. Bonn.

Bundesinstitut für Berufsbildung (2017) Pflegeberufe, BWP. Bonn.

Côté J-M (1899) France in the Year 2000. Zugegriffen März 2017 https://publicdomainreview.org/collections/france-in-the-year-2000-1899-1910.

DHBW Stuttgart (2017) Studiengangsbeschreibung. Studiengang Angewandte Gesundheits- und Pflegewissenschaften. in press.

Frey C, Osborne M A (2013). The Future of Employment: How Susceptible are Jobs to Computerization?. University of Oxford.

Gesundheits- und Fürsorgedirektion Bern (2008) do.it.yourself. hospital - Gesundheitswesen 2022. Zugegriffen März 2017 http://www.elementp.ch/de/portfolio/corporate/doityourselfhospital.php.

Health Consumer Powerhouse (2012). Euro Health Consumer Index. 2015 Report. Danderyd.

Health Workforce Australia (2014) Clinical Training Profile: Nursing. Adelaide

IfD Allenbach (2013) Allensbacher Berufsprestige-Skala 2013. Zugegriffen März 2017 http://www.ifd-allensbach.de/uploads/tx_reportsndocs/PD_2013_05.pdf.

Kearney A T (2016) Wie werden wir morgen leben? Zugegriffen März 2017 www.atkearney.de.

Klinikum Esslingen (2009) Festschrift 70 Jahre Pflegeschule am Klinikum Esslingen, Chronik der Schule für Pflegeberufe. Esslingen.

Lipartiti M (2011) Star Trek Magazine: Implants and Transplants. Zugegriffen März 2017 http://www.startrek.com.

Moers M (2014) Gute Gründe für den Bachelor am Bett. Die Schwester Der Pfleger 11/2014. Zugegriffen März 2017 https://www.bibliomed-pflege.de/zeitschriften/die-schwester-der-pfleger/heftarchiv/ausgabe/artikel/2014/sp-11-2014/28090-gute-gruende-fuer-den-bachelor-am-bett.

OECD (2016) Health at a glance. Zugegriffen März 2017 www.oecd.org/health/healthataglance.

Schreier J (2012) Robot & Frank. Zugegriffen März 2017 www.kino.de.

Stöcker G, & Reinhart M. (2012) Grundständig pflegeberufsausbildende Studiengänge in Deutschland, 1-12. Zugegriffen Juli 2016 http://www.dbfk-pflege-als-beruf.de/downloads/Synopse_grundst__ndig.pdf.

Suntum van U (2013) Die unsichtbare Hand: Ökonomisches Denken gestern und heute. Wiesbaden.

Sachverständigenrat Gesundheit (2012): Sondergutachten 2012. Zugegriffen März 2017 www.svr-gesundheit.de.

OECD (2016) Health at a glance. Zugegriffen März 2017 www.oecd.org/health/healthataglance.

Wissenschaftsrat (2012) Empfehlungen zu hochschulischen Qualifikationen für das Gesundheitswesen. Zugegriffen März 2017 http://www.wissenschaftsrat.de/download/archiv/2411-12.pdf.

Wissenschaftsrat (2013) Empfehlung zur Entwicklung des dualen Studiums. Positionspapier. Zugegriffen März 2017 http://www.wissenschaftsrat.de/download/archiv/3479-13.pdf.

# Serviceteil

Stichwortverzeichnis 220


A. Simon (Hrsg.), *Akademisch ausgebildetes Pflegefachpersonal*,
https://doi.org/10.1007/978-3-662-54887-5

# Stichwortverzeichnis

## A

Advanced Clinical Practice 55
Advanced Nursing Practice 87, 90, 140
Agenda Pflegeforschung 102
AGnEs 200
Akademisierung 46, 160
- Deutschland 88
- Deutschschweiz 87
- Europa 86
- Österreich 89
- Südtirol 89
- USA 86
Akademisierung der Gesundheitsfachberufe 5, 83
Akkreditierungsverfahren 176
ambulanter Sektor 198
Anerkennungsverfahren 187
Arbeitsschutzgesetz 130
Arzthelferin 198
Assistenz der PDL 186
Aufgabenverteilung 190
Ausbildung
- Gesundheits- und Krankenpflege 148
Ausbildung, generalistische 47
Ausbildungsbudget 27

## B

Bachelorabschluss 164
Bachelorstudiengang 82
- Kompetenzen 212
Baden-Württemberg 82
Behandlungsergebnis 93
Berufsidentität 214
Bezugspflege 190
Bildung
- berufliche 20
- Veränderungen 20
- zukunftsorientierte 28
Bildungseinrichtung, eigenständige 21
Blended Learning 128
BQS 159
Brückenkurs 36

## C

Care-Mix 138

## D

Delegation 203
DHBW 10
Digitalisierung 160, 210
DQR 47
Drittmittel 109
Duale Hochschule Baden-Württemberg (DHBW) 6
duales Studium 5
Durchlässigkeit 38

## E

E-Learning 60
Eingruppierung, tarifliche 194
Employability 55
Employer Branding 116, 122
Empowerment 158
Entgeltordnung für Gesundheitsberufe 56
Entlastungsassistent/-in in der Facharztpraxis (EFA) 200
European Foundation for Quality Management (EFQM) 159
Evaluation 84
Evidence-based Nursing 161
Evidence-based Practice 161
Evidenzbasierung 159

## F

Fachhochschule 106
Fachkräftemangel 84
Fachwirt für ambulante medizinische Versorgung 199
Feedback 126
Finanzierung 27
Förderung, öffentliche 55
Forschung 84
Forschungsaktivität
- Bündelung 108
- geographisch 107
Forschungsdatenbank 104
Forschungsdurchführung 105
Forschungsinhalt 105
Forschungskooperation 107
Frauenberuf 20
Führung 124
Führungsposition
- Frauen 213
Funktionen akademischer Pflegefachpersonen
- Deutschland 91
- Deutschschweiz 91
- international 90
- Österreich 92
- Südtirol 92
Funktionspflege 190

## G

Gefährdungsbeurteilung 130
Gehalt
- akademisch ausgebildete Assistenzberufe 205
Generationen 158
Generation Y 116, 119
Gesundheits- und Krankenpflegeausbildung 148
Gesundheitsfachberuf 7
Gesundheitsmanagement 130
Gesundheitssystem 211
Grade-Mix 139
Gruppenpflege 190
G-DRG-System 157

## H

hausarztzentrierte Versorgung 199
Heilkunde 203
Heilkundeübertragungs-Richtlinie 204
Heilpraktiker 204
Hochschul-Management 10
Hochschule 22, 65
Hochschule 2012 83
Hochschulpakt 28
Hochschulstatistik 53
Human Factor 149

## I

Image 216
Innenrevision Pflege 186
Institution, forschende 106
IQTIG 159

## J

Job Enrichment 194

## K

Karrierewege 83
Kompetenzen 212
Kompetenzorientierung 25
Kontaktstudium 33
Kooperation 147
kooperative Praxisform 203
Krankenpflegegesetz 117

## L

Lehramtsstudium, gestuftes 27
Lehrer
- für Pflegeberufe 26
- weitergebildete 26
Lehrerbildung 24
Lernen
- forschungsnahes 39
- interprofessionelles 147
Lernprozess
- Organisation 21

## M

Magnetkrankenhaus 163
Masterstudiengang 46, 51, 82
Medizinische Fachangestellte (MFA) 198
Medizinstudium 147
Modellklausel 23
Modellstation 139
MOPRA 200

## N

Nachqualifizierung 26
Nachtdienst 191
Nachwuchs, wissenschaftlicher 84
NEXT Studie 127, 132, 159
nichtärztliche/r Praxisassistent/in (NäPa)
- im fachärztlichen Versorgungsbereich 200
- im hausärztlichen Versorgungsbereich 200
nichtärztlicher Assistenzberuf 202
Normalität 24
Nurse Practitioner 161
Nursing Practice 55, 93

## O

Ökonomie 213
Ökonomisierung 213
Open Learning 60
Organisationsentwicklung 186
Outcome 133

## P

Pathway to excellence 163
Patienten-Outcome 164
Patientenergebnisse 93
Personal 158
Personalausfall 191
Personalbeschaffung 116
Personalbesetzung 25
Personalbindung 116
Personalgewinnung, generationsgerechte 121
Personalmarketing
- der Zukunft 121
Persönlichkeitsbildung 214
Pflege
- akademischen Strukturen 23
Pflegeausbildung 47
- generalistische 116
Pflegeberuf 20
Pflegeberufereformgesetz 24
Pflegedienstleitung 183
Pflegeexperte 51, 194
Pflegeexpertin APN 91
Pflegeforschung
- altersbezogene 104
- Entwicklung 102
- Schwerpunktthemen 102
Pflegekraft
- akademische 117
Pflegepersonalbelegschaft 93
Pflegequalität 159
Pflegestärkungsgesetz 117
Pflegestellenförderprogramm 158
Physician Assistant (PA) 202
Pionierinnen 87
Praxisanleitung 186
Primary Nursing 134, 190
Publikation 109

## Q

Qualifikation
- akademische 22
Qualifikationsansprüche 32
Qualitätsentwicklung 66
Qualitätsmanagement 159

## R

Regelungskompetenz 21
RegioPraxis BW 203
Reputation 214
Rolle 139
Rollen akademischer Pflegefachpersonen
- Deutschland 91
- Deutschschweiz 91
- international 90
- Österreich 92
- Südtirol 92

## S

Schwerpunkt, fachlicher 50
Second Cycle Studiengang 54
Servicekonzept 138
Skill Grade Mix 93
Skills-Mix 117, 139
Studiengang
- ausbildungsintegrierender 23
- Pflegemanagement 88
- primärqualifizierender 23
Studienmodell, gefördertes 83
Studienorganisationsmodell 84
Studium
- Medizin 147
Substitution 203
- ärztlicher Leistung durch Nichtärzte 204

## T

Theorie-Praxis-Transfer 109
Trägerschaft Krankenhaus 20
TVÖD 56

## U

Übergangsmanagement 35
Übertragung ärztlicher Tätigkeiten 203
Universität 106
Universitätsklinikum 106
Unterrichtsschwester 26

# V

VERAH 199
VERAH Plus 199
Vergütung 205
Versorgungsassistent in der Hausarztpraxis 199
Versorgungsforschung, pflegerische 104

# W

Weiterentwicklung 28
Weiterentwicklungsbedürfnis 33
Wirksamkeitsforschung 92
Wissenschaftsrat 22, 83
Wissensmanagement 128
Work Ability Index 132

# Z

Zielgruppen 105
Zusammenarbeit, interprofessionelle 147

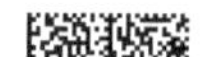